◎燕京医学流派传承系列丛书◎

燕京医学流派中医眼科名院名家

主　编　杨迎新　刘清泉

全国百佳图书出版单位

中国中医药出版社

·北　京·

图书在版编目（CIP）数据

燕京医学流派中医眼科名院名家 / 杨迎新，刘清泉主编
. — 北京：中国中医药出版社，2024.2
（燕京医学流派传承系列丛书）
ISBN 978-7-5132-8583-4

Ⅰ.①燕… Ⅱ.①杨… ②刘… Ⅲ.①中医五官科学—
眼科学—中医临床—经验—中国—现代 Ⅳ.① R276.7

中国国家版本馆 CIP 数据核字（2023）第 231916 号

中国中医药出版社出版

北京经济技术开发区科创十三街 31 号院二区 8 号楼
邮政编码 100176
传真 010-64405721
北京盛通印刷股份有限公司印刷
各地新华书店经销

开本 880×1230 1/32 印张 11.75 字数 265 千字
2024 年 2 月第 1 版 2024 年 2 月第 1 次印刷
书号 ISBN 978-7-5132-8583-4

定价 59.00 元
网址 www.cptcm.com

服 务 热 线 010-64405510
购 书 热 线 010-89535836
维 权 打 假 010-64405753

微信服务号 zgzyycbs
微商城网址 https://kdt.im/LIdUGr
官 方 微 博 http://e.weibo.com/cptcm
天猫旗舰店网址 https://zgzyycbs.tmall.com

如有印装质量问题请与本社出版部联系（010-64405510）

《燕京医学流派中医眼科名院名家》
编委会

序　言

　　"燕京医学流派"是以北京地区中医名家为主体融合而成的地域性中医学术流派，尤其是清朝以后，明显的表现为以京城四大名医及其传承人的学术经验为核心，以宫廷医学为基础，以家族传承、学院教育、师承教育相结合为特点，以中医为体、西医为用的中西医结合特色。研究、挖掘、整理燕京医家的学术思想对于促进中医药事业的发展，造福人类具有重要意义。

　　"燕京医学流派"上溯金代，下迄当代，历史跨度800余年。在相当长的历史时期内，燕京医学既形成了鲜明的地域特色，又不断吸纳融汇外地医学创新发展。燕京大地，人杰地灵，名医辈出，他们不仅医术精湛、医德高尚，深得患者信赖，且能广收门徒，著书立说，造就了一大批中医杰出人才。燕京地区的医学流派主要有为皇室及其贵族看病的御医派、传统师承家传模式下形成的师承派、院校教育培养出来的学院派。随着社会的发展和时代的变迁，当今"燕京医学流派"逐步向中西医汇通方向发展，各学术流派的传人大都是熟知现代医学理论的中医大家。

　　尽管有众多前辈对燕京医学的某一分支做了大量的研究，但是业界对于燕京医学学术特色、代表性医家医著的研究尚缺乏统一性和全局性的共识，对于各流派代表性传承人及传承谱系的梳理也不够全面系统。随着在世的老中医越来越少，关于传承的第一手资料逐渐消失殆尽，对于老专家学术资源的挖掘整理显得尤为紧迫，属于抢救性保护工作。

2019 年，在北京市中医管理局的大力支持下，"燕京流派传承研究项目"立项，由首都医科大学附属北京中医医院具体组织实施。医院领导非常重视该项目，专门成立了"燕京流派创新性传承拳头工程"工作组，由刘清泉院长担任组长、刘东国副院长任副组长，项目办公室设在北京中医医院医务处。同年，医院进行分项目遴选，对入选的分项目展开了专业、专家、专著、技术和药物的研究。同时，医院统一组织各分项目对全国著名中医学术流派进行了实体考察，经过数次会议论证，各分项目逐步形成了研究燕京医学学术流派的思路和方法，燕京医学系列丛书书目申报也相应完成。各燕京医学学术流派研究小组开展了文献检索、实地调查、专家采访、资料整理等工作，在尊重历史、务求真实的基础上对燕京医学的学术特色进行了深度挖掘。

经过一年多的辛勤劳动，凝聚众多编者心血的《燕京医学流派传承系列丛书》终于要与读者见面了。总体上来说，本套丛书具有以下特点：

一、丛书由一整套书籍组成，各分册既可以独立成册，又具有内在关联性。丛书分册由北京中医医院各专科主任负责牵头编写，代表了本专科的最新研究成果和燕京医学的学术特色。

二、丛书资料务求真实。由于时间仓促，在时间维度上，研究范围不能够完全涵盖每个历史时期，尤其是金元以前燕京地区医学的发展情况还有待继续深入研究。

　　三、丛书内容力求公正。各流派谱系梳理过程中，尽量收集多方资料，保证真实准确，避免闭门造车和门户之见。

　　四、丛书中借鉴了很多前辈及同行的优秀研究成果，具有兼容并蓄的特点。

　　本套丛书的编写得到了北京市中医管理局、北京中医药大学、中国中医药出版社等相关单位及领导、专家的大力支持，同时借鉴了很多前辈的研究成果，在此一并表示感谢。由于丛书编写时间紧、任务重，编者都是临床一线医务人员，仓促之中难免瑕疵，敬请同行批评指正。

北京中医医院燕京医学学术流派研究办公室

2021 年 10 月

编写说明

在我国中医药发展漫长的历史长河中，因文化、地域、民族、时代及分科等的不同，发展出了众多流派，如河间学派、岭南医学、易水流派等百家争鸣，皆是中医文化灿烂发展的重要组成部分，也是中医药文化得以长久传承的重要原因。传统学术流派对中医学发展具有重要影响，燕京中医眼科学流派是燕京中医流派发展的重要组成部分，前辈医家恪守中医药传承，又不拘泥于中西医之争，在传统的基础上发挥，把握住了时代脉搏，与西医学相融合，促进了燕京中医眼科的蓬勃发展。

眼科分科，古已有之，发展至近现代，在西医学强烈的冲击下，中医眼科学不但守护住了自己的文化传承，更难能可贵的是，在最艰难的时期涌现出了大批中医眼科名家，其中燕京中医眼科尤为突出。如眼科大家唐由之，师从南方眼科名家陆南山，后进医学院深造，学贯中西眼科，带头发展了广安门医院眼科，组建了北京唯一中医眼科专科医院——眼科医院，燕京韦氏眼科的韦文贵及其传承人为振兴中医眼科做出了诸多贡献，丁化民师从京城四大名医萧龙友及孔伯华，带头开创了北京中医医院眼科。在这些近现代的燕京中医眼科先辈们呕心沥血经营下，燕京中医眼科迎来了蓬勃发展。前辈们在各大中医院建设眼科专业，并分别以他们为传承，共同构成了燕京眼科流派，且彼此间相互争鸣与渗透，促进了燕京中医眼科学术的发展。至我们这一代及后来的中医眼科人，务必接过先辈们的志愿，让燕京中医眼科流派迎来新的辉煌。

按北京中医医院"燕京流派创新性传承拳头工程"要求，由北京中医医院眼科牵头，围绕燕京眼科流派的传承与创新，以燕京中医眼科名老中医的学术思想、临床经验为根基，梳理学术渊源和传承脉络，挖掘团队专家间的学术思想，以不同中医院眼科临床需求为导向、以中医特色为核心，我们编写了这部《燕京医学流派中医眼科名院名家》。我认为这有助于进一步研究开展燕京眼科流派体系下专科建设及专科的辐射、引领和带动能力，在专家团队传承下，分层培养青年医师，打造一支具有较强影响力、可持续发展的燕京中医眼科流派。此书将燕京眼科流派、医家进行整理编辑，首次较完整地梳理了燕京中医眼科医院的源流及发展。其以深入挖掘燕京眼科流派作为契机，注重传承，避免了现代中医眼科特色日趋淡化的风险。燕京中医眼科的学术思想的发掘和继承有利于促进中医优秀文化传承，指导后来中医眼科学者把握前进方向，发挥中医特色，对促进中医药事业不断前进起到了积极导向作用。

经过先辈们的努力，呈现在中医眼科人面前的已是一条平坦开阔之路，吾辈当以继承精神，继续将燕京中医眼科事业发扬光大作为己任。吾辈燕京中医眼科学者需互相勉励，加深交流合作，严谨治学，为燕京中医眼科事业出力，以传承为基础，以发展创新为目的，借助现代化检查及手术优势，整合中医药特色与西医学优势。

2023 年 11 月

目 录 ❦

上篇　燕京医学流派眼科名院

第一章　首都医科大学附属北京中医医院眼科

第一节　传承谱系

第一代

丁化民→弟子：郝玉梅、丁可嘉（其他暂未追溯到）。

第二代

田月娥、付彦江、郝玉梅。

同期医生专家：聂昌予、朱重生、王年梅、沈卫玲、祝宝枝、张珉、张笑玲、彭茂玲、王大仟。

第三代

杨迎新→研究生：杨自逸、李松玉、薛雨辛、冯晶华、陈士君、段雨佳。

同期医生专家：李凤荣、马朝廷、李强、马秋艳、张丹丹、张楠、武燕、杨潮、杨玥、李铁军、李甜甜。

第二节 起源年代及简介

首都医科大学附属北京中医医院眼科始建于1979年，在此之前属于五官科，其中有四名眼科医生，丁化民先生任眼科主任。丁化民先生先后曾于内科、妇科、儿科、肿瘤科、五官科工作，1979年带头组建眼科，从此专注于中医眼科的建设，以及临床、教学、科研、人才培养方面工作。此后，眼科继承了丁化民先生的学术思想，在田月娥主任、付彦江主任等前辈们的不断努力下，在杨迎新主任的带领下，以及眼科全体人员的共同努力下，眼科发展成为集眼科临床、眼科教学、眼科科研于一体的综合整体，具有处理眼科急症、眼科常见病、眼科常规手术的综合能力。2014年被评为北京中医医院院级重点专科。拥有国家级课题4项，省部级课题10项、市级课题1项、院级课题2项。开展玻璃体视网膜手术、复杂白内障及青光眼手术，各类激光手术，同时开设日间病房手术，每年手术量3000余例。2014年3月成立了眼科病房，拥有病床13张，配备中医综合治疗室，针灸治疗室。拥有目前世界一流的手术显微镜、超声乳化仪和玻璃体手术设备，手术医师经验丰富。自2013年成立眼科病房以来，一直开展白内障超声乳化联合人工晶体植入术，手术医师经验丰富，有数万例成功手术经验，且大多为复杂性白内障手术。2019年还开展了屈光性白内障手术包括多焦点人工晶体、散光人工晶体植入，标志着其白内障手术已经走进屈光时代，达到国内一流水平。

第三节 代表人物

北京中医医院名老中医丁化民先生是京城四大名医之一萧

龙友之门人，并长期在孔伯华先生处学习，先后曾于内科、妇科、儿科、肿瘤科，最后专注于眼科工作。在继承了前辈们学术思想的基础上，将中医眼科理论发挥到更高水平，用于临床实践。对于临证组方用药，他主张辨病立方，辨证施药，而其首要还在立法，在中医辨病辨证治疗眼病方面疗效显著。

首都医科大学附属北京中医医院眼科继承了丁化民先生的学术思想，后经祝宝枝、朱重生主任整理，将其学术思想着重应用在眼科临床诊疗工作上，在之后的王年梅主任、田月娥主任、付彦江主任等前辈们的不断努力下，打造了眼科中医传承的基础。

2013年杨迎新主任担任眼科主任及学术带头人，师从北京同仁医院眼科学院院长、我国著名青光眼专家王宁利教授学习各种青光眼手术及超声乳化白内障手术，同时师从我国著名中医眼科专家曹建辉教授系统学习中医眼科知识。在杨迎新主任的带领下，在眼科全体人员的共同努力下，眼科发展成为集眼科临床、眼科教学、眼科科研于一体的综合整体。该院眼科具有处理眼科急症、眼科常见病、眼科常规手术的综合能力。2014年被评为北京中医医院院级重点专科。目前拥有国家级课题4项，省部级课题10项、市级课题1项、院级课题2项。开展玻璃体视网膜手术、复杂白内障及青光眼手术，各类激光手术，每年手术量3000余例。2014年3月成立了眼科病房，拥有病床13张，配备中医综合治疗室，针灸治疗室。

一、第一代学术带头人

丁化民，自幼熟读经史，自学中医知识，1924年到北京，先后从其伯父丁润清、姑夫王新三学医。1930年考入北平国医学院研究班，师承于京城四大名医萧龙友，并长期跟师孔伯华学习，1932年7月23日，丁老从北平市公安局卫生科考取中医士开业执照，后在北平草场九条29号（即现在前门附近）开诊，1938年3月搬家到大栅栏8号（即现在西单钟声胡同）挂牌开诊行医（挂牌行医19年）。1951年，在北京门头沟联合诊所工作，其间任诊所主任4年半。1956年，北京市政府筹备建设北京中医医院，丁化民被市卫生局聘请至北京中医医院工作。在院期间，丁化民曾先后于内科、妇科、儿科、肿瘤科、眼科工作，临床疗效显著。曾任北京中医研究所理论研究室中医文献室副主任、北京第二医学院教授等。1978年被确定为北京市名老中医学术经验重点继承对象。1979年带头组建眼科，从此专注于中医眼科的建设及中医眼科的临床、教学、科研、人才培养方面工作。1981年聘为中医主任医师。

二、第二代学术传承人

田月娥，副主任医师，1950年3月生，曾任首都医科大学附属北京中医医院眼科主任及北京中医药大学附属北京王府中西医结合医院眼科主任，学科学术带头人。田月娥1976年毕业于山东中医药大学，1985～1988年留学日本千叶大学，在国际著名眼科专家安达惠美子教授指导下专攻眼科临床。从事眼科临床、教学、科研工作30余年，多次被评为优秀教师。现为国家自然科学基金委员会评审专家，863研究项目评审专家，教育部留学回国人员博士科研启动基金评审专家，国家科学技术奖评审专家，北京医疗事故鉴定委员会专家，《中华临床医师杂志》编委，首都医学发展科研基金评审专家。兼任中华中医药学会眼科分会委员，中国中西医结合学会眼科专业委员会常务委员，中国中西医结合学会眼科专业委员会常务委员。

付彦江，主任医师，1957年1月生，1983年毕业于北京中医药大学，现任北京中医药学会眼科专业委员会委员、北京中西医结合学会眼科专业委员会委员，首都医科大学眼科学院院务委员，北京中医药大学教授，原北京中医医院眼科主任。从事中西医结合眼科临床、教学、科研工作三十多年。担任首都医科大学及北京中医药大学的眼科教学科研工作。

郝玉梅，副主任医师。从事中医临床工作30余年，丁化民先生的关门弟子。具有深厚的中医理论基础和丰富的实践经验。擅长中医眼科各种疾病的治疗，兼治外科及儿科疾病。尤其对内外眼病的诊疗有独到之处。擅长治疗白内障、眼底血管阻塞等出血性眼病、黄斑变性、视网膜色素变性等；运用独特的眼科理论治疗干眼、眼肌麻痹、针眼、睑板腺囊肿和角膜炎等外眼疾病也疗效颇佳。

三、第三代学术传承人

杨迎新，主任医师，北京中医药大学及首都医科大学教授，硕士研究生导师。1974年12月生，北京同仁医院医学博士。师从北京同仁医院院长、我国著名青光眼专家王宁利教授学习各种青光眼手术及超声乳化白内障手术，同时师从我国著名中医眼科专家曹建辉教授系统学习中医眼科知识。现任北京中医药学会第五届眼科专业委员会副主任委员、北京中医药学会中老年眼病专业委员会副主任委员、北京中西医结合学会眼科分会副主任委员、北京中医药大学眼科学系副主任、中华中医药学会眼科分会委员会委员、中华民族医药学会眼科分会常务理事、中国医师协会中西医结合分会眼科专业委员会委员。从事眼科临床、教学、科研工作十余年。

李凤荣，女，医学博士，副主任医师，毕业于中国协和医科大学（现北京协和医学院）眼科学专业、中国中医科学院中西医结合专业。2008 年通过国际眼科医师考试（part Ⅰ、part Ⅱ）。曾在北京中医药大学参加中医基础与临床学习班。2011 年进入北京首届西学中高级研究班，系统学习中医基础理论与临床课程，师从全国名老中医学习中医眼科理论及临证实践，获博士学位。现为中国中西医结合学会眼科专业委员会青年委员，中国微循环学会神经变性专业委员会委员，北京中西医结合学会眼科专业委员会委员。

李强，男，医学硕士，副主任医师，2003 年毕业于北京中医药大学中医系，获中医学士学位，2006 年毕业于福建中医学院，获中医眼科学硕士学位，在北京中西医结合学会眼科分会、北京医师协会等担任委员。多年来总结临床学术经验，在核心期刊发表学术论文和科普文章多篇。李强副主任医师在北京中医医院学习和工作期间，跟随多位老中医学习，传承和总结老中医经验，在全身脏腑辨证基础上诊治眼科疾病，尤其是对于眼科疑难疾病有较多的经验和较好的疗效。能够灵活将中药、艾灸、眼针、皮内针等疗法随证熟练应用于临床治疗。重视心主神明与眼病的关系，应用相火学说治疗黄斑变性、视网膜色素变性、视网膜静脉阻塞性黄斑水肿、视神经萎缩等眼底病疗效显著。还擅长白内障、青光眼、糖尿病视网膜病变、眼肌麻痹、干眼症的中西医结合治疗，擅长眼科疾病的显微手术治疗。

马朝廷，副主任医师，2006 年毕业于北京市中医研究所，一直在首都医科大学附属北京中医医院眼科从事临床工作，于2010 ～ 2011 年在北京协和医院眼科进修学习。现任北京中西医结合学会和北京中医药学会眼科分会青年委员。在临床常见眼病的诊断和中医治疗方面积累了一定的临床经验，应用中药及针灸治疗眼科常见疾病，取得了非常满意的疗效。在眼科常见病如眼外肌麻痹、眼睑痉挛、青少年近视、视神经萎缩、黄斑病变及干眼症，特别是重度干眼症、儿童多发性睑板腺囊肿、眼眶痛、眼疲劳、青光眼、玻璃体积血和视网膜静脉阻塞等，应用针灸及中药治疗，均取得满意的疗效。

北京中医医院眼科在第三代传承人杨迎新主任的带领下，蓬勃发展，注重人才培养，引进优秀青年医师马秋艳、张丹丹、张楠、武燕、杨潮及杨玥主治医师，李铁军及李甜甜住院医师，其中博士研究生2名，其余均为硕士研究生。在学术传承方面，这些青年骨干医师，主要负责整理文献资料及书籍资料，学习丁化民先生思想，跟师田月娥主任、付彦江主任、郝玉梅主任及杨迎新主任学习，努力发展成为北京中医医院眼科的第四代传承力量。

第四节　学术思想及学科发展

一、主要学术思想

首都医科大学附属北京中医医院眼科始建于1979年，该院名老中医丁化民先生是京城四大名医之一萧龙友之门人，在继承前辈萧龙友先生学术思想的基础上，将中医眼科理论发挥到更高水平，用于临床实践。对于临证组方用药，他主张辨病立方，辨证施药，而其首要还在立法，在中医辨病辨证治疗眼病方面疗效显著。眼科继承了丁化民先生的学术思想，在前辈们的不断努力下，在杨迎新主任的带领以及眼科全体人员的共同努力下，眼科发展成为集眼科临床、眼科教学、眼科科研于一体的综合整体。具有处理眼科急症、眼科常见病、眼科常规手术的综合能力。

该科以丁化民先生学术思想为基础，以眼科优势病种络损暴盲、青风内障及消渴内障为核心，围绕燕京学术流派，持续进行传承与创新，打造具有特色和影响力的眼科专科、专病专药及专家团队，形成燕京医学流派的诊治体系并推广应用。以临床需求为导向，以中医特色为核心，以优势病种为稳定的临床研究方向，形成以丁化民名医传承与创新团队为核心的眼科专科、专家、专病、专术及专药工程。

该科主张眼病从脏腑论治，以"开郁理气、通经活络、养血明目"为主要学术思想。临床治疗中，主张眼局部与全身整体相结合，辨证论治，应用针灸、雷火灸、耳穴压豆、中药外治等多种中医特色疗法治疗眼部疾患，开展多个专病专台，中西医结合治疗，效果显著。拥有常规的眼科诊疗仪器及先进的眼科特殊检查仪器如电脑验光仪、立体彩色眼底照相、视野分析仪（HFA）、压平眼压计、光学相干断层扫描仪（CirrusHD-OCT）、眼科 B 超、超声生物显微镜（UBM）、眼底荧光血管造影仪、眼 YAG 激光仪、眼底激光仪等。开展青光眼专台、白内障专台、糖尿病视网膜病变专台、干眼症专台、儿童近视专台等多个专病专台。

二、代表人物验案举隅

（一）丁化民验案

验方验案参见本书第十章内容。

（二）田月娥验案

蔡某，男，67 岁，画家。

主诉：右眼视力突然下降 6 个月，左眼视力突然下降 3 个月。

现病史：患者双眼突然先后视力下降，经外院给予扩张血管药物治疗无明显改善。舌暗红，苔薄白，脉弦细。

既往史：高血压病史 11 年。

眼科检查：视力，右眼 0.01，左眼 0.03，前节（－）。眼底检查，右眼视盘色淡，动脉均细，颞上支动脉部分白线化，静脉充盈，黄斑区色淡，中心凹反光消失。左眼视盘正常，动脉细，鼻上支动脉部分白线化，静脉充盈，局部网膜色淡，中心凹反光消失。

西医诊断：视网膜分支动脉阻塞（右眼颞上支，左眼鼻上支）。

中医诊断：络阻暴盲，瘀血阻络证。

方药：补阳还五汤加减。

桃仁 10g，红花 10g，当归 10g，地龙 10g，川芎 10g，赤芍 10g，牛膝 10g，黄芪 30g，丹参 30g。每日 1 剂，水煎，分二次服。

患者为画家，视力下降后倍感痛苦，停止工作。多方求医，效果不理想。连服上方 2 个月后，电话告知视力好转。4 个月后，患者电话告知，视力右眼 0.1，左眼 0.4。患者年老久病，多气滞血瘀，并气血亏虚。本方重用黄芪、丹参以补气养血、行气化瘀而奏效。

（三）付彦江验案

周某，男，57 岁。就诊时间：2015 年 1 月 4 日。

主诉：右眼视力下降 3 年，左眼视力下降 2 年。

现病史：患者 3 年前无明显诱因出现右眼视力下降，曾于外院诊断右眼干性黄斑变性，未予系统诊治，后患者视力逐渐下降。2 年前无明显诱因出现左眼视力下降，于外院诊断湿性黄斑变性，予行抗血管内皮生长因子（VEGF）治疗，后患者视力较前改善不明显，呈逐渐下降趋势。为求中医治疗就诊。现症见：双眼视物不清，眼前黑影遮挡，无视物变形、变色，无明显眼胀痛，畏光。纳眠可，二便调。舌暗，苔白，脉沉弦。

既往史：否认慢性病史。

专科情况：视力：右眼 0.06，左眼 0.12；眼压：右眼 14.7mmHg，左眼 17.9mmHg。双眼睑结膜无明显充血，角膜清，前房深，房水清，虹膜瞳孔未见明显异常。晶体尚清。眼底：双眼视盘边色形态可，界清，C/D=0.3，右黄斑区视网膜水肿约 3PD（papilla diameter，视乳头直径）大小，其下可见少量黄白色脂质沉着及出血灶；左黄斑区色素不均匀，光反射不见。

西医诊断：双眼黄斑变性。

中医诊断：视瞻昏渺，肝肾亏虚、瘀血阻络证。

辨证分析：患者年近六旬，脏腑渐衰，肝肾亏虚，气血不足，头目失于濡养，神光不得发越，故眼前黑影，视物不清。久病气血不足，血行滞缓，瘀血内生，阻于脉络，亦可见视物不清。舌暗，苔白，脉沉弦，亦可为肝肾亏虚、瘀血阻络之佐证。纵观舌脉症，病位在肝肾与目窍，病性属虚实夹杂证。

治法：补益肝肾，活血通络。

方药：明目地黄汤加减。

当归 10g，白芍 10g，山药 10g，泽泻 10g，枸杞子 6g，山茱萸 6g，白蒺藜 10g，菊花 10g，牡丹皮 10g，茯苓 10g，生决明 10g，川芎 10g，赤芍 10g。每日 1 剂，水煎，分二次服。

2 周后复诊，复查视力，右眼 0.06，左眼 0.15，眼压右眼 13mmHg，左眼 15mmHg，自觉视物较前略改善，余同前。

当归 10g，白芍 10g，山药 10g，泽泻 10g，枸杞子 15g，山茱萸 10g，白蒺藜 10g，菊花 10g，牡丹皮 10g，茯苓 10g，生石决明 15g，川芎 10g，赤芍 10g，鲜石斛 10g，谷精草 10g，郁金 10g。每日 1 剂，水煎，分二次服。

患者表现为双眼视物不清，中医辨证肝肾亏虚、瘀血阻络证，治以补肝肾明目，活血通络。"眼乃五脏六腑之精华，上注于目而为明"，肝主藏血，而目能视，肾主藏精，精充目明，用补肝肾之法，使肝藏之血得以养目，肾精充足，髓海丰满，则目视精明。瘀血阻于脉络，视力骤降，以活血通络之法，使瘀祛络通，目而能视。

（四）杨迎新验案

马某，女，44 岁，2015 年 1 月 10 日就诊。

主诉：间断眼胀痛 9 年，加重 2 周。

现病史：患者 9 年前无明显诱因出现双眼胀痛，于某医院就诊，查双眼眼压升高，右眼 24mmHg，左眼 23mmHg，自诉查视野"右眼鼻侧视野缺失"（未见报告单）。诊断为"高眼压症"，曾间断应用"美开朗滴眼剂"治疗，症状有所缓解。9 年来眼胀、眼痛反复发作，多于疲劳后出现，时伴有视物模糊，无恶心、呕吐等，双眼眼压最高 29mmHg，休息后可缓解，间断口服中药汤剂治疗。患者因间断眼胀痛不缓解，求治于杨迎新主任。症见：双眼胀痛，偶伴有视物模糊，无恶心、呕吐，无头晕、头痛，无虹视雾视，无眼前黑影，纳可，眠欠安，二便调。舌红，苔薄白，脉弦细。

既往史：否认慢性病史。

家族史：否认青光眼家族史。

专科情况：视力：右 0.5（戴镜），左 0.6（戴镜）。眼压：右眼 24.4mmHg，左眼 23.3mmHg。双眼睑结膜无明显充血，角膜清，前房深，房水清，虹膜瞳孔未见明显异常，晶状体尚清。眼底：豹纹状眼底，双视盘边色形态可，界清，C/D=0.3，黄斑光反射可见，右视盘周边可见环形脉络膜萎缩弧，左视盘颞侧可见新月形萎缩弧，视网膜动脉细。

西医诊断：可疑青光眼。

中医诊断：青风内障病，肝郁气滞证。

患者平素性情急躁，情志不遂，肝郁气滞，气郁化火，至目中络脉不利，玄府郁闭，神水瘀滞，故见眼胀痛，视物模糊。或脏腑功能失调，五脏六腑精气不能上承于目，目失濡养而发眼病。舌红，苔薄白，脉弦细，亦为肝郁气滞之佐证。

治法：疏肝解郁，养血明目。

方药：柴胡疏肝散加减。

陈皮 6g，北柴胡 12g，川芎 12g，香附 15g，枳壳 10g，白芍 12g，炙甘草 5g，路路通 10g，赤芍 6g，决明子 10g，生地黄 10g，菊花 10g，当归 6g。每日 1 剂，水煎，分二次服。

2 周后复诊，眼胀痛较前减轻，眼压较前下降，波动在 18～19mmHg，苔略白腻，前方辅以健脾燥湿之品。

陈皮 6g，北柴胡 12g，川芎 12g，香附 15g，枳壳 10g，白芍 12g，炙甘草 5g，路路通 10g，赤芍 6g，生地黄 10g，菊花 10g，茯苓 15g，炒白术 10g。每日 1 剂，水煎，分二次服。

患者表现为眼胀痛，眼压轻度升高，结合舌脉，辨证属肝气郁滞证，治疗上予疏肝解郁、养血明目为法，肝气得疏，气机升降出入有序，气血津液得以上输至目，目得所养则眼胀痛得消。

三、优势病种及研究方向

在眼科几代传承人的努力和影响下，北京中医医院眼科以不断提升眼科专科的医疗服务能力、急危重症的救治能力及夯实专科的理论基础为目标，进一步进行眼科专科优势病种络损暴盲、青风内障、消渴目病的临床诊疗方案的优化，集成眼科燕京医学流派的丰富多样思想学术理论，以丰富专科的内涵建设，增强专科的辐射、引导和带动能力。围绕眼科专科、专家、专病、专术、专药，在丁化民先生注重理论联系实际思想传承的基础上，开展注重调肝、安胃、理血及顺气中医理论与现代先进眼科技术理论相结合的研究优化，将眼科中医特色技术与现代先进技术结合，形成理论、技术及用药上的不断改进与创新。对优势病种络损暴盲、青风内障、消渴目病进行优化与总结，优势病种收治比例明显突出。

（一）青风内障病

在对既往诊疗方案的实施与总结评价中，发现原有诊疗方案欠缺对西医治疗方案的规范及随诊的重视，临床中将局部降眼压药物及保护视神经治疗进行了规范；在国家中医药管理局中医诊疗方案项目中该科牵头进行的"中医眼科临床指南原发性开角型青光眼"指南修正工作中，指出在疾病初中期以行气疏肝、活血利水、化痰利湿为主，指导我们对于开角型青光眼的临床诊疗中，应重视"湿邪"为患，注重"调肝理脾"治疗的应用。在临床诊疗实践中，发现针刺后眼压有明显下降，正在开展针刺对于青光眼患者的即刻及长期降眼压作用的相关数据收集与整理，初步取得了满意的疗效。现有相关课题 3 项。

（二）络损暴盲

对视网膜血管阻塞性疾病的中医诊断标准、辨证标准、治疗方法进行规范化研究，并评价该科传统血证治法对视网膜静脉阻塞的临床疗效。应用传统中医凉血活血法和活血通络法对不同证型的血管阻塞性疾病进行治疗，有效率达到 50%，同时联合激光光凝技术治疗，有效率可达到 65% 以上。针对缺血型患者，在原有诊疗方案基础上，突出视网膜激光光凝、眼内抗VEGF 治疗及中医中药并重的应用，更早地抗 VEGF 治疗可更好地保存患者的视功能，同时根据中医辨证分型予中药汤剂或中成药口服，予针刺及雷火灸治疗，维持全身基础病治疗，抗VEGF 治疗 1～2 周后根据眼底及造影情况予视网膜激光光凝治疗。

（三）消渴内障

充分发挥中医特色，进行如熏蒸疗法、雷火灸、针刺、穴位贴敷等疗法；开展相关临床研究。在消渴目病（糖尿病性视网膜病变）临床诊疗工作中，尤其在门诊，逐渐加强了对就诊于眼科的糖尿病患者眼底的检查，能更早筛查出糖尿病视网膜病变，从而提高患者预后及生活质量。对于消渴目病诊疗工作，难点在于增殖期患者的处理，对于黄斑水肿、长期玻璃体积血不吸收、存在增殖膜的消渴目病患者，进一步优化了诊疗方案，在全视网膜光凝的基础上，逐渐开展了眼内抗 VEGF 治疗及玻璃体切除手术，现有相关国家中医药基地建设工程相关课题"中药消肿方联合抗 VEGF 药治疗糖尿病黄斑水肿的随机对照临床研究"正在进行中，对相关诊疗提供了评价总结，从而进一步指导临床，对提高患者视力，保护视功能，改善患者生活质量都起到了积极作用。该科主张眼病从脏腑论治，以"开郁理气、通经活络、养血明目"为主要学术思想。临床治疗中，主张眼局部与全身整体相结合，辨证论治，应用针灸、雷火灸、耳穴压豆、中药外治等多种中医特色疗法治疗眼部疾患，开展多个专病专台，中西医结合治疗，效果显著。

四、学术创新

（一）升脾润目理论

该科付彦江主任根据《黄帝内经》中"脾主升清"和"脾宜升则健"，提出从脾论治白涩证。五轮辨证认为，胞睑为肉轮，肉轮属脾，泪液分泌由泪腺和副泪腺完成，泪腺位于眶外壁，副泪腺分布于白睛、胞睑，白涩证干涩灼热的原因是泪液分泌质和量的异常，睑弦红赤、睑弦赤烂就是白涩证的常见病因。西医学认为，睑板腺功能异常是干眼症发生的重要因素，故付彦江认为白涩证也是肉轮疾病，当从脾论治。脾主升清，脾气散精，水谷精微、津液依靠脾气的推动以输布全身，气血津液的生成、输布有赖于脾肺的功能正常。在滋阴益液的基础上，加用醒脾、升清之药往往能使干涩灼热症状明显减轻。

雷火灸是药物作用直达患部的眼科外治法，有升阳扶正的作用，其作用部位主要在肉轮，其温热作用和药物的活血消肿作用能够改善肉轮气血，具有升脾阳、固表祛邪的作用。在应用滋阴补液的基础上，应用雷火灸治疗，行经气、畅气血、鼓阳气，阴得以充，阳得以卫，自能明显改善症状。

（二）清润风轮理论

聚星障证见骤生星翳，羞明流泪，抱轮红赤，医家多以实证论治，《证治准绳》载，"聚星障证，乌珠上有细颗，或白色或微黄，微黄者急而变重"。该科付彦江主任认为聚星障初起均为实证，或虚实夹杂，尽可用疏风、泄热、清肝、退翳等治法，祛风、退翳不厌早，清热、退翳不宜迟，过用寒凉会影响脾胃之生发之气，又会使邪气冰伏，翳定而不易消退；疏风、退翳需贯穿疾病治疗始终。聚星障后期邪热留恋或反复发作，则不宜一味地清泻升发，付彦江主任认为病久必伤阴，风轮位于上位，易受风热燥邪煎灼，阴津易伤，因此护阴养液要与祛邪并重，缓缓图之，正盛邪自消。

（三）八段锦功法降眼压理论

该科杨迎新主任在运动降眼压的基础上提出中医八段锦功法降眼压理论。八段锦是一套独立而完整的健身功法，简单易学，是一种低强度、长时间的有氧运动。八段锦是一套由八节动作编成的功法，是以肢体运动为主的导引术，运动强度和动作的编排次序符合运动学和生理学规律。它是以人形体活动、呼吸吐纳、心理调节相结合为要素的传统运动方法。2003年3月，国家体育总局将包括八段锦在内的4种健身气功列为我国正式开展的第97个体育运动项目，为群众性健身气功的开展奠定了坚实的基础。功法具有柔和缓慢、圆活连贯、松紧结合、动静相兼、神与形和及气寓其中的特点。在长期实践中发现，八段锦能够调心、调息、调形，改善气血运行，调节脏腑功能。可见八段锦功法不仅是一种简单易行的低强度有氧运动，而且通过合理、科学的肢体运动模式的导引，能刺激人体元气的汇集、鼓荡，贯穿于十二经脉，充实于全身。

五、新技术的发展

（一）中医新技术的应用

眼病的治疗方面，该科一直认为虽然眼部疾病发病于眼局部，但有诸内方形诸外，治疗要从全身整体出发，脏腑阴阳气血辨证论治，以内服药为主，针灸、穴位按摩、雷火灸法、耳穴埋豆、雾化疗法、穴位注射，多种治疗内外并行。创建中医综合治疗眼病模式。北京中医医院历史悠久，特色中医技术与院内制剂繁多，在临床中广为应用。如：主张葡萄膜炎多因"湿邪困扰"所致，擅长应用该院清热除湿汤内服、清热消肿洗剂外敷治疗大量此类疾病；认为干眼症多因肝气郁结，脾失健运所致，多应用调肝理脾法内服外用治疗，如眼科干眼1号方、干眼2号方；糖尿病性视网膜病变为糖尿病的常见且严重眼部并发症之一，眼科认为在疾病早期大多为气阴两虚之表现，常用益气生津袋泡茶配合治疗。眼科擅长应用院内特色制剂治疗各种眼病，临证治疗病例丰富，并开展相关课题研究以评价特色制剂作用机制和临床疗效，以期更为精准便捷地指导临床应用。

1. 针刺技术

针刺治疗是中医学的瑰宝。针灸的经络辨证和调经气调阴阳作用在眼科疾病的治疗中发挥了重大作用。早在《黄帝内经》便有记载："五脏六腑之精气皆上注于目而为之精"，"十二经脉，三百六十五络，其血气皆上于面而走空窍，其精阳气上走于目而为睛"。眼部结构精微，赖全身经气血脉濡养，因此，应用局部取穴与全身取穴相结合的针刺疗法，有疏通经络、调和气血、祛除病邪的作用。局部取穴可行眼部瘀滞之气血，增加津液，祛邪外出，固护体表，从而孔窍得濡，正气得充；远端取穴有泄邪热、通经脉、益肝肾的作用，认为针刺须从阴阳入手，阴藏精，阳卫外，在补虚扶正的基础上，尚需改善局部气血运行，清解眼部外邪，方能从根本上治疗。如在干眼症的治疗方面，该科开展针刺治疗以来，大多数患者均能在短期内取得比较明显的症状改善，同时，尝试探索针刺治疗对于睑板腺功能障碍引起的干眼症的作用。感邪气上犯于目，"内外合邪，为病则一"，内外治结合是该科治疗特色，根据其辨证应用疏风、散热、泻肝、扶脾等治法，针刺治疗聚星障在疏风祛邪的基础上，又可调经气、理气血。同时因外邪犯目，局部受邪则经气不利，经脉不通，气血滞涩，应用体针局部及远端取穴，可行气血，扶正祛邪。

瞳神紧小证实证多由外感风热、肝经湿热引起，针刺取穴有疏风、泻火的作用，在祛邪的同时，可以调理气血，提高机体抗病能力，在邪正相争过程中，起到了加速病情好转的推动作用。

耳尖穴是经外奇穴，有退热消炎、止痛及祛风清热、清脑明目的作用。放血疗法古代称为"刺络"，有开窍泄热、活血消肿的作用。采用耳尖放血能泻火、解毒、活血、散瘀及调和阴阳，尤其对于上焦实火，孔窍不利，目昏、抱轮红赤、星翳、瞳神紧小、神水浑浊等有较好的治疗作用。

北京中医医院眼科设立了以针刺治疗眼病为主的综合治疗室，约30m²，包括门诊针灸床位10张，病房床位14张（每日针灸），治疗范围包括干眼症、眼外肌麻痹、眼肌痉挛、中心性浆液性脉络膜视网膜病、视网膜静脉阻塞、青光眼、视神经萎缩等多种常见及疑难眼部疾病。治疗采用局部加全身辨证取穴，配合电针、刺络拔罐等技术，配备针灸医生4名，专科护士3名。

2. 贺氏三通技术、皮肤针技术、耳针技术、雷火灸技术

北京中医医院眼科开展特色贺氏三通法治疗儿童近视，治疗方法包括梅花针、耳针、经穴推拿及雷火灸，每日治疗约20人次，并开展专项课题研究一项。

阳气卫外而为固，邪气以两虚相得乃客其形，不良用眼习惯，过用目力，浊气充斥的环境，都会造成眼部气血运行的滞涩，卫外功能的减弱，而邪则乘虚而入，客于眼表。所以，对于相当一部分干眼症，在应用滋阴补液的基础上，应用贺氏三通法治疗，行经气、畅气血、鼓阳气，阴得以充，阳得以卫，自能明显改善症状。

耳穴属于经络理论，现代以生物全息论加以解释和阐述。根据中医理论施行耳穴埋豆，可以改善全身的气血经络，从而达到祛病强身的作用。根据耳穴对应部位取穴，对相关部位的疾病有治疗作用。

雷火灸起源于明代，当时称之为"雷火神针"。它以针灸经络学说为理论，通过药物燃烧时产生的热量，以悬灸的方法刺激眼部及相关穴位以达到畅通经络、调和气血、活血化瘀、调整阴阳的作用，从而促进改善眼部和颜面部的血液循环，以达到缓解干眼症症状的目的。

3. 雾化疗法和药物贴敷

中药煎汤外用，对于浅表器官、组织的疾病有直达病所的优势。有祛除病邪、疏通经络、流通气血、退红消肿、收泪止痒等作用。具有给药维持时间长，药物品种作用多种多样的特点。中药的雾化还使药物成为细小颗粒，直接作用于眼表，对于药物的吸收和起效，有更好的作用。

付彦江主任认为眼居高位，直接与外界接触，应用中药外治有使药力直达病所的优点，还可以一天数次应用治疗，保证持续的较高浓度的药物治疗。根据付彦江主任经验，风为百病之长，外眼病实证多兼夹风邪，外治以疏风应贯穿治疗始终，应用中药煎汤局部外洗、外敷、雾化治疗，有疏风、清热、凉血、除湿、退翳、明目的作用，针对外眼疾病不同的证型治疗，取得了较好的疗效。

4. 穴位注射技术

采用复方樟柳碱太阳穴穴位注射，改善眼部血管收缩节律，改善眼部供血情况，从而治疗多种眼部疾病。

5. 穴位贴敷技术

应用清热消肿中药，贴敷于眼周穴位，治疗多种眼表急慢性疾病。

（二）现代诊疗技术与设备的应用

1. 先进的诊疗设备与科室平台

北京中医医院眼科以丁化民学术思想为立科根本，同时又顺应时代发展，应用现代诊疗技术与设备，使科室不断发展壮大。该科室青光眼专科建设在医院的帮助下配置了较为齐全的专科检查设备，角膜厚度仪、压平眼压计、房角镜、视野计、立体眼底照相机、视野分析仪、光学相干断层扫描仪（OCT）等青光眼学科先进设备，以及视神经分析、视盘立体照相等精确分析软件被充分利用。在此基础上，该科不断地学习、实践、提高，形成了青光眼患者常年定期随诊的良好机制。眼表疾病专科诊疗的开展使该科充分发挥中医药特色，发掘中医药的特色优势，应用中医理论和内、外治综合治疗方法，形成科室常见病的中医特色优势治疗和临床路径，专科门诊就诊人群不断增多。包括OCT、视野、照相、UBM、B超等特殊检查，年检查约10800人次。特殊检查的应用为青光眼、眼底病等多个疑难眼病的诊治提供了可靠的依据，从而提高疾病的诊治水平。

2. 逐步完善手术平台的建设

注重科室人员手术意识的培养，积极申请眼科新技术新项目，扩大手术平台，注重手术医师队伍的建设，逐步开始各级手术。逐步安全提高各级手术量，包括玻璃体切除、白内障手术、青光眼手术、眼睑手术、翼状胬肉术、泪道手术、激光虹膜打孔术、激光周边成形术、眼底激光治疗术、干眼OPT激光治疗术等。开展玻璃体视网膜手术、复杂白内障及青光眼手术，各类激光手术，每年手术量3000余例。

六、未来发展规划

（一）确立稳定的研究方向

以中医眼科学的基础理论研究、临床研究、诊疗规范体系的建立为主要研究方向，在中医眼科学治疗难治性青光眼、糖尿病视网膜病变、视网膜血管阻塞性疾病的临床及实验研究基础上，进一步对青光眼性视神经萎缩、视网膜血管病等眼底疾病及中医眼科特色疗法进行研究，以阐明中医眼科学治病机理为核心，达到完善中医眼科学理论、发展中医学术、促进学科建设的目的。

1. 中医眼科特色疗法及中医药治疗青光眼

探讨中医睫状体平坦部外滤过术治疗难治性青光眼、疏肝养血法治疗青光眼性视神经萎缩的治疗机理，并客观评价其临床疗效和安全性。

2. 加强与相关科室合作，提高诊治疗效

以"治未病"思想为指导，拟与中医内分泌（糖尿病）专科协作，以糖尿病视网膜病变高危人群为研究对象，确定合理的血糖控制指标及切实可行的综合方案，探讨中医药干预的临床效果，为日后糖尿病视网膜病变的临床防治提供科学依据。

以"治未病"思想为指导，拟与中医风湿免疫（干燥综合征）专科协作，以干眼症患者及高危人群为研究对象，确定合理、切实可行的综合方案，探讨中医药干预的临床效果，为日后干眼症的临床防治提供科学依据。

3. 视网膜血管阻塞性疾病的中医规范化研究

致力于通过临床及科研工作，对视网膜血管阻塞性疾病的中医诊断标准、辨证标准、治疗方法进行规范化研究，并评价该科传统血证治法对视网膜静脉阻塞的临床疗效。应用传统中医凉血活血法和活血通络法对不同证型的血管阻塞性疾病进行治疗。

（二）制定与完善中医眼科学诊疗规范

在中医眼科理论基础上探索创新技术，深入开展基础与临床研究，带动中医眼科学诊疗规范的制定与进一步完善，使中医眼科学的诊疗技术规范化、系统化，提高临床疗效，促进学科内涵建设及学术发展。

（三）逐步培养高层次人才

根据专科发展方向，制定人才培养规划，继承名老中医的宝贵经验、学术思想，多层次培养适合本专科建设需要的人才。对住院医师、主治医师注重临床技能与能力培养，以外出进修为主，提高各类眼病诊治能力，提高临床眼科专业技术水平。科研人才培养方面，结合临床研究方向进行相关课题的申报及参加各类科研方法培训班等。改变以往中医眼科学人才培养大而全的方式，着重培养具有特色专长的人才及科研型与临床型相结合的高层次中医眼科人才。

第五节　著作文章

一、著作

杨迎新为《中医眼科学》副主编及编委、国家卫生健康委员会"十三五"规划教材《中医五官科学》（第2版）副主编、《中国中西医专科专病临床大系》编委。

二、文章

［1］Ma Q, Zhou J, Yang Z, et al. Mingmu Xiao yao granules regulate the PI3K/Akt/m TOR signaling pathway to reduce anxiety and depression and reverse retinal abnormalities in rats [J]. Front Pharmacol, 2022 Oct 5; 13: 1003614.

［2］Ma QY, Zhou J, Xue YX, et al. Analysis of aerobic

exercise influence on intraocular pressure and ocular perfusion pressure in pati-ents with primary open-angle glaucoma: A randomized clinical trial [J]. Indian J Ophthalmol, 2022 Dec; 70 (12): 4228-4234.

[3] Ma C, Zhang D, Ma Q, et al. Arbutin inhibits inflammation and apoptosis by enhancing autophagy via SIRT1 [J]. Adv Clin Exp Med, 2021 May; 30 (5):535-544.

[4] Li TJ, Sun YC, Ma QY, et al. Clinical observation of Dan-Hong Hua-Yu oral solution in treating retinal vein occlusion [J]. Medicine (Baltimore), 2020 May 22; 99 (21): e20173.

[5] Ying xin Yang, Qiu-yanMa, YueYang,et al. Evidence-based practice guideline of Chinese herbal medicine for primary open-angle glaucoma (qingfengneizhang) [J]. Medicine, 2018, 97 (13).

[6] Yang Ying xin, Li Zhen, Wang Ning li, et al. Intraocular pressure fluctuation in patients with primary open-angle glaucoma combined with high myopia [J]. Journal of glaucoma, 2014, 23 (1).

[7] Zhen Li, YingxinYang, YanLu, et al. Intraocular pressure vs intracranial pressure in disease conditions:A prospective cohort study (Beijing, iCOP study) [J]. BioMed Central, 2012, 12 (1).

[8] YangYing-xin, WangNing-li, WuLie, et al. Effect of high myopia on 24-hour intraocular pressure in patients with primary open-angle glaucoma [J]. Chinese medical journal, 2012, 125 (7).

[9] Tie-Jun Li, Yu-Chen Sun, Qiu-Yan Ma, et al. Clinical observation of Dan-HongHua-Yu oral solution in treating,retinal vein occlusion [J]. Medicine, 2020, 99 (21).

[10] Yi-fei Cao, Tie-junLi, Yong-meiXu, et al. Observation

on the clinical effect of thunder-fire moxibustion combined with acupressure on ocular muscle spasm: A clinical randomized controlled trial [J]. Medicine, 2020, 99 (33).

［11］丁化民.青光眼的辨证治疗［J］.赤脚医生杂志，1979（8）：17，3.

［12］丁化民.眼底出血的治法与方药［J］.中级医刊，1979（1）：35-37.

［13］田月娥.加味沙参麦冬汤治疗干眼症52例［J］.北京中医药大学学报，2001（5）：62.

［14］王昌恩，田月娥.血瘀证的研究——日本汉方研究介绍之四［J］.山东中医杂志，1994（10）：473-474.

［15］王昌恩，田月娥.关于"科学地论证东洋医学"的研究概况——日本汉方研究介绍之三［J］.山东中医杂志，1994（7）：332-333.

［16］田月娥.中西医结合治疗视网膜中央动脉栓塞［J］.山东中医杂志，1984（5）：28.

［17］田月娥.羌活胜风汤治疗病毒性角膜溃疡10例报告［J］.山东中医杂志，1983（3）：17-18.

［18］陈明举，田月娥.中西医结合治疗葡萄膜大脑炎一例报告［J］.山东中医杂志，1982（1）：24-25.

［19］付彦江，黄欣.灸法预防治疗青少年近视的分析［J］.中国民间疗法，2010，18（5）：74-75.

［20］付彦江.养阴益气明目汤治疗单纯型糖尿病视网膜病变56例［J］.辽宁中医杂志，2008（10）：1549.

［21］付彦江.中医药治疗正常眼压性青光眼的临床观察［J］.辽宁中医杂志，2004（8）：665.

［22］田月娥，付彦江，王大千．放射状角膜切开手术后眼钝伤致角膜放射状裂伤1例［J］．中国中医眼科杂志，1995（1）：36．

［23］徐萌，杨迎新．全生命周期的护眼方式［J］．中医健康养生，2019，5（3）：18-20．

［24］孙银屏，杨迎新，张凯华，等．中医院住院医师规范化培训轮转制度的调查与分析［J］．国际中医中药杂志，2018，40（9）：868-870．

［25］杨迎新，张楠，孙银屏，等．基于调查问卷方法探讨优化中医眼科住院医师教学［J］．中国中医眼科杂志，2018，28（3）：192-195．

［26］杨迎新，张楠．调查问卷结合PBL教学法在眼科规培生短期教学中的效果评价［J］．国际眼科杂志，2016，16（7）：1341-1343．

［27］杨迎新，马朝廷，夏燕婷，等．重视眼生理及病理与运动之间关系的研究［J］．中华眼科医学杂志（电子版），2016，6（1）：7-10．

［28］杨迎新，李强，马朝廷，等．有氧运动或温热疗法对开角型青光眼眼压的影响［J］．中国中医眼科杂志，2015，25（4）：246-249．

［29］杨迎新．治近视试试梅花针［N］．健康时报，2014-08-14（008）．

［30］张楠，吴烈，桑子瑾，等．雷公藤甲素抗兔眼外滤过术切口瘢痕化的机制研究［J］．中国中医眼科杂志，2014，24（1）：10-15．

［31］杨迎新，吴烈，毕红，等．明目逍遥颗粒对肝郁血虚

型开角型青光眼视神经病变的短期疗效［J］.中国中医眼科杂志，2012，22（1）：32-34.

［32］杨迎新.祛风清热活血法对多次内眼术后前段慢性炎症疗效评价［C］.中国中西医结合学会眼科专业委员会.第九届全国中西医结合眼科学术交流会暨第八次东北亚国际眼科学术会论文汇编.2010：2.

［33］杨迎新，吴烈，曹建辉.祛风清热活血法对玻切病史患者行白内障术后前段慢性炎症疗效评价［J］.辽宁中医杂志，2009，36（8）：1345-1347.

［34］杨迎新，吴烈.中西医结合治疗术后前节炎症反应疗效观察［C］.中华医学会.第三届全球华人眼科学术大会暨中华医学会第十一届全国眼科学术大会论文汇编.2006：612.

［35］杨迎新.除风益损汤加味治疗玻璃体切割术后眼前段炎症的临床观察［D］.北京：北京中医药大学，2003.

［36］李凤荣，周崎，李惠，等.Ⅰ型Stickler综合征家系临床和基因突变研究［J］.中华实验眼科杂志，2012（10）：941-944.

［37］李凤荣，赵家良，陆宏，等.我国九省眼病调查中北京市顺义区50岁及以上人群白内障患病率和手术状况的调查［J］.中华眼科杂志，2012（3）：211-218.

［38］李凤荣，睢瑞芳，赵家良.Stickler综合征一家系［J］.中华眼底病杂志，2009（3）：225-227.

［39］马朝廷，杨迎新.针灸治疗中心性视网膜脉络膜病变的临床效果分析［J］.湖南中医药大学学报，2020，40（增刊1）：345.

［40］马朝廷，杨迎新，马秋艳，等.复方活血明目汤治疗

玻璃体积血早期疗效观察［J］.中国中医眼科杂志,2019,29（2）:134-136.

［41］马朝廷,杨迎新.眼三针配合耳穴治疗青少年近视短期效果分析［J］.中国医疗设备,2017,32（增刊2）:64-65.

［42］马朝廷,杨迎新,马秋艳,等.电针改善单纯外展神经麻痹性眼球运动障碍的临床分析［J］.国际眼科杂志,2015,15（12）:2171-2173.

［43］李强,钟馨.试论《原机启微》理论本于《脾胃论》学说［J］.世界中西医结合杂志,2015,10（8）:1048-1050,1053.

［44］李强,李凤荣.桑白皮汤治疗蒸发过强型干眼的疗效观察［J］.中国医刊,2014,49（6）:95-97.

［45］马秋艳,杨迎新,杨潮,等.基于络脉学说观察两种通络法对BRVO黄斑水肿的临床疗效［J］.中国中医眼科杂志,2020,30（7）:497-502.

［46］武燕,马秋艳,杨迎新,等.肝失疏泄大鼠模型眼压和眼压波动［J］.中国中医眼科杂志,2019,29（4）:262-265.

［47］马秋艳,杨迎新,刘清泉.中医药治疗原发性开角型青光眼的meta分析［J］.中国中医眼科杂志,2018,28（6）:397-403.

［48］张楠,杨迎新,孙银屏.提高规培生职业价值感的教学体会［J］.中国中医药现代远程教育,2018,16（6）:21-22.

［49］张楠,杨迎新.基于专业知识调查问卷法结合PBL在眼科规培生教学中的应用和效果评价［J］.中国中医眼科杂

志，2016，26（5）：326-330.

［50］杨迎新，张楠.调查问卷结合PBL教学法在眼科规培生短期教学中的效果评价［J］.国际眼科杂志，2016，16（7）：1341-1343.

［51］杨潮.糖尿病大鼠结膜囊菌群变化及中药干预对结膜血管及组织的影响［D］.北京：北京中医药大学，2015.

［52］杨潮，金明.禽流感病毒结膜炎的流行及其眼嗜性的分子基础［J］.中华眼科杂志，2014，50（7）：550-552.

［53］李铁军.中药治疗白内障术后非感染性炎症及对后囊保护作用的临床观察［D］.北京：北京中医药大学，2018.

［54］李铁军，许家骏.原发性青光眼病例多媒体结合中西医临床思维教学方法研究［J］.河北中医，2017，39（12）：1917-1920.

［55］李甜甜，周剑，闫晓玲，等.益气养血疏肝方对谷氨酸钠损伤的视网膜神经节细胞的保护作用［J］.北京中医药大学学报，2020，43（8）：661-667.

［56］李甜甜，闫晓玲，苏艳，等.青盲一号方治疗中毒性视神经萎缩的疗效分析［J］.国际眼科杂志，2020，20（1）：132-135.

［57］李甜甜，路明，闫晓玲，等.Weill-Marchesani like综合征ADAMTS17基因新发突变1例并文献复习［J］.疑难病杂志，2019，18（6）：602-605.

（武燕整理，杨迎新、付彦江审阅）

第一章 中国中医科学院广安门医院眼科

第一节 传承谱系

第一代

韦文贵→弟子：韦玉英→弟子：沙凤桐、沈德惠、韦企平、赵峪、黄剑虹。

同期专家医生：唐亮臣、杨维周、沈蕙云、姚芳蔚。

第二代

唐由之→学生：吴星伟、谢汉兴、樊岚岚。

杨钧→学生：雷嘉启。

高培质→学生：李和平。

刘孝书→学生：倪皖东、樊岚岚。

高健生→学生：贺用和。

蒋伯龄→学生：李德娇、梁丽娜。

同期专家医生：庄曾渊、薛宝双、沈德础、李庆生、马继红、姚德金、裴国花、赵峪。

第三代

吴烈→学生：苏航、桑子瑾、胡晓丹、晏飞、唐聪、唐棠、夏燕婷、吴建国、马菊梅、张楠、何宇鹏、罗艳华、张淑玲、胥静、胡佩、张婷婷、余聪、张雨晴、张亿、李媛、唐雨蕊。

同期专家医生：康玮、严文吉、周洁川、刘雅、武萍、简立、张守康、曹国俊、迟春旺、杨迎新、张国亮、武丹蕾、吴嫡、吴文婷。

第二节　起源年代及简介

中国中医科学院广安门医院眼科成立于1955年，是由国家卫生部集全国力量组建的我国最早的中医眼科专科，几十年来，经过数代眼科专家及医护工作人员的共同努力，眼科不断壮大，并成为国家级的集中医、中西医结合眼科医疗、科研及教学为一体的培训基地。同时广安门医院眼科主编了多部眼科专著如《中医眼科全书》《现代眼科手册》《眼科学彩色图谱》等，并举办了多届西学中班及高级中医眼科培训班，培养了大量的高级中医眼科人才。1978年成立了国家中医药管理局中医眼科研究所，分设病理室和病毒室，1985年先后创立了全国中医眼科学会、中西医结合眼科学会，同年创办了中医专科杂志《中国中医眼科杂志》，1986年开始筹建国家级中医眼科专科医院即现在的中国中医科学院眼科医院。为我国眼科事业作出了很大的贡献。在科研方面，承担过多项国家级重点科研课题工作，如白内障针拨套出术的研究、抗单纯疱疹病毒性角膜炎的研究、视神经萎缩的研究、颈性视力障碍的研究、中西医结合治疗视网膜色素变性、糖尿病视网膜病变防治等。其中白内障针拨套出术的研究于1984年荣获国家科技进步二等奖。在临床治疗上，针拨套出术治疗白内障，睫状体平坦部外滤过术治疗难治性青光眼，中医药治疗视神经萎缩、病毒性角膜炎，中西医结合治疗视网膜色素变性、视网膜中央静脉阻塞、糖尿病视网膜病变等均已取得良好疗效，为许多患者解除了病痛。科内有多种先进的现代化诊疗仪器，如光学相干断层扫描仪（OCT）、眼科超声生物显微镜（UBM）、海德堡视网膜断层扫描仪（HRT-Ⅱ）、多焦眼电生理仪、电脑视野仪、眼超声检查仪、眼底血管荧光造影仪、彩色眼底照相机、裂隙灯电脑照相机、非接触眼压计、间接检眼镜、玻璃体切割超声乳化机、手术显微镜、多波长氪激光仪、眼YAG激光仪、电脑验光仪等一整套完整的设备，能为各种眼病患者进行全面检查，准确诊断和可靠治疗。广安门医院眼科作为国家中医药管理局重点专科协作组成员，承担了2008年批准的第三批优势病种项目，现在正在进行祛瘀化痰法对视网膜静脉阻塞痰瘀阻络证的临床疗效评价研究。

眼科为国家指定的博士生、硕士生培养基地，已培养出博士生3名、硕士生多名。曾主办多届全国高级眼科医师培训班，并为全国很多眼科进修医师进行了培训。目前眼科在治疗白内障、青光眼、视网膜中央静脉阻塞、糖尿病视网膜病变、视神经病变、儿童弱视及其他各种疑难病方面仍保持中医特色，近年来又成功地开展了具有国内外先进水平的玻璃体切割术、白内障超声乳化术、难治性青光眼睫状体平坦部外滤过术及多波长激光眼底治疗等新技术，取得了良好的疗效。科内每日设有多位专家门诊，能为广大患者解除多种病痛。

第三节　代表人物

广安门医院眼科成立以来，引进了多位全国著名的眼科专家，建院初期由国家卫生部从杭州、上海调来了韦文贵、唐亮臣等著名的眼科大家，为中医眼科的发展奠定了基础。

一、韦文贵

1. 生平简介

韦文贵，字霭堂，东阳罗屏乡（今吴宁镇）白火上村人。父尚林，擅长眼科，曾侍清朝宫廷贵胄，人称"御医韦尚林"。文贵随父学医，得其真传。20世纪30年代，在杭州中山北路开设诊所。抗日战争期间，回家乡行医。1954年，再至杭州，开设复明眼科医院，就医盲而复明者众多，声誉遍南北。并首破秘传家规，公开金针拨白内障手术法。次年秋，任北京中医研究院眼科研究所眼科主任。1956年，任卫生部中医研究院广安门医院眼科主任，当选中华眼科学会常务委员，与协和、同仁医院眼科组成中西医结合视神经萎缩科研协作组。又将古方逍遥散改进成明目逍遥汤，疗效更佳。指导金针拨白内障术发展成白内障针拨术，1960年通过部级鉴定并推广。1963年，与女儿玉英主治越南国家主席胡志明眼疾，使其近乎失明的双眼视力恢复到0.8，获胡志明署名的"赠给中国高级医生韦文贵"的匾额一块。被评为全国卫生技术革命先锋，获金质奖章。

2. 专业特长

中西医治疗各类眼科疾病。

3. 著作文章

（1）著作

《韦文贵眼科临床经验选》《医话医论荟要·韦文贵医话》《金针拨白内障简介》。

（2）文章

［1］韦文贵.补阳药和眼疾［J］.上海中医药杂志，1982（8）：30.

［2］韦文贵.医话两则［J］.河南中医，1982（1）：28.

［3］韦文贵."釜底抽薪"法在眼科上的应用［J］.河南中医，1981（6）：31.

［4］韦文贵，韦玉英，邱德文.中医眼科方剂的研究［J］.贵州医药，1980（5）：56-63，65.

［5］韦文贵.中医治疗视神经萎缩的疗效［J］.中医杂志，1958（11）：757-758.

［6］韦文贵.中医治疗沙眼的经验介绍［J］.黑龙江医刊，1958（1）：24-26.

［7］韦文贵.中医治疗视神经萎缩证简介［J］.中医杂志，1957（7）：354-357.

二、唐由之

1. 生平简介

唐由之教授是我国中医、中西医结合眼科的领军人物，是中医眼科学家。中国中医科学院眼科医院名誉院长，主任医师、教授、研究员，博士生导师，全国老中医药专家学术经验继承工作指导老师。1958年开始，广安门医院眼科在他的领导下对金针拨障术进行了现代化研究，他根据古代文献，特别是《目经大成》关于拨障术切口的记载，结合现代解剖学深入研究，纠正了长期以来视之为"危险区"的看法。比国外在睫状体平坦部切口施行玻璃体切割术先行了十六年，1985 年该研究获国家进步二等奖。

唐由之教授在继承和发扬中医眼科金针拨障术和睫状体平坦部的手术切口研究方面成就突出，发明了白内障针拨套出术。继承和发扬"金针拨障术"，解决了在睫状体平坦部做手术切口和白内障针拨术的近期并发症青光眼两大问题。研发治疗病毒性角膜炎的有效药物"双秦眼用凝胶"，为广大患者带来福音。享受国务院政府特殊津贴，先后荣获"国家有突出贡献中青年专家""全国卫生文明先进工作者""国医楷模""首都国医名师""国医大师"等称号，曾获得"爱因斯坦科学奖""何梁何利基金科学与技术进步奖""五一劳动奖章"，以及多项省部级科研奖等。

2．专业特长

唐由之教授致力于继承、创新和发展中医及中西医结合眼科事业，善于用气血理论治疗眼底疑难病，在老年性黄斑变性、糖尿病视网膜病变、视网膜色素变性、视神经疾病等方面造诣颇深。率先对中医眼科手术切口——睫状体平坦部切口进行了系统研究，发明了白内障"针拨套出术"。

3．著作文章

（1）著作

［1］唐由之，肖国士 . 中医眼科全书［M］. 第 2 版 . 北京：人民卫生出版社，2011.

［2］唐由之，吴星伟 . 眼科手册［M］. 北京：中医古籍出版社，2002.

［3］唐由之，蔡松年.眼科学［M］.北京：中医古籍出版社，1996.

［4］唐由之，肖国士.中医眼科全书［M］.北京：人民卫生出版社，1996.

［5］唐由之.中医眼科学［M］.上海：上海科技出版社，1985.

［6］唐由之.中西医结合手术治疗白内障［M］.北京：人民卫生出版社，1977.

［7］唐由之.中医对沙眼的认识与治疗［M］.北京：人民卫生出版社，1957.

［8］唐由之.沙眼和沙眼并发症中医疗法［M］.北京：科学技术出版社，1959.

（2）文章

［1］唐由之.谈谈沙眼的防治［J］.中医杂志，1965（10）：15-17.

［2］唐由之.中医对白内障的认识与金针拨白内障手术的初步研究［J］.江苏中医，1961（6）：8-12.

［3］唐由之.树枝状角膜炎的辨证论治（附13例病例介绍）［J］.中医杂志，1963（3）：12-15.

［4］唐由之，高培质，刘孝书，等.白内障针拨套出术的研究［J］.中国中医眼科杂志，1991（00）：10-13.

［5］唐由之，马文新，王萌建，等.白内障的诊断与晶状体图像计算机分析系统的研究［J］.中国中医眼科杂志，1998（3）：10-13.

［6］唐由之.中医抗青光眼手术的思路与方法——睫状体平坦部滤过术［J］.中国中医眼科杂志，2006（1）：2-4.

［7］唐由之，张丽霞.中医眼科现代化初探［J］.中国中医眼科杂志，2006（2）：63-64.

［8］唐由之，李学晶，王影.凉血化瘀中药治疗中心性渗出性脉络膜视网膜病变23例［J］.中医杂志，2007（12）：1099.

［9］唐由之，周尚昆，冯俊，等.中药治疗湿性晚期老年性黄斑变性临床疗效观察［J］.中国中医眼科杂志，2009（6）：340-341.

［10］唐由之，王慧娟，冯俊.凉血化瘀方对实验性脉络膜新生血管 VEGF 与 PEDF 表达的影响［J］.眼科新进展，2009（12）：881-885.

三、杨钧

1. 生平简介

杨钧，1919 年 1 月 10 日出生在河北省青县。于 1941 年考入北京燕京大学协和医学系，1947 年完成六年制医学本科学习，获得医学学士学位。1947 年 8 月至 1960 年 12 月在北京大学第一医院眼科工作，并完成了住院医师、助教到主治医师、讲师的晋升。后于 1960 年 12 月调入北京大学人民医院，任眼科主任和副教授。1969 年 12 月他调至甘肃省平凉地区第二人民医院，虽然当地条件艰苦，仍然兢兢业业工作，并深入山区开展各种手术、开办进修班，治疗了大批患者，培养了多名眼科专业人才，深受当地人民爱戴，被评为平凉地区第二人民医院"先进工作者"、甘肃省人民代表大会代表，并晋升为主任医师。1980 年 12 月调入中国中医科学院广安门医院眼科工作，为医院的眼科发展做出了重要贡献。杨钧是中华眼科杂志专家委员，曾协助毕华德教授创建《中华眼科杂志》，曾任《中华眼科杂志》《中国中医眼科杂志》副总编,《中华眼底病杂志》《眼科研究》《眼科新进展》《临床眼科杂志》等杂志编委。获得卫生部科学技术进步一等奖,为中国眼科事业的发展做出了卓越贡献。

2. 著作文章

（1）著作

［1］杨钧.眼科学彩色图谱［M］.第2版.北京:人民卫生出版社,2008.

［2］杨钧.眼科学彩色图谱［M］.北京:人民卫生出版社,2002.

［3］杨钧.现代眼科手册［M］.第2版.北京:人民卫生出版社,1997.

［4］杨钧.现代眼科手册［M］.北京:人民卫生出版社,1993.

（2）文章

［1］杨钧.对青光眼使用高渗剂甘露醇降低眼压的效果［J］.医学文摘（眼科学）,1965（3）:117–118.

［2］杨钧.使用高浓度维生素B(12)对青光眼的疗效［J］.医学文摘（眼科学）,1965（3）:118–119.

［3］杨钧.《21世纪眼科学前沿》一书简介［J］.眼外伤职业眼病杂志（附眼科手术）,2004（3）:187.

［4］杨钧,蒋伯铃.白内障针拨术后晚期并发症——晶体溶解性青光眼10例（11只眼）报告［J］.眼科学报,1987（2）:88–92.

四、高培质

1. 生平简介

高培质曾任广安门医院眼科负责人、眼科副主任、副院长、副书记、专家委员会副主任委员，中国中医研究院（现中国中医科学院）专家委员会委员，后为学术咨询委员会委员。1947年7月～1950年8月就读于中国医科大学二分校，后成为哈尔滨医科大学眼科医师。1951年2月～1954年8月就职于北京医学院第一附属医院眼科。1954年9月～1959年8月就读于天津医科大学本科医疗系。1959年11月起于广安门医院眼科工作。1959年以来一直从事中医、中西医结合医疗、科研及教学等工作，积累了较丰富的临床经验。1975年中央保健局决定由唐由之教授与高培质教授为毛泽东主席左眼施行白内障手术，术后主席视力恢复良好。1978年参加中国妇女第四次全国代表大会并被邀为执委。曾任中华中医眼科学会委员、中国中西医结合学会眼科专业委员会副主任委员、北京中西医结合眼科学会主任委员、中华医学会北京眼科学会委员；1992年被评为享受国务院特殊津贴专家；2000年被授予中国中医研究院资深研究员称号；2001年中国中西医结合学会授予"中西医结合贡献奖杯"。1991年离休至今一直坚持临床工作。擅长运用中医、西医与中西医结合的理论及方法，诊治眼科疑难杂症，特别对病毒性角膜炎、开角型青光眼等眼病，有自己独特的经验。

2. 专业特长

高培质对病毒性角膜炎、糖尿病性视网膜病变、开角型青光眼疑难病的辨证多有独特见解，擅长治疗黄斑变性、中心性浆液性脉络膜视网膜病变，视网膜炎，糖尿病性视网膜病变，视网膜脱离，角膜炎，中心性渗出性脉络膜视网膜炎，视网膜色素变性，视网膜震荡，原发性开角型青光眼，视神经萎缩，巨细胞病毒性视网膜炎，视网膜动脉栓塞，外层渗出性视网膜病变，视网膜静脉阻塞，视网膜裂孔，视网膜血管炎，小角膜，增生性玻璃体视网膜病变，缺血性视网膜疾病。

3.著作文章

（1）著作

高培质参与编写《中国医学百科全书》《中医眼科学》《老年医学在中国》《中医诊疗常规》《自然科学学科总览（医科分册）》等二十余部著作。

（2）文章

［1］高培质.糖尿病性视网膜病变的中医辨证优势［J］.北京中医药，2008（5）：325-326.

［2］高培质.深层疱疹性角膜炎辨证规律的探讨：附41例临床疗效分析［J］.中医杂志，1989（6）：36-38.

［3］高培质.益气养血通络法治疗缺血性视神经病变［J］.中国中医眼科杂志，2004（2）：96-98.

［4］高培质.开角型青光眼视杯逆转1例［J］.中国中医眼科杂志，2005（3）：172.

［5］高培质.增生型糖尿病视网膜病变的中西医结合治疗［J］.中国中医眼科杂志，2001，11（4）：196-198.

［6］高培质.再论单纯疱疹性角膜炎的辨证论治［J］.中国中医眼科杂志，2003（1）：45-47.

［7］高培质.各种磺胺剂对沙眼治疗效果的研究［J］.东北医学杂志，1950（4）：1-1.

［8］高培质，王克，李和平，等.病毒1号滴眼液治疗单纯疱疹性角膜炎的研究［J］.中国中医眼科杂志，1992，2（3）：16-20.

五、刘孝书

1. 生平简介

刘孝书 1955 年毕业于西北医学院，同年参加卫生部举办的全国第一届西医学习中医研究班，1958 年分配到中国中医研究院西苑医院眼科，从师于唐亮臣老中医。1963 年到北京医科大学附属三院眼科进修一年，1964 年到广安门医院眼科工作。曾担任眼科行政主任二十多年，为硕士生及博士生导师，享受国务院特殊津贴专家。曾获得国家科技进步二等奖，国家中医药管理局科技进步二等奖。负责并主持眼科外用及内服六种药的二期临床验证，已通过新药鉴定并应用于临床。先后获得广安门医院"争先创优"个人奖及医疗、科研、教学贡献奖，国家中医药管理局"巾帼建功"活动先进个人奖等十多次奖励，多次获得国家中医药管理局、中国中医研究院、广安门医院先进女职工及优秀共产党员称号等。

2. 专业特长

擅长运用中医、西医与中西医结合的理论及方法，诊治眼科各种急病、疑难症，特别对治疗眼底病有独到之处和较高的造诣。如视网膜中央动脉、静脉阻塞，各种病因（如糖尿病、高血压、血管炎等）引起的网膜及玻璃体出血，黄斑病变（老年黄斑变性、中心性浆液性脉络膜视网膜病变、中心性渗出性脉络膜视网膜病变、黄斑出血）以及眼肌麻痹、早期老年白内障、视神经炎、视神经萎缩、缺血性乳头病变、视网膜色素变性等眼底疑难病证，均取得了较好的疗效。

3. 著作文章

（1）著作

参与编写《中医病症疗效标准》《实用眼科全书》《实用血

证学》《今日中医眼科》《广安门医院诊病常规》。

（2）文章

［1］陈伟丽，刘孝书.双眼遗传性视网膜劈裂1例［J］.中国中医眼科杂志，2005（02）：108-125.

［2］赵桂霞，田石琦，谢久冰，等.半夏泻心汤联合硫唑嘌呤治疗Behcet病临床观察［J］.中国实用眼科杂志，2005（03）：329-330.

［3］郑娜，刘孝书.原发性进行性虹膜萎缩1例［J］.中国中医眼科杂志，2001（03）：54+67.

［4］田石琦，周浩川，刘孝书.中心性浆液性脉络膜视网膜病变荧光素眼底血管造影特征与转归的关系［J］.中国中医眼科杂志，2001（02）：39-40.

［5］田石琦，周浩川，刘孝书.中心性渗出性脉络膜视网膜炎的中西医诊治［J］.中国中医眼科杂志，2000（02）：62-64.

［6］田石琦，周浩川，刘孝书.中医治疗缺血性视盘病变的临床分析［J］.中国中医眼科杂志，1999（04）：37.

［7］康玮，刘孝书.血栓通胶囊治疗中心性浆液性脉络膜视网膜病变临床观察［J］.中国中医眼科杂志，1999（04）：49-50.

［8］方一惟，刘孝书.高度近视黄斑出血及中医药治疗现状［J］.中国中医眼科杂志，1999（04）：59-60.

［9］刘雅，刘孝书.复方熊胆滴眼液治疗急性卡他性结膜炎临床观察［J］.中国中医眼科杂志，1999（03）：28-29.

［10］ZENG Fu-Li，GU-Zheng，ZHANG Xin-Yuan，et al.Clinical Studyon Early Senile Cataract Treatedby Shezhu Mingmu

Powder（麝珠明目散）[J]. Chinese Journal of Integrated Traditional and Western Medicine，1997（03）：186-190.

[11]曾福利，刘孝书，顾铮，等.麝珠明目散治疗早期老年性白内障的短期临床观察[J].中国中医眼科杂志,1996(01)：26-29.

[12]吴烈，刘孝书，姚德金.后路晶体托出术治疗针拨术后继发青光眼1例[J].中国中西医结合杂志，1995（12）：745.

[13]刘孝书，郭曙先，樊岚岚，等.眼血康口服液治疗视网膜静脉阻塞临床观察[J].中国中医眼科杂志，1995（02）：89-92.

[14]冯俊，刘孝书，庄曾渊，等.葛根素为主治疗前部缺血性视神经病变疗效观察[J].江西中医药，1994（S2）：61-62.

[15]张长江，王以慈，陆文琴，等.颈性视力障碍及手法治疗的研究[J].中医杂志，1983（05）：23-26.

六、高健生

1. 生平简介

高健生，研究员、主任医师，博士生导师，博士后及传承博士后导师，第四批、第五批及第六批全国老中医药专家学术经验继承工作指导教师，"首都国医名师"，享受国务院政府特殊津贴。"高健生中医眼科名医工作室"被评为全国先进名医工作站（室）。

1963年高健生本科毕业于上海中医学院（现上海中医药大学），于当年分配到广安门医院眼科工作，先后师从唐亮臣、韦文贵、唐由之等名老中医，并参加了中国中医研究院第一届研究生班理论课程学习，长期从事眼科临床工作。历任广安门医院副院长、中国中医研究院眼科医院院长，曾任卫生部第六届药典委员会委员、北京中医药学会眼科专业委员会主任委员。现为中国中医科学院专家委员会委员、上海市中医紧缺专科临床人才班眼科导师、国家中药品种保护审评委员会委员、《中国中医眼科杂志》副主编、中华中医药学会眼科分会名誉主任委员、中国民族医药学会眼科分会会长、国家自然科学基金委员会评审专家，兼任河南省中医院、河南中医药大学第二附属医院眼科导师及客座教授。

2. 专业特长

高健生非常热爱中医事业，勤于钻研中医古籍，精于中医古典经方的使用，以"勤于读书、忠于传承、勇于创新"作为座右铭，从事中医眼科临床与基础研究，至今已60个春秋。擅长治疗眼科各种疑难病，特别是全身疾病合并的眼病，如糖尿病视网膜病变、视神经脊髓炎、多发性硬化、梅杰（Meige）综合征、过敏性角结膜炎等。

3. 著作文章

文章

［1］高健生，王辉.论"六欲"的医学含义及其在临床中的指导意义［J］.中医杂志，2010，51（5）：474-475.

［2］高健生，接传红，张丽霞，等.刘完素"玄府学说"及其对中医眼科学的指导意义［J］.中医杂志，2008，49（7）：584-587.

［3］高健生，接传红，罗旭昇，等.交泰丸合密蒙花辨证治疗早期糖尿病视网膜病变的新思路［J］.世界中医药，2007，2（3）：143-144.

［4］高健生，张凤梅，张殷建.论益气升阳举陷与益精升

阴敛聚治法［J］.中医杂志，2004，45（7）：485-487.

　　［5］高健生.青光眼后房外引流手术的新思路睫状体扁平部切口手术——眼科手术史上的变革和创新［J］.中国中医眼科杂志，2006，16（1）：1.

七、蒋伯龄

1.生平简介

　　蒋伯龄，毕业于南京医学院医疗系本科，于1966年结业于北京市第二届西医离职学习中医研究班，1986年去美国波士顿眼科研究所学习。自1963年至今一直于广安门医院眼科从事医疗、教学及临床研究工作，曾任研究员、眼科主任及全国中医眼科学会委员。

2.专业特长

　　蒋伯龄早期从事中西医结合白内障针拨术的临床研究，1966年通过卫生部鉴定作为成果推广。1979年开始从事白内障针拨套出术研究，1985年获国家科技进步二等奖。对白内障、玻璃体和视网膜相关病理及临床以及中西医手术方法具有丰富的实践，并发表有关论文十余篇。1984年开始从事眼科超声临床应用，对眼科超声分析尤为擅长。自20世纪80年代起从事中药对原发性开角型青光眼的实验与临床研究，以及眼底激光结合中药治疗眼底出血性疾病的临床观察，均取得一定成绩。

　　蒋伯龄对角膜病、白内障、青光眼、葡萄膜炎、玻璃体视网膜病均有较全面的中医和西医认识以及较丰富的临床经验，在中医眼科临床上强调"目病多郁"，正如朱丹溪所言，气血冲和万病不生，一有怫郁诸病生焉。目为肝窍，人卧血归于肝，肝受血而能视，肝气通于目，肝和目能辨五色，肝喜调达而恶抑郁，气机怫郁变生湿、痰、热、血瘀诸病变，可虚可实。因此目病在临诊中多宜疏通、长散、化解，补不可用参术以动其火，唯用清和滋润之类，泄不可用硝黄、龙胆以凝其血，唯发散、消滞之类，肝体阴而用阳，故虚证多宜滋润，若滋补肾水，则水生木，木生火，火生土，土生金，金生水，生生不息，其益无穷。

3. 著作文章

文章

［1］李德姣，蒋伯龄，朱元莉.当归补血汤对高眼压兔视网膜神经节细胞凋亡的抑制作用［J］.中国中医眼科杂志，2005（01）：34-36.

［2］李德姣，蒋伯龄，朱元莉.当归补血汤对实验性高眼压兔视网膜神经节细胞保护作用的研究［J］.中国中医眼科杂志，2004（02）：15-18.

［3］蒋伯龄，唐由之.针拨套出术治疗成人晶体脱位［J］.中国中西医结合杂志，1992（1）：351-353.

八、吴烈

1. 生平简介

吴烈，1962年2月出生于海南，1985年8月毕业于广州中医学院，后分配到广安门医院眼科工作；1996年11月在广安门医院晋升为副主任医师；1997年3～7月在美国田纳西大学、孟菲斯医学院当访问学者；1999年5月被聘为广安门医院眼科主任。现为北京中医药大学教授，硕士生导师、博士后合作导师。兼任中国中西医结合学会眼科分会副主任委员、中华医学会眼科分会委员、中华中医学会眼科分会常委兼副秘书长、北京中医药学会眼科专业委员会副主任委员、北京中西医结合学会眼科分会副主任委员、世界中医药学会联合会眼科分会常务理事、中国老年保健协会专家委员会委员、中国医师协会眼科分会委员、北京医师协会眼科分会常务理事、《中国中医眼科杂志》副主任编委。擅长中医、中西医结合治疗各种眼底病如糖尿病视网膜病变、视神经萎缩、青光眼、老年性黄斑病变及各种眼底血症等。精通眼科显微手术，在广安门医院带头开展了多项眼科新技术。主持国家自然科学基金课题2项；国家科技部"十一五"科技支撑计划——糖尿病性视网膜病变中医药干预综合治疗方案研究课题分中心负责人；主持省部级课题4项；负责完成了7项国家药品监督管理局的临床药品试验项目；获省部级科学技术进步一等奖2项；获中华中医药学会科学技术奖二、三等奖各1项；获中国中医科学院科学技术二等奖1项。2005年带头开展了1项创新技术"后路巩膜下外引流术治疗难治性青光眼"，获国家发明专利一项。2008年及2020年指导学生获裴元植优秀学位论文奖。在国家级杂志上发表论文50余篇，合作著作5部。

2. 专业特长

吴烈1991年6月带头开展了白内障囊外摘除加人工晶体植入术新技术，1997年10月带头开展了白内障超声乳化加人工晶体植入术新技术，较早地采用了表面麻醉超声乳化新技术，并最早在国内总结和发表了有关临床应用的内容。2000年开展了氪激光治疗眼底病。2003年开展了玻璃体切割及网脱手术，810眼激光环状光凝治疗顽固性青光眼，人工眼台植入术。手术治疗青光眼经验丰富，掌握了各种类型青光眼手术新技术，能配合激光断线技术及免疫抑制剂提高手术疗效。业务能力较强，对各种眼科疑难杂证有较强的诊断和处理能力。中药治疗慢性开角型青光眼、闭角型青光眼、视神经疾病、糖尿病性视网膜病变、角膜炎及各种眼底病有较丰富的临床经验。临床上以人体中医"六气"作为眼病论治核心思想，并有独特的中医眼科辨证论治体系；①以"气化"理论指导风药在眼科临床中的应用；②"阳化气，阴成形"理论指导下的温阳化气、利水除湿法及三焦辨证论治黄斑水肿性眼底病；③从气盛火热理论论治眼底血证；④从痰湿质团体化角度论治糖尿病视网膜病变；⑤从人体"六气"理论论治慢性眼底病。

3. 著作文章

（1）外文文章

［1］Lian F, Wu L, Tian J, et al. The effectiveness and safety of a danshen containing Chinese herbal medicine for diabetic retinopathy: arandomized, double-blind, placebo-controlled multicenter clinical trial［J］. Journal of ethnopharmacology, 2015, 164:71-77.

［2］Yang Y, Wang N, Lie W, et al. Effect of high myopiaon 24-hour intraocular pressure inpatients with primary open-angle glaucoma［J］. Chinese medical journal, 2012, 125（7）: 1282-1286.

（2）中文文章

［1］吴烈，武丹蕾. 眼底血证中医临床论治经验［J］. 中国中医眼科杂志，2018，28（04）：207-209.

［2］吴烈，谢立科，安娜. 中国中医科学院眼科60年发展历程［J］. 中国中医眼科杂志，2015，25（06）：385-386.

［3］张楠，吴烈，桑子瑾，等. 雷公藤甲素抗兔眼外滤过术切口瘢痕化的机制研究［J］. 中国中医眼科杂志，2014，24

（01）：10-15.

［4］吴烈，桑子瑾，唐棠，等.凉血止血法与活血通络法调节 RVO 兔模型凝血因子及微循环作用机制的研究［J］.中国中医眼科杂志，2013，23（01）：2-6.

［5］吴烈，桑子瑾，杨迎新，等.睫状体平坦部外滤过术对高眼压兔模型眼压及房水滤过的影响［J］.中国中医眼科杂志，2011，21（04）：192-196.

［6］吴烈，张国亮，杨迎新，等.电梅花针治疗儿童弱视的临床研究［J］.中国中西医结合杂志，2011，31（03）：342-345.

［7］吴烈，张国亮，杨迎新，等.电梅花针治疗儿童弱视短期疗效观察［J］.中国中医眼科杂志，2010，20（06）：338-340.

［8］吴烈，桑子谨，杨迎新，等.后路外滤过术对正常兔眼前房及其切口相关组织形态学研究［J］.中国中医眼科杂志，2010，20（03）：130-133.

［9］吴烈，晏飞，苏航，等.芪黄明目胶囊治疗非增殖期糖尿病视网膜病变的临床研究［J］.中国中医眼科杂志，2009，19（02）：74-78.

［10］吴烈，杨迎新，姚德金，等.白内障冷超摘出加人工晶状体植入术的临床观察［J］.中国中医眼科杂志，2006（02）：74-76.

［11］吴烈，唐由之，杨迎新，等.睫状体平坦部滤过术对难治性青光眼的临床研究［J］.中国中医眼科杂志，2006（01）：7-8.

［12］吴烈，简立，杨钧.白内障超声乳化联合小切口囊外

摘出技术在硬核性白内障手术中的应用 [J]. 中国中医眼科杂志, 2004（02）: 40-41.

［13］吴烈, 简立, 姚德金, 等. 氩激光穿透结膜拆线技术在青光眼手术中的应用 [J]. 中国中医眼科杂志, 2002（04）: 43-45.

［14］吴烈, 简立, 杨钧. 经角膜切口的超声乳化术在青光眼术后白内障摘出中的应用 [J]. 中国中医眼科杂志, 2002, 12（1）: 14-15.

［15］吴烈, 姚德金, 唐由之. 可拆缝线在青光眼手术中的应用 [J]. 中国中医眼科杂志, 2000（02）: 38-40.

［16］吴烈, 康玮, 唐由之. 单纯表面麻醉在白内障超声乳化手术中的应用 [J]. 中国中医眼科杂志, 1998（04）: 37-38.

［17］吴烈, 刘孝书, 姚德金. 后路晶体托出术治疗针拨术后继发青光眼 1 例 [J]. 中国中西医结合杂志, 1995（12）: 745.

［18］吴烈. 人工晶体植入术后继发青光眼 1 例 [J]. 中国中医眼科杂志, 1995（03）: 16.

［19］吴烈, 雷嘉启, 杨钧. 黄斑区异常血管 1 例报告 [J]. 中国中医眼科杂志, 1992（04）: 55.

［20］吴烈, 刘孝书, 庄曾渊, 等. 白内障囊外摘除人工晶体植入术的临床分析 [J]. 中国中医眼科杂志, 1993（03）: 8-9.

九、康玮

康玮, 主任医师, 在从事眼科临床 20 多年时间中, 在中医中药治疗眼底疾病, 如糖尿病视网膜病变、视网膜中央静脉阻塞、视神经病变、老年性黄斑病变等积累了丰富的经验, 疗效肯定。总结整理了广安门医院眼科多年在治疗视网膜静脉阻塞方面的临床经验，获批中国中医科学院优势病种项目"静阻一号方治疗视网膜静脉阻塞痰瘀阻络证的规范化研究及疗效评价"的课题工作，为课题负责人，并参加过多个国家级、部级和院级眼科课题研究工作。另外，从广安门医院最早开展的白内障针拨套出术到现代白内障囊外摘除术及白内障超声乳化人工晶体植入术都有大量的临床实践，曾参加卫生部健康快车行动，为贫困地区患者实施免费白内障手术。为中国中西医结合学会眼科专业委员会及中华中医药学会眼科分会委员。

十、赵峪

赵峪，主任医师，师承于我国著名中医眼科专家韦玉英导师。多年来在临床实践中积累了较丰富的经验，尤其擅长采用中药、针刺疗法治疗疑难眼病，如视神经萎缩，视网膜色素变性，黄斑变性，色素膜炎等。2004年8月被北京中医药学会聘为北京中医药学会第九届眼科专业委员会委员；2006年9月再次被北京市卫生局聘为"宣武区医疗事故鉴定委员会专家库成员"。主编的《韦玉英眼科经验集》获中华中医药学会科技进步三等奖。参与编写论著8部，发表学术论文20余篇，主持、参与科研课题12项。

（李铁军、武燕整理，吴烈审阅）

第三章　中国中医科学院西苑医院眼科

第一节　传承谱系

第一代

杨维周

同期专家医生：滕秀云，张景雪。

第二代

滕秀云

同期专家医生：周婉瑜，张玉平，金保亮，涂仁顺，纪太军。

第三代

曾友华

同期专家医生：周婉瑜，张玉平，李越虹，廖文捷，孔悦。

第四代

李越虹→学生：周婉瑜，韦东，张贺，孙成成。

同期专家医生：周婉瑜，裴舒然，张玉平，韦东，王志强，吴建国，付文涛。

第五代

周婉瑜→学生：金奇王，梁奇永，全俊植，李建俊，赵展波，黄子杨，张伟道，康佳荟。

同期专家医生：张玉平，韦东，褚利群，王志强，付文涛，吴建国，梁玉，陶方方，刘璐。

第二节　起源年代及简介

西苑医院眼科创始于该院建院初期，始终坚持以中西医结合为原则、为广大眼病患者服务为宗旨。在多年的临床实践中，经过几代人的共同努力，已形成了具有该科特色的诊疗理念，建立了以医疗、科研、教学为一体的整体阵营。经过数十年的发展，西苑医院眼科从整体规模到业务范围上不断发展壮大，已经从单一的眼科门诊发展成为拥有眼科门诊、眼科专科病房、综合检查室、治疗室、白内障中心、眼底激光造影室、眼科专科手术室等多个职能部门的综合科室。目前眼科年门诊量已达2.5万人次、出入院患者数百人次、完成各类眼科手术近千例，在广大眼病患者中赢得了良好的声誉。

近几年，该科紧随科技发展趋势，不断更新和完善眼科设备，目前已拥有大批先进的进口诊疗设备：非接触眼压测量仪，电脑验光、曲率仪，眼底荧光血管造影仪，眼科 A/B 超声诊断仪，自动视野检测仪，间接检眼镜，白内障超声乳化仪，手术显微镜，激光泪道治疗仪，眼底激光仪等，极大地提高了眼科的诊疗水平，方便了广大眼病患者。

在此基础上，充分发掘、利用现有资源，突出中西医结合的特色，在眼科常见病如干眼症、青少年近视、葡萄膜炎、白塞综合征、青光眼以及视网膜色素变性的中西医治疗和科研方面取得了一定成效。在各种眼底出血、病毒性角膜炎、过敏性结膜炎以及干眼症的中西医结合治疗方面，已形成了自己的中医治疗理念和特色诊疗方法，并拥有本科研制的中成药制剂。近年来，该科先后承担并完成了中国中医科学院、西苑医院等多项科研课题。

开展的特色诊疗项目包括：

1. 开展中西医结合治疗

各种眼底病及眼部炎症、糖尿病性视网膜病变、眼底出血、视网膜中央动静脉栓塞、视神经乳头炎症、黄斑病变、葡萄膜炎、角膜炎等多种眼科疾病。

2. 开展眼科手术

各类抗青光眼手术、白内障超声乳化人工晶体植入术、鼻腔泪囊吻合术、泪小管断裂吻合修复术、激光泪道成形术、翳状胬肉摘除干细胞移植术、斜视矫正术、内翻倒睫以及眼部整形美容等手术。

3. 治疗疑难杂症

中药加手术的方法治疗视网膜色素变性、眼底中央动脉栓塞引起的暴盲以及各种原因的视神经萎缩。

4. 接待眼科急诊

对眼球穿通伤、化学性烧伤、外伤性白内障、泪小管断裂、眼球钝挫伤以及眼球内异物、暴盲、青光眼急性发作等提供全天24小时医疗急救。

5. 治疗儿童青少年眼病

诊治青少年近视、儿童斜视、弱视具有三十多年的临床经验。尤其对假性和低度近视，采用耳穴压豆联合电梅花针穴位按摩治疗，可取得显著疗效；对于中高度近视具有明显的延缓和控制作用。

6. 开设专病门诊

在长期大量的临床实践及科研成果基础上，设立了干眼症专病门诊和角膜炎专病门诊，采用中医中药疗法，取得了良好的临床疗效。

7. 开展特色治疗

中成药制剂：该科自行设计研制的院内中药制剂，安全可靠、疗效确切，已投入临床使用近30年，深受广大患者欢迎。包括：①止血明目冲剂Ⅰ号：适用于眼底出血早期，止而不留瘀为特点，止血功效显著。②活血明目冲剂Ⅱ号：各种眼底病恢复期治疗药物，在促进眼底积血吸收的同时，兼有改善眼底微循环作用。

耳穴联合梅花针治疗青少年近视：该疗法简便易行、疗效明显、无任何副作用，深受广大患者欢迎，此类患者约占该科门诊量的1/3。

耳针穴位注射治疗外眼感染性炎症：对于各种眼睑或眼眶部感染性炎症，本疗法见效快、效果好、安全可靠。

第三节　代表人物

一、杨维周

1. 生平简介

不详。

2. 专业特长

不详。

3. 著作文章

（1）著作

［1］杨维周.眼科临床实用中药［M］.北京：科学技术文献出版社，1998.

［2］杨维周.中医眼科历代方剂汇编［M］.北京：科学技术文献出版社，1980.

［3］杨维周.眼的解剖、生理和临床检查［M］.北京：科学技术文献出版社，1982.

［4］杨维周.眼科临床药物（附中药方选）［M］.北京：科学技术文献出版社，1978.

（2）文章

［1］杨维周.对"活血化瘀"法的认识和运用——兼谈在治疗视网膜静脉阻塞中的体会［J］.新医药学杂志，1978（04）：20-22.

［2］唐亮臣，杨维周，唐由之，等.视神经萎缩130例的疗效观察［J］.中医杂志，1962（03）：13-16.

二、腾秀云

1. 生平简介

不详。

2. 专业特长

不详。

3. 著作文章

不详。

三、曾友华

1. 生平简介

曾友华于1965年考入北京医学院（现北京大学医学部），曾任中国中医科学院西苑医院副教授、副主任医师、眼科主任。

2. 专业特长

不详。

3. 著作文章

文章

[1] 曾友华，周婉瑜，廖文捷，等. 耳穴注射治疗睑腺炎的临床观察 [J]. 中国中西医结合杂志，1998（03）：184.

[2] 曾友华. 中西医结合治疗糖尿病合并眼肌麻痹38例 [J]. 中国中西医结合杂志，1996（12）：751-752.

[3] 曾友华. 中西医结合治疗外伤性视网膜脱离 [J]. 中国中西医结合杂志，1995（02）：106-107.

[4] 曾友华. 中西医结合治疗外伤性视网膜脱离（摘要）[J]. 江西中医药，1994（S2）：89.

四、李越虹

1. 生平简介

李越虹毕业于白求恩医科大学，副主任医师、硕士生导师、科室主任。从事眼科临床二十余年，曾在加拿大滑铁卢大学研修一年。北京中西医结合学会眼科专业委员会委员、北京中医药学会眼科专业委员会委员、北京市海淀区卫生局医疗事故鉴定委员会专家。

2．专业特长

李越虹擅长治疗中西药联合眼底激光治疗糖尿病视网膜病变、老年性黄斑病变，以及高血压动脉硬化引起的各种眼底出血。白内障超声乳化人工晶体植入术、复杂青光眼手术、斜视矫正及眼部整形美容等手术，激光泪道成形术治疗慢性泪囊炎及泪道阻塞。此外还擅长眼球穿通伤手术修补、外伤性泪小管断裂吻合再通以及急性青光眼、眼底动静脉阻塞性暴盲的急救处理。对于青少年近视、儿童弱视的诊治具有独到经验。

3．著作文章

（1）外文文章

Wan-yu Z, Yue-hong L. A survey on treatment of dry eye by traditional Chinese medicine and integrative Chinese and Western medicine［J］. Chinese journal of integrative medicine, 2006, 12（2）: 154-159.

（2）中文文章

［1］李越虹，韦东.干眼误诊的临床因素分析［J］.中国中医眼科杂志，2012，22（06）：442-444.

［2］李越虹，韦东.针药联合眼肌直刺法治疗眼外肌麻痹［J］.中国中医眼科杂志，2012，22（04）：273-275.

［3］李越虹，郭晓萍.人工晶体植入术后迟发性葡萄膜炎及影响因素［J］.中国实用眼科杂志，2004（04）：296-298.

［4］李越虹，韦东，周婉瑜.双眼短期间隔白内障超声乳化手术的临床研究［J］.眼科研究，2003（06）：637-639.

［5］李越虹，周婉瑜，晏福合.表面麻醉下白内障超声乳化术中的心电监护［J］.眼外伤职业眼病杂志（附眼科手术），2003（01）：31-32.

［6］李越虹，徐翠英.联合检测动态视野和视诱发电位对青光眼诊断的试验研究［J］.眼科新进展，1996（03）：143-144.

［7］李越虹，杜本仁，吕杰.弱视儿童图形视觉诱发电位的检测与探讨［J］.白求恩医科大学学报，1996（04）：341.

［8］李越虹.273例眼球摘除和眼内容摘除的临床评价［J］.眼外伤职业眼病杂志（附眼科手术），1996（01）：36-37.

［9］李越虹，吕杰，张淑华.绝对期和近绝对期青光眼的手术治疗［J］.吉林医学，1995（06）：336-337.

［10］李越虹，杜本仁.儿童眼外伤的临床特点及分析（摘要）［J］.眼外伤职业眼病杂志（附眼科手术），1992（S1）：410.

［11］李越虹，支洪峰，李亚楠，等.儿童眼外伤的临床特点及分析［J］.眼外伤职业眼病杂志（附眼科手术），1992（02）：97-99.

五、周婉瑜

1. 生平简介

周婉瑜毕业于北京中医药大学，从事眼科临床工作二十余年。师从著名眼科专家北京协和医院胡天圣教授、中国中医科学院眼科医院庄曾渊教授，在国内外医学专业杂志发表学术论文二十余篇。曾主持并参加多项科研课题的研究工作，目前从事"干眼症中医药治疗的规范化研究"及"解毒凉血利湿法对白塞氏病葡萄膜炎的免疫干预作用"等科研课题的研究。

2. 专业特长

周婉瑜在中西医结合治疗葡萄膜炎、眼底病、干眼症等眼科疾病方面具有丰富的经验。

3．著作文章

（1）外文文章

[1] Zhou W, Zhang H, Zhuang Z. Chinese medicine in the treatment of Behcet's disease's uveitis: A case report[J]. Chinene journalofintegrativemedicine, 2012, 18（3）: 219-221.

[2] Wan-yu Z, Yue-hong L. A survey on treatment of dry eye by traditional Chinese medicine and integrative Chinese and Western medicine[J]. Chinese journal of integrative medicine, 2006, 12（2）: 154-159.

（2）中文文章

[1] 周婉瑜，张红，庄曾渊.《审视瑶函》瞳神紧小辨证思想在前葡萄膜炎治疗中的运用[J].中国中医眼科杂志，2010，20（06）: 331-333.

[2] 周婉瑜，房定亚.从络病治疗葡萄膜炎的感悟[J].中医杂志，2009，50（11）: 977-978.

[3] 周婉瑜，张美芬，胡天圣.硫唑嘌呤联合糖皮质激素治疗原发性视网膜血管炎[J].眼科研究，2009，27（03）: 222-225.

[4] 周婉瑜，李越虹，寇秋爱.滋阴润目汤治疗干眼症的临床观察[J].中国中医眼科杂志，2006（04）: 202-204.

[5] 周婉瑜，李越虹，黄佳娜，等.糖尿病视网膜病变分期与中医证候关系的探讨[J].中国中西医结合杂志，2006（05）: 410.

[6] 周婉瑜，李越虹，肖锡珩，等.人工晶体植入术后迟发性葡萄膜炎的中西医治疗[J].中国中医药信息杂志，2006

（03）：57–58.

［7］周婉瑜，李越虹，肖锡珩.人工晶体植入术后迟发性葡萄膜炎的临床观察［J］.中国中西医结合杂志，2004（09）：858–859.

［8］周婉瑜，李越虹，麻柔，等.中药明目汤对白塞氏病葡萄膜炎患者T淋巴细胞亚群的影响［J］.中国中西医结合杂志，2002（09）：674–676.

［9］周婉瑜.中西医结合治疗白塞氏病严重葡萄膜炎12例［J］.中国中西医结合杂志，2001（10）：773–774.

［10］周婉瑜，刘勤，张美芬，等.急性视神经炎的糖皮质激素治疗［J］.眼科研究，2000（01）：51–53.

（李铁军、武燕整理，周婉瑜审阅）

第四章 中国中医科学院望京医院眼科

第一节 传承谱系

张书香

刘静→学生：李成武，王双双。

同期专家：胡爱华，王颖，李成武，包银兰，王嘉玉。

第二节 起源年代及简介

中国中医科学院望京医院眼科成立于 1988 年，由北京针灸学院附属医院眼科发展至今，是集临床、教学和科研于一体的中西医结合科室。

眼科现有电脑验光仪、非接触眼压仪、动态视野仪、眼科 A/B 超、英国 YAG 激光治疗仪、眼底彩色照相、OCT 眼底照相仪、裂隙灯前节彩色照相仪、美国进口白内障超声乳化仪等先进的医疗仪器和手术设备。

眼科临床以中西医结合治疗各种眼表和眼底疾病，针药并用治疗麻痹性斜视、视神经萎缩、青光眼、上睑下垂等，耳穴压豆治疗青少年近视，中药熏蒸治疗干眼症。采用辨证论治口服中药治疗各种眼病，如病毒性角膜炎、葡萄膜炎、青光眼、糖尿病性视网膜病变、黄斑水肿、小儿睑腺炎等。目前眼科可以开展的手术有白内障超声乳化人工晶体植入术、白内障青光眼联合手术、抗青光眼手术、泪道栓塞植入术、倒睫电解术、内翻倒睫矫正术等。

目前望京医院眼科教研室共由5名临床医生组成。每年承担眼科教学及临床带教工作，即北京中医药大学、中国中医科学院研究生院、北京中医药大学继续教育学院和护理学院中专生、本科生、研究生、外国留学生"中医眼科学"课堂教学工作。指导全国各地的进修生、在校生的临床课间见习、毕业生的实习及北京市中医临床规范化培训。培养中医眼科硕士研究生及北京市和朝阳区中医专家师带徒项目。刘静教授培养博士研究生1名、硕士研究生8名，作为北京市朝阳区中医专家师带徒若干名。

望京医院眼科承担多个国家省部级课题、国家中医药管理局"十一五""十二五"课题，科技部支撑计划项目，北京市首都医学发展基金课题。曾获中华中医药学会科技进步二等奖，中国中医科学院科技进步三等奖，中国中医科学院望京医院科学年会科技进步一等奖、二等奖，中华医学会眼科年会优秀论文奖，发表学术论文约30篇。

第三节　代表人物

一、张书香

1. 生平简介

张书香1969年于中国医科大学毕业，1988～1990年于北京针灸骨伤学院西学中班学习。1969～1987年于沈阳铁路中心医院任眼科医师，1987 年至退休于中国中医科学院望京医院眼科工作。

2. 专业特长

张书香擅长中西医结合治疗眼科常见内外眼病。

3. 著作文章

文章

[1] 张书香. 改进中医教育模式与内涵的思考 [J]. 中国中医药信息杂志，1996（07）：5.

[2] 张书香. 莱姆病所致眼病的防治研究 [J]. 中国公共卫生，1996（06）：256.

[3] 张书香，王克，高培质. 补阳还五汤等治疑难眼病有突破 [J]. 中国中医药信息杂志，1995（12）：31–32.

[4] 张书香，高培质，王克. 中西医结合治疗 Lyme 病眼病 8 例 [J]. 中国中医眼科杂志，1992，2（4）：50–52.

二、刘静

1. 生平简介

刘静毕业于黑龙江中医药大学，师从协和医师全国眼科名医张承芬教授。毕业后从事眼科医教研工作二十多年。擅长中药治疗眼科常见病及疑难病。

2. 专业特长

刘静对病毒性角膜炎、糖尿病性视网膜病变、眼底病等有自己独到的见解和方法。如用以毒攻毒法治疗病毒性角膜炎，杀虫祛湿外用法治疗顽固性睑腺炎，益气通络、活血化瘀法治疗高血压性眼底出血、中心性浆液性视网膜炎、中央静动脉栓塞、小儿多发性睑板腺囊肿。在国家级学术刊物上发表学术论文十余篇，其中"中药治疗糖尿病性视网膜病变"一文被评为优秀论文。为中华中医药学会眼科分会委员。

3. 著作文章

文章

[1] 刘静. 中药复方治疗单纯疱疹病毒性角膜炎的临床研究 [C]. 中华中医药学会. 全国第九次中医、中西医结合眼科学术年会论文汇编.2010：2.

[2] 刘静，王玉妹，乔玉玲. 小儿多发性顽固性睑腺炎辨证用药探究 [J]. 中国中医药信息杂志，2005（12）：87.

[3] 刘静. 小儿多发性顽固性睑腺炎中医辨证用药的探究 [C]. 中国中医科学院. 中医药发展与人类健康——庆祝中国中医研究院成立 50 周年论文集（下册）.2005：2.

[4] 刘静，崔晓兰，张炜，等. 明目退翳方对单纯疱疹病性角膜炎抗病毒的实验研究 [J]. 中国中医基础医学杂志，2004（12）：37-42.

（李铁军整理，刘静审阅）

第五章 北京中医药大学东直门医院眼科

第一节 传承谱系

第一代

祁宝玉→学生：周剑。

同期专家医生：高景秀，张淑英，李颖秀。

第二代

曹建辉→学生：杨迎新，谢淑。

高慧筠→学生：王丽英。

宋立→学生：杨亨，王笑莲，苏艳丽，王一帆。

同期专家医生：王文长，王赞春，俞兴元，矫红。

第三代

许家骏→学生：梅冰逸，张燕，韩锦丹，肖采尹，李铁军，曹旭，曹珂儿，柯卓然，徐艺宸。

同期专家医生：王养忠，张南，赵俊，赵静如，唐棠，刘子豪，张珊。

第二节 起源年代与简介

东直门医院眼科组建于 1958 年，是我国较早的中医、中西医结合眼科临床、科研及教学基地之一，是一个集中医、西医、中西医结合于一体的临床科室。科室人员 15 人，包括主任医师 5 人，副主任医师 3 人，主治医师 2 人，住院医师 2 人，护士 3 人，其中硕士生导师 6 人。该科技术力量雄厚，日门诊量 150 余人次，年手术量 3000 余例。拥有先进的医疗仪器设备，如进口裂隙灯显微镜、直接检眼镜、间接检眼镜、电脑验光仪、非接触眼压计、同视机、Humphrey®FieldAnalyzer/HFAII-i 视野仪、角膜曲率计、眼科 A/B 超声仪、眼前节照相机、彩色眼底血管荧光造影仪、光学相干断层扫描仪（OCT）、眼底及眼前节激光治疗仪、同视机、视力训练仪、眼部超声雾化及中药熏治机、手术显微镜、超声乳化仪、玻璃体切割机等一整套完整的设备，可以根据需要进行各种检查、诊断，并根据病情采取中医、中西医结合及西医的药物及手术治疗。诊疗技术已达到国内先进水平，深受广大患者、家属和社会各界的信赖和好评。

东直门医院眼科集医疗、科研、教学于一体，医疗服务适应于多层次、多病种、多手段的需要，可满足各界患者就医需求。承担各种北京市中医管理局、北京中医药大学及东直门医院的科研课题，是新药临床观察基地，承担多种新药临床观察任务。现有硕士生导师 6 人，已培养数名眼科临床研究生，并承担北京中医药大学本科生、留学生、研究生及函授大学生的眼科临床教学任务，培养了大量中医眼科人才。

拥有一批高素质的中西医眼科人才，注重发挥中西医结合优势，将中医整体辨证治疗与西医学检查及治疗有机结合起来，技术力量雄厚，能进行眼科常见病和疑难病的检查、诊断和治疗。

由眼科专家开展的中医药专科专病治疗门诊，发挥传统中医特色，在中医治疗各种疑难眼病，如病毒性角膜炎、色素膜炎、干眼症、眼肌麻痹、老年性黄斑变性、眼底出血、眼底血管炎症、视网膜色素变性、视神经萎缩等方面，采用中医或中西医结合疗法，辨证施治，如汤药、针刺、药棒穴位治疗（雷火灸）、穴位贴敷、超声凉雾及中药熏蒸、中成药（包括医院自制中成药）等手段，可以缩短病程，提高患者的视功能。

东直门医院眼科还开展糖尿病视网膜病变的筛查，采用眼底血管荧光造影对眼底血管疾病进行诊断，并可进行视网膜激光光凝治疗。对糖尿病视网膜病变，视网膜动、静脉阻塞，中心性渗出性视网膜炎，中心性浆液性脉络膜视网膜病变，色素膜炎，角膜炎，巩膜炎，各种视神经病变等，采用中药辨证论治及中西药静脉点滴、中药离子导入、穴位注射、针灸等治疗，形成了一套独特的中西医结合治疗体系。

针对青光眼发病有时易被忽略的特点，对四十岁以上患者进行常规眼压检测，可疑者行视神经照相，观察视神经纤维形态变化，以及前房角镜和视野检查，尽量做到青光眼早期发现早期治疗，可进行青光眼 YAG 激光治疗及手术治疗，并用中药系统治疗青光眼视神经病变及对手术失败后的视神经进行保护。

中药汤剂及中成药的辨证运用治疗早期老年性白内障，并可进行超声乳化白内障摘除联合人工晶体植入手术，术后视力恢复迅速。

以多种方法治疗青少年近视和弱视，如眼保仪治疗、同视机治疗、耳穴埋豆治疗等。针对近视、远视、散光和老花眼患者，眼科开展电脑与人工验光结合的医学验光配镜，做到验光准确，并在配镜方面给予明确指导。

可开展内外眼的各种手术治疗。外眼手术包括翼状胬肉切除＋自体结膜角膜缘干细胞移植术，各种眼外伤整形修复术，眼睑肿物切除术，睑内、外翻矫正手术，重睑成形术，睑球粘连分离术，上睑下垂矫正术，义眼台植入术治疗眼球萎缩及眼窝凹陷，泪腺脱垂纠正术，鼻腔泪囊吻合术，泪小管切开术，新鲜及陈旧性泪小管断裂吻合术等，对干燥综合征的患者还可采用泪小管栓塞术。前节手术包括角巩膜裂伤清创修补术；板层和穿透性角膜移植术、羊膜移植术；角膜缘干细胞移植术；角膜异物取出术；各种抗青光眼显微手术及难治性青光眼的手术，如外路小梁切开术及非穿透性小梁手术、青光眼引流阀植入术、虹膜周切术、睫状体冷凝术等；超声乳化白内障吸出折叠式人工晶体植入术；小切口白内障囊外摘除加人工晶体植入术；二期人工晶体植入术；人工晶体植入治疗高度近视；白内障青光眼联合手术等。开展玻璃体切割术、视网膜脱离手术、黄斑裂孔性视网膜脱离手术、各种外路视网膜脱离复位术等，以及各种糖尿病性视网膜病变的手术治疗。并且不需住院治疗。上述手术均已开展多年，积累了相当丰富的经验，并取得满意的效果。

北京中医药大学东直门医院中医眼科教研室团队继承优良传统，积极进行中医眼科教研室建设，教学团队能贯彻新课程理念，以"一切为了学生的发展"为核心，在大学、医院及院办的领导下，积极转变教育教学理念，改进教育教学方式和学生的学习方式，致力打造理论和实践俱佳的青年医学生。教研室学风浓厚,著述颇丰。主持编撰过多套教材,一直为中医眼科的教育事业贡献力量。

第三节 代表人物

一、祁宝玉

1. 生平简介

祁宝玉,1962 年毕业于北京中医学院医疗系,毕业前后曾随著名老中医唐亮臣、韦文贵、唐由之学习,深得真传,对多种眼科疑难重症,经验丰富,疗效显著。在眼科外用药、引经理论在眼科诊治中的作用等科研课题方面有较深入的研究。现任中华中医药学会眼科分会顾问、国家市场监督管理总局药品评价中心评审专家、国家中医药管理局眼科研究课题评审专家,国家中医药管理局中医师资格认证中心专家,并兼任《中国中医眼科杂志》编委、《北京中医药大学学报》编委、北京中医药学会眼科专业顾问。为中医眼科培养了大批人才,对诸多眼科疑难病取得良好疗效,并形成了重在整体、照顾脾胃、辨证辨病互参的医疗风格,首次提出了"软坚散结"法在眼科中的应用。

2. 专业特长

整体辨证论治眼科疾病,如小儿睑板腺囊肿、老年眼底疾病、眼底出血、糖尿病性视网膜病变、眼肌麻痹、色素膜炎、视神经萎缩、单纯性青光眼、老年性白内障、角膜病等。

3. 著作文章

(1)著作

[1]祁宝玉.祁宝玉眼科用药心得[M].北京:科学出版

社，2010.

[2]高等中医药院校教材《中医眼科学》第四、五版编委。

（2）文章

[1]祁宝玉，梁丽娜，闫晓玲.论"辨证与辨病相结合"
（二）[J].中国中医眼科杂志，2014，24（02）：153-155.

[2]祁宝玉，梁丽娜，闫晓玲.论"辨证与辨病相结合"
（一）[J].中国中医眼科杂志，2014，24（01）：74-77.

[3]祁宝玉，郝进.引经理论在眼病治疗中的作用[J].
中国中医眼科杂志，2007（05）：249-251.

[4]祁宝玉，郝进.论中医眼科与诊脉[J].中国中医眼
科杂志，2006（03）：125-128.

[5]祁宝玉，郝进.探讨犀牛角和羚羊角在眼科内服剂中
的使用价值[J].中国中医眼科杂志，2004（04）：42-43.

[6]祁宝玉，郝进.试析石斛夜光丸方[J].中国中医眼
科杂志，2004（03）：50-52.

[7]祁宝玉，郝进.明目地黄丸方初议[J].中国中医眼
科杂志，2003（02）：45-47.

[8]祁宝玉，廖岩松.应拓宽糖尿病性视网膜病变的研究
思路[J].中国中医眼科杂志，1998（01）：52-53.

[9]祁宝玉.中医眼科特色与优势[J].前进论坛，1997
（03）：31-32.

[10]祁宝玉.谈眼科如何问诊？[J].中医杂志，1994（07）：
437.

[11]祁宝玉.眼科内服剂中为何多用风药？[J].中医杂志，
1994（03）：181.

[12]祁宝玉..读者·作者·编者·[J].中国中医眼科杂

志，1993（04）：51.

［13］祁宝玉.试论《原机启微》的学术思想渊源及影响
［J］.中国中医眼科杂志，1992（03）：53-55.

［14］祁宝玉.谈谈中医眼科如何吸收其他各科之长［J］.
中医杂志，1992（07）：55.

［15］祁宝玉.单纯性青光眼初期怎样合理运用内治法？
［J］.中医杂志，1991（08）：54-55.

［16］祁宝玉.反复发作和多发性睑板腺囊肿中医如何治
疗？［J］.中医杂志，1989（12）：53.

［17］祁宝玉.消法治疗眼病的体会［J］.中国医药学报，
1987（06）：40-41.

［18］祁宝玉.试析《景岳全书》眼目卷［J］.中医杂志，
1984（08）：61-62.

［19］祁宝玉.《外台秘要》眼疾析要［J］.辽宁中医杂志，
1983（07）：48-49.

［20］祁宝玉，张淑英.抑阳酒连散加减为主治疗色素膜炎
30例疗效观察［J］.中医杂志，1982（06）：38-39.

二、曹建辉

1. 生平简介

不详。

2. 专业特长

擅长角膜病、外眼病、色素膜病、眼底病。

3. 著作文章

（1）著作

［1］曹建辉.眼科外用中药与临床［M］.北京：人民卫生

出版社，1987.

［2］张淑英，曹建辉.眼病自我诊疗［M］.北京：中医古籍出版社，1992.

［3］参与编写李传课主编《中医眼科学》（2011年）。

（2）文章

［1］曹建辉，王文长.眼科课堂讨论教学的尝试［J］.中国中医眼科杂志，1995（04）：244-245.

［2］曹建辉.试论眼科外用中药的现状与对策［J］.中国中医眼科杂志，1995（03）：59-62.

［3］曹建辉，王文长.中医眼科教学改革的探讨［J］.中医教育，1994（S2）：108-109.

［4］曹建辉.《证治准绳·目》评析［J］.中国中医眼科杂志，1993（03）：54-55.

［5］曹建辉，祁宝玉，俞兴元.目炎灵眼药水治疗单纯疱疹性角膜炎和细菌性角膜炎的临床观察［J］.中医杂志，1986（02）：44-46.

三、高慧筠

1. 生平简介

高慧筠，毕业于北京中医药大学中医系。曾为中医眼科硕士研究生导师，中华中医药学会眼科分会委员，北京中医药学会眼科分会副主任委员，中华医学会眼科专业医疗事故鉴定委员会成员，北京医学会眼科专业医疗事故鉴定委员会成员。

2. 专业特长

长期从事中医眼科的临床、教学和科研工作，能熟练应用中西医方法诊治眼科常见病及疑难病，对眼睑病、结膜病、角膜病、葡萄膜炎、视网膜色素变性、眼底出血及黄斑部病变等有自己独到的治疗方法，积累了丰富的经验，组方"除障冲剂"治疗初中期白内障、玻璃体浑浊取得较好的疗效。曾在韩国、中国香港等地讲学。

3. 著作文章

（1）著作

参与编写新世纪全国高等中医药院校规划教材之《中医眼科学》，以及《中医眼科学习题集》《中医外科治疗大成》《中医眼科学耳鼻喉科学题解》《中医老年病学》《今日中医眼科》《中国中成药优选》《临证指南医集》。

（2）文章

［1］高慧筠.平肝祛风法治疗顽固性头痛［J］.中国临床医生，1999（11）：43.

［2］高慧筠，许家骏.中药配合针刺治疗原发性视网膜色素变性12例［J］.中国农村医学，1994（07）：56.

四、宋立

1. 生平简介

宋立，1982年毕业于北京中医药大学医疗系，后一直在东直门医院从事中医眼科临床工作。有较丰富的中医治疗角膜病、干眼症、眼底出血、色素膜炎、视神经疾病及糖尿病性视网膜病变的临床经验，曾在国内多家眼科医院讲学及会诊。曾任北京中医药大学第一临床医学院学位委员会委员，中华中医药学会眼科分会专业委员会委员，中国中西医结合学会眼科专业委员会委员，北京中医药学会眼科专业委员会委员，北京中西医结合学会眼科专业委员会委员，国家药品监督管理局药审专家。

2. 专业特长

擅长糖尿病视网膜病变的诊断及药物、激光治疗。擅长利用中西医结合技术诊断治疗眼表疾病，如结膜炎、干眼症、角膜病、眼底出血、色素膜疾病及视神经疾病，屈光不正的诊治，白内障、青光眼的诊治。

3. 著作文章

（1）著作

参与编写《眼病知识百事通》。

（2）文章

［1］宋立，唐万华，俞兴源，等.雷火灸治疗干眼临床验证方案疗效的多中心观察［J］.中国中医眼科杂志，2015，25（02）：98-101.

［2］宋立.明目地黄丸治疗干眼症临床观察［C］.北京同仁堂科技发展股份有限公司、中华中医药杂志社.六味地黄类中成药与方剂——临床应用研究论文集.中华中医药杂志，2012：3.

［3］宋立，苏艳丽，许家骏，等.中药超声凉雾治疗干眼症的疗效观察［J］.中国中医眼科杂志，2011，21（05）：273-275.

［4］宋立，杨亨.2型糖尿病证候与干眼关系的临床研究［J］.中国中医眼科杂志，2009，19（04）：191-194.

［5］宋立，王笑莲.明目地黄丸治疗干眼症临床观察［J］.中华中医药杂志，2008（08）：747-749.

［6］宋立，张南，矫红，等.雷火灸治疗干眼症的临床观察［J］.中华中医药杂志，2007（10）：726-729.

［7］宋立.单纯疱疹性角膜炎从肺论治2则［J］.中国中

医眼科杂志，1995（03）：41-42.

[8]宋立.日本眼科应用汉方药的现状[J].国外医学（中医中药分册），1994（04）：8-11.

[9]宋立.中医药治愈眼眶骨膜炎1例[J].北京中医药大学学报，1995（06）：61.

[10]宋立.刺血疗法在眼科临床的应用[J].中国中医眼科杂志，1994（01）：60.

[11]宋立.清开灵在眼科临床的应用示例[J].中国中医眼科杂志，1993（04）：41-42.

五、许家骏

1. 生平简介

许家骏，主任医师，硕士生导师，东直门医院眼科主任，北京市"十二五"中医药管理局中医眼科重点专科学术带头人，中华中医药学会眼科分会常务委员，世界中医药学会联合会固脱专业委员会常务理事，北京市中医药学会眼科分会常务委员，北京市眼科医疗鉴定专家委员会成员。1990年毕业于北京中医药大学医疗系，毕业后一直在东直门医院眼科从事中医、中西医结合眼科临床、教学及科研工作，1998年起跟随国内著名白内障专家叶青学习白内障手术2年，2000年起跟随国内著名眼底病专家黎晓新、姜艳荣学习2年。精通白内障超声乳化手术，目前已完成白内障超声乳化吸除联合人工晶状体植入手术超过20000例。近年多次在国内多家眼科医院会诊及手术。

2. 专业特长

在白内障、青光眼、角膜病、干眼症、眼底病、色素膜炎、视神经疾病及糖尿病性视网膜病变的诊断及治疗方面有着丰富的经验。

3.著作文章

（1）著作

参与编写"十三五"规划教材全国普通高等教育中医药类精编教材《中医眼科学》、全国中医药行业高等教育"十二五"规划教材《中医眼科学》、明清中医名著丛刊《医宗金鉴》。

（2）文章

［1］许家骏，韩锦丹，向红叶.滋阴清肝明目方在白内障围手术期的临床观察［J］.中华中医药杂志，2015，30（8）：3027-3029.

［2］许家骏，梅冰逸.除风益损汤治疗视网膜劈裂临床观察［J］.中华中医药杂志，2011，26（10）：2469-2470.

［3］许家骏，梅冰逸，张南.复方血栓通对早期糖尿病视网膜病变的疗效观察［J］.中华中医药杂志，2012，27（12）：3247-3249.

［4］许家骏，张南，肖采尹，等.针药复合麻醉在白内障超声乳化术中的镇痛效果研究［J］.中华中医药杂志，2016，31（12）：5317-5319.

［5］许家骏.糖尿病干眼症如何调护［J］.中医健康养生，2015（12）：62-63.

［6］许家骏，张南.中药治疗玻璃体剥切术后玻璃体积血［J］.中国医药学报，2001，16（4）：73-75.

（李铁军、武燕整理，许家骏审阅）

第六章 北京中医药大学东方医院眼科

第一节 传承谱系

第一代

韦企平→硕士研究生：吴鲁华，郑智，王慧博，孙艳红，张瑜，李菁，李能，徐铭谦，朱成义，肖建彪，苏艳，张振涛，刘爱伟，郝美玲，廖良，景大瑞，任玲。

→博士研究生：孙艳红，肇龙，廖良，夏燕婷，尚姗姗，林秋霞，王慧博。

→跟师弟子：孙艳红，王慧博，李蔚为，苏艳，曹京源，朱成义，陈艳，彭华，王哲，赛自金，赵斌，颉瑞萍，蔡航波，郑宏飞，胡素英，程娟，陈旭红，张丽彩，邢晓娜，王淑静，卢勇攀，孙春霞。

→海外弟子：林秋霞，刘爱伟，李凤凌，唐跃，吴青倩。

同期专家医生：李金田，俞兴源，唐万华，孙艳红，路明，宫晓红，宋哲，高颖，苏艳，曹京源，廖良。

第二代

周剑→硕士研究生：周望南，谢万坤，李海英，王雁，闫晓玲，杨柳，吴玉玲，刘昕妍，刘爱伟，明静，李昕，李朝妍，杨国辉。

→博士研究生：谷心怡，吴鲁华，赵朋波，刘昕妍，闫晓玲，李甜甜，史航，郑榆美，吴琼，周晓昱，孙武，王辉，马秋艳，史随随，李诗梦，肖建彪。

同期专家医生：孙艳红，路明，宫晓红，宋哲，高颖，苏艳，曹京源，廖良，郝美玲，闫晓玲，夏燕婷，朱晓博。

第二节　起源年代及简介

北京中医药大学东方医院眼科始建于1999年，在韦企平教授、周剑教授、李金田教授、俞兴源教授等人的带领下，依靠全科医护人员努力，经过二十余年的发展，取得了有目共睹、令人惊喜的业绩。目前眼科拥有30张病床，现有医务人员35人，其中主任医师8人，副主任医师5人，主治医师4人。东方医院眼科集医疗、教学和科研为一体，现为国家中医药管理局眼科重点建设专科，国家中医药管理局重点学科中医眼科学建设单位，北京市中医管理局"3+3薪火传承"韦玉英名医工作室建设单位，国家市场监督管理总局眼科临床药理基地，"视觉中国行动"白内障复明手术指定医院和残联低视力康复中心。燕京韦氏眼科流派获批国家中医药管理局首批64家传承流派建设单位之一，也是全国仅有的两家中医眼科学术流派建设单位之一。教学方面，承担北京中医药大学本科、七年制研究生班教学和研究生培养任务，近年来还承担北京中医药大学和南洋理工大学联合办学的教学任务。在科研方面，承担国家自然科学基金、国家中医药管理局首发基金和北京中医药大学等多项研究课题。近5年来，在国家级学术杂志发表论文100余篇，主编著作近10部。该科拥有一流的诊疗设备，常规开展各种内、外眼手术和显微手术，并突出中医特色，对眼科疑难疾病，特别是视神经疾病有深入研究，积累了丰富的临床经验，取得了良好的临床效果，深受国内外患者的好评与认可。

东方医院视神经疾病诊疗中心由著名眼科专家、韦氏眼科第四代传人韦企平教授牵头，国内与中山眼科中心和温州医科大学附属眼视光医院合作，并与美国多所著名医学院校有技术合作和交流，该中心汇聚了国内著名神经眼科学专家，来该院会诊和查房。该院眼科充分发挥中医优势和特色，采用中药、针灸、离子导入、电针、穴位注射、梅花针、火罐等综合疗法，治疗视神经疾病取得良好疗效，吸引了国内外的大量患者，并获得患者一致好评，享有较高知名度。该院眼科是国家中医药管理局青盲重点专病建设单位，为青盲协作组组长，牵头组织青盲诊疗方案优化和验证工作，目前已经通过国家中医药管理局验收，由该科起草的《青盲中医临床路径》已被国家中医药管理局采纳，已正式向全国颁布实行。

东方医院眼科显微手术中心由在国内外一流医学院校毕业或曾接受培训的博士和硕士组成，拥有目前世界一流的手术显微镜、超声乳化仪和玻璃体手术设备，手术医师经验丰富。该院眼科自1999年开院以来，一直开展白内障超声乳化联合人工晶体植入术，手术医师经验丰富，有数万例成功手术经验，该院白内障手术可开展多焦人工晶体、散光人工晶体植入，标志着该院白内障手术已经走进屈光时代，达到国内一流水平。该院长期开展玻璃体切割手术、视网膜脱离复位术，手术医师经验丰富，患者术后恢复好。

第三节　代表人物

一、韦企平

1. 生平简介

韦企平，主任医师、教授，博士研究生导师，韦氏眼科第四代传人，眼科学术带头人。擅长中西医结合诊疗各种眼表疾病及眼底病，对多种视神经疾病及青光眼的诊断和中西医结合诊疗有丰富的临床经验及较好的疗效。兼任国家医学教育发展中心眼科专业委员会主任委员，中华健康管理联盟老年眼病专业委员会主任委员，中华中医药学会眼科分会副主任委员，北京中医药学会眼科专业委员会主任委员，世界中医药学会联合会眼科专业委员会常委理事；《中华眼科杂志》《中华眼视光学与视觉科学杂志》《中国实用眼科杂志》通讯编委或编委，《中国中医眼科杂志》副主编；国家自然科学基金委员会、国家市场监督管理总局、教育部及中华中医药学会评审专家。先后被聘为北京同仁医院、温州医科大学附属眼视光医院等数家医院的客座教授。

2. 专业特色

擅长中西医结合诊疗各种眼表疾病及眼底病，对多种视神经疾病及青光眼的诊断和中西医结合诊疗有丰富的临床经验及较好的疗效。

3. 著作文章

（1）著作

［1］韦企平. 视神经疾病中西医结合诊治［M］. 北京：人民卫生出版社，2007.

［2］韦企平. 国际标准化英文版教材·中医眼科学［M］. 北京：人民卫生出版社，2011.

［3］韦企平. 燕京韦氏眼科学术传承与临床实践［M］. 北京：人民卫生出版社，2018.

［4］韦企平. 青光眼患者必读［M］. 第2版. 北京：人民卫生出版社，2014.

［5］韦企平. 视神经疾病专家答疑解惑［M］. 北京：人民卫生出版社，2013.

［6］清·刘耀先，韦企平，郑金生. 眼科金镜［M］. 北京：人民卫生出版社，2006.

［7］韦企平. 韦文贵韦玉英——中国百年百名中医临床家丛书［M］. 北京：中国中医药出版社，2002.

（2）英文文章

Zhou X, Wei Q, Yang L, et al. Leber's hereditary optic neuropathy is associated with the mitochondrial ND4 G11696A mutationin five Chinese families［J］. Biochemical and biophysical research communications, 2006, 340（1）: 69-75.

（3）中文文章

［1］韦企平. 如何从中医角度认识睑板腺功能障碍［J］. 中国中医眼科杂志，2018，28（03）：138-139.

［2］韦企平. 外伤性视神经病变的诊断和治疗进展［J］. 中国中医眼科杂志，2017，27（06）：351-354.

［3］韦企平，谷新怡，孙艳红，等.以视神经炎为主的视神经脊髓炎谱系疾病17例临床分析［J］.中国中医眼科杂志，2017，27（05）：305-308.

［4］韦企平，孙艳红.韦文贵治疗眼底出血九方评析［J］.中国中医眼科杂志，2016，26（02）：115-118.

［5］韦企平，孙艳红，王慧博，等.韦文贵、韦文轩眼病外治法的配药特点和临证思路［J］.中国中医眼科杂志，2015，25（06）：434-437.

［6］韦企平.黄斑水肿从痰瘀论治浅谈［J］.中国中医眼科杂志，2014，24（03）：214-216.

［7］韦企平.糖皮质激素在眼科的应用——用好激素这把双刃剑［J］.中国中医眼科杂志，2014，24（01）：2-4.

［8］韦企平.应重视儿童遗传性视神经萎缩的临床研究［J］.中国眼耳鼻喉科杂志，2013，13（04）：211-213.

［9］韦企平.近眼三针的进针手法和并发症处治［J］.中国中医眼科杂志，2012，22（04）：284-286.

［10］韦企平，尹可欣，夏燕婷，等.复方樟柳碱注射后短期内瞳孔和眼压的变化［J］.国际眼科杂志，2012，12（07）：1385-1387.

［11］韦企平.名方逍遥散加减治疗青盲、暴盲和其他眼病［J］.中国中医眼科杂志，2012，22（03）：195-197.

［12］韦企平，孙艳红.Stargardt病和眼底黄色斑点症［J］.中国中医眼科杂志，2012，22（02）：120-122.

［13］韦企平，廖良，周剑，等.重明益损汤药物血清对大鼠视网膜神经节细胞凋亡的影响［J］.中国中医眼科杂志，2011，21（03）：125-129.

［14］韦企平，赵斌，梁丽娜.动脉炎性前部缺血性视神经病变［J］.中国中医眼科杂志，2011，21（02）：111-113.

［15］韦企平.应当加强对视神经萎缩的认识［J］.中国中医眼科杂志，2011，21（01）：1-3.

［16］韦企平，孙艳红.Leber遗传性视神经病变的临床和基础研究现状［J］.中国中医眼科杂志，2010，20（02）：63-66.

［17］韦企平，周剑，孙艳红，等.青盲中医证型的探讨和建议［J］.中国中医眼科杂志，2009，19（03）：168-170.

［18］韦企平，景大瑞.视神经炎的病因探讨［J］.中国中医眼科杂志，2008（02）：63-65.

［19］韦企平.韦玉英活用中成药治疗眼病经验介绍［J］.北京中医药，2008（03）：175-177.

［20］韦企平.北京中医药大学东方医院眼科接收进修生［J］.中国中医眼科杂志，2007（02）：125.

［21］韦企平，周剑，孙艳红，等.后部缺血性视神经病变临床观察［J］.国际眼科杂志，2006（06）：1457-1459.

［22］韦企平，吴鲁华.非动脉炎性前部缺血性视神经病变［J］.中国中医眼科杂志，2005（04）：56-58.

［23］韦企平，赵树东.小儿视神经萎缩［J］.国际眼科杂志，2005（04）：628-631.

［24］韦企平，孙艳红，宫晓红，等.儿童视神经炎83例的病因和预后［J］.国际眼科杂志，2005（01）：123-125.

［25］韦企平，童绎.视乳头水肿［J］.中国实用眼科杂志，2004（10）：773-777.

［26］韦企平，孙艳红，宫晓红，等.中国人Leber遗传性

视神经病变线粒体 DNA 突变的主要类型和临床特征 ［J］. 中华眼底病杂志，2004（02）：15-17.

［27］韦企平. 视神经炎 ［J］. 中国中医眼科杂志，2003（03）：44-48.

［28］韦企平，李金田，俞兴源，等. 视力损害严重的脱髓鞘疾病临床分析 ［J］. 眼科，2003（04）：233-234.

［29］韦企平，孙艳红，宫晓红，等. Leber 病及病因不明的视神经疾病基因检测结果分析 ［J］. 眼科新进展，2002（02）：97-98.

［30］韦企平，孙艳红，路明，等. 生脉注射液加活血药物治疗气虚血瘀型视神经萎缩的疗效观察 ［J］. 美中国际眼科杂志，2001（04）：104-105.

［31］韦企平，孙艳红，路明，等. 生脉注射液加活血药治疗气虚血瘀型视神经萎缩的疗效观察 ［J］. 北京中医，2001（04）：61-62.

［32］韦企平，路明，张丽霞，等. Leber 遗传性视神经病变 24 例临床分析 ［J］. 北京中医药大学学报，2001（02）：62-64.

二、周剑

1. 生平简介

周剑，男，主任医师，教授，眼科主任，博士研究生导师，1990 年毕业于北京中医药大学，师承祁宝玉名老中医，曾到美国得克萨斯州达拉斯市 Vaughan 眼科中心进修学习。主要研究方向为白内障和视神经疾病，精通本专业理论知识，具有丰富的临床经验，完成白内障手术数万例，手术技能娴熟。任职北京中医药学会眼科专业委员会主任委员，北京中西医结合学会眼科专业委员会副主任委员，中华中医药学会眼科分会常务委员和副秘书长，中国中西医结合学会眼科专业委员会常务委员，中国民族医药学会眼科专业委员会副会长，北京中医药大学中医眼科学临床学系主任。

2. 专业特长

擅长白内障疾病及白内障显微手术、眼底荧光血管造影和眼底疾病激光治疗。采用中西医结合方法治疗眼底病变、角膜病变和色素膜疾病，如糖尿病性视网膜病变、病毒性角膜炎、色素膜炎等。

3. 著作文章

（1）著作

参与编写国际标准化英文版中医教材《中医眼科学》、中医药行业"十三五"高等教育规划教材《中医眼科学》《中西医结合眼科学》、人民卫生出版社"十三五"规划教材《中医眼科学》、国家卫生健康委员会"十三五"规划教材/全国中医住院医师规范化培训第二轮规划教材《中医五官科学》。

（2）文章

［1］周剑.红、痒、肿、痛眼部问题大会诊［J］.中医健康养生，2019，5（03）：24-26.

［2］周剑.中医药视神经保护研究进展［J］.中国中医眼科杂志，2018，28（06）：351-355.

［3］周剑，杨晓晖.糖尿病视网膜病变的诊断与处理［J］.中华全科医学，2017，15（04）：550-551.

［4］周剑，谷新怡，祁宝玉，等.刘完素"玄府学说"与中医眼科的关系［J］.环球中医药，2016，9（07）：846-848.

［5］周剑，苏艳，闫晓玲，等.五苓散合二陈汤治疗视网膜静脉阻塞继发黄斑水肿［J］.中国中医眼科杂志，2013，23（06）：422-424.

［6］周剑，孙艳红，韦企平.Leber遗传性视神经病变的中医体质学思考［J］.中国中医眼科杂志，2010，20（04）：232-234.

［7］周剑.关于视神经脊髓炎的认识和争论［C］.中华中医药学会.全国第九次中医、中西医结合眼科学术年会论文汇编.2010：4.

［8］周剑，韦企平.视盘玻璃疣［J］.中国实用眼科杂志，2005（09）：881-886.

［9］周剑，韦企平，宫晓红，等.伴有瞳孔闭锁的白内障手术探讨［J］.中国中医眼科杂志，2004（01）：35-36.

［10］周剑.白内障术后前房出血的治疗体会［J］.中国中医眼科杂志，2002（01）：42-43.

（杨玥整理，韦企平审阅）

第七章　中日友好医院眼科

第一节　传承谱系

葛邦颖

金明→学生：苑维，邓辉，马炳坤，邱亚楠，李欣，李蕊，陈丽君，李立甲，王琦妙，马超，吴文婷，秦亚丽，杨潮，寇馨云，杨舒斐，罗丹，訾迎新，高征，韩梦雨，李伟，冀美琦，赵静如，高征，李伟，孟欢，王睿，邓宇。

同期专家医生：苑维、邓辉。

第二节　起源年代及简介

中日友好医院眼科成立于1984年，历经30余年的发展，已成为在医疗、教学、科研和保健工作方面具有较强综合实力的科室。拥有包括白内障、青光眼、眼底病、泪道病、眼外伤、眼肌病、眼眶病、中医治疗眼病等方面有影响力的专家团队及各种国内外先进的医疗设备，为社会眼保健提供了强大的技术和设备保障。现在中日友好医院眼科整体医疗水平位于国内领先，特别是手术水平国内一流，在国内眼底及眼外伤专业有很高的声望，同时中西医结合治疗疑难眼病、视神经萎缩独树一帜，成为全国知名品牌。

科室人员构成：科室副主任为陈宜（主持工作），护士长为吕瑞京。主任医师6人、副主任医师5人、主治医师5人、住院医师3人、技师5人、护师17人等，博士研究生学历占科室医生比例达到了57.9%。其中，王志军主任医师担任中华医学会眼科分会副主任委员，北京医学会眼科分会副主任委员、眼外伤组副组长；陈宜主任医师担任中华医学会眼科分会青年委员，北京医学会眼科分会青年委员及学术秘书，中国医疗保健国际交流促进会国际教育培训分会常委，中国医疗保健国际交流促进会眼科分会委员，中国眼微循环协会委员，中国老年学和老年医学学会常务理事，《眼科》杂志副主编。返聘的孙心铨教授为国内眼科激光治疗组第一任组长，在复杂眼底疾病尤其是黄斑病及激光治疗方面造诣颇深，经验丰富。

门诊、病房设置：科室开设普通门诊、专家门诊、专病门诊、特需门诊等门诊；专病门诊包括黄斑病门诊及视神经病变专病联合门诊。住院病床共56张。设有眼科功能检查室6间，包括验光、视野、UBM、OCT、B超、眼底激光，另外还有分子生物实验室1间。

诊疗设备介绍：门诊目前有综合验光仪、眼科前节彩色照相、A/B型超声扫描、光学相干断层扫描（OCT）、眼底荧光血管造影（FFA）、超声生物显微镜（UBM）检查、角膜内皮测量、动态视野检查等多种特殊检查。病房有蔡司手术显微镜，博士伦超声乳化机，爱尔康超声乳化及玻璃体切割手术一体机等先进的手术设备。

科室诊疗特色：病房开展了复杂眼底病变、复杂眼外伤、白内障、青光眼等手术治疗。在玻璃体出血、增殖性糖尿病视网膜病变、开放性眼外伤、复杂视网膜脱离等高难度眼底手术方面已处于国内领先水平。科室目前年门诊量接近10万，开展了激光联合抗VEGF治疗湿性老年性黄斑变性、病理性近视、中心性渗出性视网膜脉络膜病变、中央及分支静脉阻塞；激光治疗视网膜裂孔、视网膜脱离、黄斑变性、糖尿病视网膜病变以及其他复杂眼底激光治疗，一直处于国内领先水平；还开展了中医中药及传统中医方法协同治疗老年性黄斑变性、眼底疾病引起的黄斑水肿、葡萄膜炎等；在中医治疗眼干燥综合征、眼底退行性病变和出血性病变方面独具特色。

现有专病门诊：黄斑病专病门诊及视神经病变专病联合门诊。

科室科研成果：该科目前是北京市过敏性疾病重点实验室的成员科室，先后参与了国家级"十一五""十二五"项目课题；并承担了国家自然科学基金、北京市自然科学基金等多项省部级课题。

科室教学情况：承担北大医学部、北京协和医学院、北京中医药大学的本科、硕士研究生及博士研究生教学任务，还承担了进修生教学和住院医师基地培训等。具有完备的教学师资队伍，高质量教学工具和较成熟的培训班、学习班经验。

科室获得荣誉：近5年连续获得省部级科学技术二等奖1次，三等奖1次。

其他重要事项：参加卫健委"健康快车"项目多次，完成数千例患者手术，成功完成了卫健委任务，得到了广泛好评。陈宜主任参加过八站"健康快车"工作，刘静教授代表中日友好医院眼科参加颁奖。

第三节　代表人物

一、葛邦颖

1. 生平简介

1941 年出生，主任医师，上海中医学院医疗本科毕业，上海医科大学眼科研究所眼科中西医结合硕士研究生。论文"活血化瘀治疗视网膜静脉阻塞机制研究"获卫生部乙等奖，上海市重大科技成果三等奖。

2. 专业特长

从事眼科临床教学四十余年，擅长中西医结合治疗疑难眼病、眼底出血、糖尿病性视网膜病变、老年性黄斑变性等。

3. 著作文章

文章

［1］葛邦颖.中药治疗眼底血管病变 202 例临床观察［J］.中西医结合眼科杂志，1995（02）：65-66.

［2］葛邦颖，赵小东.中药治疗糖尿病性视网膜病变疗效观察［J］.中国中医眼科杂志，1995（01）：11-13.

［3］葛邦颖.补肾益气活血中药治疗老年性黄斑变性的临床观察［J］.中国中医眼科杂志，1994（04）：227-228.

［4］葛邦颖，赵小东，陈卫平.蝮蛇抗栓酶联合中药治疗虹膜新生血管 2 例［J］.中日友好医院学报，1993（02）：66.

［5］Zhao X, Ge B. Treatment of papillo-retinitis and uveitis associated with cat-scratch disease by combination of TCM and modern drugs [J]. Journal of traditional Chinese medicine, 1991, 3.

二、金明

1. 生平简介

主任医师，硕士，教授，博士生导师，中日友好医院眼科副主任。兼任中华中医药学会眼科分会主任委员，第 5 批全国老中医药专家学术经验继承工作指导老师，中国中药协会药物临床评价研究专业委员会副主任委员，中国中西医结合学会眼科专业委员会副主任委员，中央保健委员会会诊专家，《眼科》《中国中医眼科杂志》《北京中医药》等杂志编委。

2. 专业特长

从事中西医结合眼科临床、教学和科研工作 30 余年，擅长激光技术联合中医药传统技术治疗糖尿病性视网膜病变、视网膜血管阻塞性疾病、顽固性黄斑水肿及视网膜血管炎等眼底病；对年龄相关性黄斑变性，黄斑出血具有较深入的研究，应用抗新生血管注药疗法、光动力学疗法同时联合中药形成了较有特色的综合疗法，对于改善视力，控制病情具有较好的疗效；对免疫性眼底病包括葡萄膜炎、白塞综合征、视神经脊髓炎、多发性硬化等善于中西药并用治疗，使患者在合理应用激素、免疫抑制剂的同时，配合中药、针灸疗法提高视力，善于与相关科室（包括神经内科、风湿科等）合作，形成联盟救治的通路；对各种原因引起的视神经萎缩采用中医传统疗法——针刺、灸疗等技术；对顽固性角结膜炎、干眼症和视疲劳等眼表疾病采用灸疗、药熏、刮痧、热熏等多种传统疗法，因具有很好的疗效深受患者欢迎。善于以临床难以解决的眼底病和慢性眼表疾病作为研究方向深入进行临床和基础科学研究：包括黄斑病变、糖尿病性视网膜病变、高血压性眼底病变、血管性眼底病变、免疫炎性眼病、各种疾病导致的视神经萎缩等，在相关研究领域内具有较高的学术水平。

3. 著作文章

（1）外文文章

［1］Ji M, Qin Y, Zi Y, et al. Acupuncture for ophthalmoplegia: Protocol for a systematic review [J]. Medicine, 2018, 97 (24).

［2］Li C S, Jin M, Wu J Y, et al. Effect of Xue Bi Jing injection upon related proinflammatory factors and blood coagulation factors of vascular endothelial cells in severe septic patients [J]. Zhong hua yi xue za zhi, 2009, 89 (39): 2744–2747.

［3］Yang C, Jin M. Epidemics of conjunctivitis caused by avian influenza virus and molecular basis for its ocular tropism [J]. [Zhong hua yan ke za zhi] Chinese journal of ophthalmology, 2014, 50 (7): 550–552.

［4］Zi Y, Ji M, Deng Y, et al. The effectiveness and safety of moxibustion for dry eye: Protocol for a systematic review [J]. Medicine, 2019, 98 (15).

（2）中文文章

［1］金明. 高度近视者如何保护视力［J］. 江苏卫生保健, 2018（01）: 13.

［2］金明. AMD 中医病因机制认识与现代研究相关性［J］. 中国中医眼科杂志, 2016, 26（03）: 141–143.

［3］金明, 张有花, 刘海丹. 和血明目片治疗黄斑出血的临床疗效观察［J］. 中国中医眼科杂志, 2010, 20（02）: 95–96.

［4］金明, 刘海丹, 张有花. 芪参益气滴丸干预糖尿病大

鼠虹膜微血管病变的作用机制研究［J］.中国中西医结合杂志，2010，30（02）：174-177.

［5］金明，邓辉，苑维，等.复方丹参滴丸治疗早期糖尿病性视网膜病变的临床观察［J］.中国社区医师，2009，25（16）：32-33.

［6］金明，张有花，邱亚楠.黄斑变性方药治疗脉络膜新生血管的临床疗效观察［J］.中国中西医结合杂志，2009，29（06）：540-543.

［7］金明.中西医结合防治糖尿病性视网膜病变［J］.北京中医药，2008（05）：323.

［8］金明.糖尿病性视网膜病变的预警提示与保健治疗［J］.北京中医，2007（11）：701-702.

［9］金明.糖尿病视网膜病变辨证用药［J］.中国医药指南，2007（05）：78-79.

［10］金明，宋海娇，王小娟，等.灸疗联合中药对Sjgren综合征泪腺分泌的影响［J］.中国中医眼科杂志，2006（04）：221-223.

［11］金明，王晓娟，宋海姣，等.中药及熏灸治疗干眼症的临床观察［J］.中国中医眼科杂志，2006（02）：71-73.

［12］金明，邓辉，苑维，等.荧光素眼底血管造影和吲哚青绿血管造影临床分析［J］.中国中医眼科杂志，2004（03）：16-18.

［13］金明，仝小林，赵世萍，等.SARS患者的眼部症状观察［J］.中日友好医院学报，2004（01）：28-30.

［14］金明，仝小林，魏育林，等.严重急性呼吸综合征患者的眼压观察［J］.中国中医眼科杂志，2004（01）：9-11.

[15] 金明, 李爱红, 邓辉, 等. 糖尿病性黄斑病变的临床分析 [J]. 眼科, 2004 (01): 15-18.

[16] 金明, 张红松, 时冀川. 复发性 CSC 的 FFA 特征 [J]. 眼科, 2003 (02): 88-89+129.

[17] 金明. 20 世纪中西医结合眼科成就和展望 [J]. 中日友好医院学报, 2002 (01): 36-37.

[18] 金明, 魏育林, 苑维, 等. 红参胶囊对中老年高血压性视网膜病变的临床观察 [J]. 中国中医眼科杂志, 1999 (02): 23-25.

[19] 金明, 魏育林, 赵家良, 等. 红参对家兔高血压性视网膜动脉硬化预防作用的光镜观察 [J]. 中国中西医结合杂志, 1998 (S1): 47-49+359.

[20] 金明, 魏育林, 赵家良, 等. 红参预防家兔高血压性视网膜动脉硬化的免疫组化研究 [J]. 北京中医药大学学报, 1998 (03): 26-28+72.

[21] 金明, 赵家良. 血管活性物质与高血压眼病的发病关系 [J]. 中国中医眼科杂志, 1998 (02): 61-63.

[22] 金明, 魏育林, 杨连兴, 等. 高血压性家兔眼底动脉硬化模型的建立 [J]. 实验动物科学与管理, 1998 (01): 10-14.

[23] 金明, 魏育林, 金恩源, 等. 红参对家兔高血压性视网膜血管内皮细胞超微结构的预防作用 [J]. 中国医药学报, 1998 (01): 65-66.

[24] 金明, 赵家良. 原发性开角型青光眼发病机理研究进展 [J]. 中国中医眼科杂志, 1997 (03): 50-53.

[25] 金明, 赵家良, 沈德础, 等. 人参对家兔高血压性视

网膜动脉硬化预防作用的研究［J］.中国中医眼科杂志，1997
（02）：67-70.

　　［26］金明，沈德础.解毒扶正法治愈1例凝脂翳（左前房
积脓性虹膜睫状体炎伴发角膜溃疡）［J］.中日友好医院学报，
1989（01）；29+34.

　　［27］金明，沈德础.中西医结合治疗虹膜红变病1例报告
［J］.中医杂志，1986（07）：42.

（李铁军整理，金明审阅）

第八章 中国中医科学院眼科医院

第一节 传承谱系

第一代

唐由之→学生：邱礼新，巢国俊，欧扬，梁丽娜，郝晓凤，解晓斌，宿蕾艳，吴星伟，谢汉兴，马文新，樊兰兰，王影，任燕如，江伟，王慧娟，李学晶，周尚昆，于静，钟舒阳，詹文捷，王珍，白昱旸，侯乐，冯俊，彭华。

高健生→学生：宋剑涛，杨薇，张丽霞，严京，王建伟，郭欣璐，尹连荣，赵丹丹，接传红，亢泽峰，罗旭昇，陈晨，吴正正，刘绍燕，杨薇，沈志华，王志强，杨华，贺义恒，钱勇，陈皆春，陈翠翠，栾兆倩，王辉，李素毅，郭欣璐，魏彬彬，李文静，梁俊。

庄曾渊→学生：张红，张励，杨永升，盛倩，潘红丽，魏春秀，王影，李欣，柏梅，解孝锋，梁丽娜，崔红培，宿蕾艳，宁玲，李满，安娜，李成武，张明明，李欣，亢泽锋，胡新，张津京，杨海静，胡瑛，高君，李凤荣，王小兵。

李庆生→学生：陈子燕，杨薇，江伟，张志芳，刘健，宋柯，杨华，马纳，孟祥慈，王军杰，韦薇。

第二代

亢泽峰→学生：周星利，李伟华，何玉清，王江辉，关瑞娟，张庆，何玉钦，田楠楠，戚海慧，刘彦江，张月，侯静梅，高娜，邢凯，褚文丽，陶方方，周志豪，谢东成，张丛青，邹咏心，李维义，邱品行，钟启文，王柳，邓书琦，陈晶玲。

谢立科→学生：张明明，侯乐，肖文峥，祁怡馨，张志芳，孙会兰。

张丽霞→学生：张兆康，滕月，刘宁州，柴华。

接传红→学生：包银兰，李游，胡元春，蔡文静，田天，朴仁善。

张守康→学生：不详。

巢国俊→学生：肖采尹。

冯俊→学生：张婉玉，于静，孟晓丽，李雪菲。

尹连荣→学生：邓蒙蒙，张月强。

张红→学生：罗英子。

王影→学生：不详。

梁丽娜→学生：许凯。

杨薇→学生：不详。

第二节　起源年代及简介

中国中医科学院眼科医院始建于1994年，隶属于中国中医科学院，是国家中医药管理局在京直属医院之一，是一所承担医疗、科研、教学任务，具有专科特色的三级甲等中医医院。是世界中医药学会联合会、中华中医药学会、北京中医药学会、北京中西医结合学会等眼科专业委员会挂靠单位；中医眼科是国家卫生部重点专科建设单位，是国家中医药管理局"十五""十一五"重点专科（专病）建设单位，其中眼底病、眼表疾病、糖尿病视网膜病变、青光眼神经眼科是国家中医药管理局"十二五"重点专科建设项目。2007年成为国家中医药管理局"十一五"重点专科眼科协作组牵头单位、北京市中医眼科特色诊疗中心项目建设单位、国家中医药管理局及北京市中医管理局"治未病"临床基地、国家中医药管理局中医优势学科继续教育基地、北京市中医管理局薪火传承"3+3"工程唐由之名医工作室建设单位、世界卫生组织传统医学眼科疾病诊疗方案的编制单位、北京市医保定点单位。眼功能实验室为国家中医药管理局三级实验室。医院科研、医疗、教学综合能力在全国中医眼科领域处于先进水平。

以著名眼科专家唐由之教授为首的专家组曾为毛泽东主席、金日成主席、宾努亲王、瓦希德总统等进行眼病治疗和保健。医院首创了眼科局部辨证与全身辨证统一的诊疗模式，开展了老年性黄斑变性、视网膜色素变性、糖尿病视网膜病变、视神经萎缩、青光眼、视网膜病变、儿童弱视等优势病种的临床研究，同时拥有较强的西医眼科手术人才梯队，先后收治了来自世界20多个国家和地区的患者，取得了较好疗效。医院门诊设有眼科、口腔科、内科、针灸科、骨科、急诊内科等科室，住院部设有五个眼科病区，一个内科病区，开放病床300张。

新开设"国际眼科会诊中心"，荟萃约40名北京及国外知名眼科研究所专家，为疑难眼病患者进行会诊。目前，眼科医院已经发展成为中医特色鲜明、技术力量雄厚、设备先进、服务优良、中西医并举、成效显著、在国内外享有较高声誉的全国唯一一所中医、中西医结合三级眼科专科医院。

第三节　代表人物

一、唐由之

1. 生平简介

中医眼科学家，中国中医科学院眼科医院名誉院长，主任医师、教授、研究员，博士生导师。在继承和发扬中医眼科金针拨障术和睫状体平部的手术切口研究方面成就突出，发明了白内障针拨套出术，为全国老中医药专家学术经验继承工作指导老师、"首都国医名师"、国医大师。继承和发扬"金针拨障术"，解决了在睫状体平部做手术切口和白内障针拨术的近期并发症青光眼两大问题。在继承古代金针拨障术基础上，研究成功了"白内障针拨术"，并在此基础上发明了白内障"针拨套出术"。他还发明了治疗难治性青光眼的具有中医特色的手术方法"睫状体平坦部滤过术"，并正在研发治疗病毒性角膜炎的有效药物"双秦眼用凝胶"，为广大患者带来福音。享受国务院政府特殊津贴，先后荣获"国家有突出贡献中青年专家""全国卫生文明建设先进工作者""国医楷模""首都国医名师""国医大师""五一劳动奖章"等荣誉称号，曾获得"何梁何利基金科学与技术进步奖""国家科学进步二等奖"，以及省部级科研奖等。

2. 专业特长

唐由之在临床治疗眼底疑难病方面积累了丰富的经验，重视气血辨证，认为气血理论与眼底病变密切相关，提出气血理论在眼科临床的应用，认为气血失调是贯穿眼底病整个病程的基本矛盾，总结了眼底疑难杂症从气血论治的宝贵经验。按照以调和气血为主的治疗大法，设立了从气论治、从血论治、气血双治、痰瘀同治等治法。对复杂多变的眼底疑难病的治疗具有重要意义。提出了眼底病辨证以气血理论为依据，辨证与辨病相结合的中西医结合的诊治模式。

3. 著作文章

略（参见第二章第三节唐由之部分）。

二、高健生

1. 生平简介

研究员，主任医师，博士生导师，博士后及传承博士后导师，第四批、第五批及第六批全国老中医药专家学术经验继承工作指导教师，"首都国医名师"，享受国务院政府特殊津贴。建有国家中医药管理局"高健生名老中医传承工作室"。"高健生中医眼科名医工作室"被评为全国先进名医工作站（室）。

1963年毕业于上海中医学院（现上海中医药大学），本科。于当年分配到广安门医院眼科工作，先后师从唐亮臣、韦文贵、唐由之等名老中医，并参加了中国中医研究院第一届研究生班理论课程学习，长期从事眼科临床工作。历任广安门医院副院长、中国中医研究院眼科医院院长，曾任卫生部第六届药典委员会委员、北京市中医药学会眼科专业委员会主任委员。现任中国中医科学院专家委员会委员、上海市中医紧缺专科临床人才班眼科导师、国家中药品种保护审评委员会委员、国家药品审评专家、《中国中医眼科杂志》副主编、中华中医药学会眼科分会名誉主任委员、中国民族医药学会眼科分会会长、国家自然科学基金委员会评审专家，兼任河南省中医院、河南中医药大学第二附属医院眼科导师及客座教授。

2. 专业特长

高健生非常热爱中医事业，勤于钻研中医古籍，精于中医古典经方的使用，以"勤于读书、忠于传承、勇于创新"作为座右铭，从事中医眼科临床与基础研究，至今已 50 余个春秋。早年跟随名师唐亮臣、韦文贵老师学习，私淑韦文贵，后又跟师唐由之、刘孝书及高培质老师学习，从而奠定了深厚的中医功底。擅长治疗眼科各种疑难病，特别是全身疾病合并的眼病，如糖尿病视网膜病变、视神经脊髓炎、多发性硬化、Meige 综合征、过敏性角结膜炎等。

3. 著作文章

略（参见第二章第三节高健生部分）。

三、庄曾渊

1. 生平简介

主任医师，研究员，博士生导师，第四批、第五批、第六批全国老中医药专家学术经验继承工作指导老师。现任中国中西医结合学会眼科专业委员会名誉主任委员，《中国中医眼科杂志》主编，《中国中西医结合杂志》《世界科学技术——中医药现代化》编委，享受国务院政府特殊津贴。

庄曾渊 1963 年于上海中医学院毕业后到广安门医院眼科工作，荣幸地拜唐亮臣为师。先后于 1973 ～ 1974 年间在北京协和医院眼科进修，于 1981 ～ 1983 年间作为访问学者到日本大阪大学医学部研究葡萄膜炎免疫病理学。

2. 专业特长

中西医结合治疗眼科免疫性疾病和眼底退行性疾病、贝赫切特综合征、春季角结膜炎、视网膜色素变性、老年性黄斑变性、高度近视眼底病变和缺血性视神经病变等疾病。

3. 著作文章

[1] 庄曾渊，盛倩.病证结合发挥中医特色优势治疗眼病 [J].中国中医眼科杂志，2018，28（01）：1-3.

[2] 庄曾渊，崔红培.中西医结合眼科围手术期治疗病例分析 [J].中国中西医结合杂志，2009，29（03）：264-267.

[3] 庄曾渊，张津京.《原机启微》的辨证和用药特色 [J]. 北京中医药，2008（03）：184-187.

[4] 庄曾渊，张丽霞，杨永升.基于病证结合的眼底病精气血津液辨证方法的研究 [J].中国中医眼科杂志，2007（02）：99-100.

[5] 庄曾渊，邓晓辉.眼底病辨证方法的研究 [J].中国中医眼科杂志，2005（03）：157-159.

[6] 庄曾渊，张励.试论视直如曲的证候分析和中医治疗 [J].中国中医眼科杂志，1998（04）：51-52.

[7] 庄曾渊.中医眼科证候的诊断和命名 [J].中国中医眼科杂志，1995（01）：39-41.

[8] 庄曾渊.运用王旭高肝病证治法则论治眼病的体会 [J].中国中医眼科杂志，1992（04）：39-41.

[9] 庄曾渊.原发性视网膜色素变性的近期疗效观察 [J].中医杂志，1991（01）：29-30.

[10] 庄曾渊.高风雀目和肝虚雀目的病因病机、辨证论治有何不同？[J].中医杂志，1990（08）：56.

[11] 庄曾渊.目痒的辨证要点是什么？[J].中医杂志，1990（05）：57.

[12] 庄曾渊，姚德金，王昭华.清解合剂治疗春季结膜炎

［J］.中医杂志，1988（08）：36.

［13］庄曾渊，李庆生，李春元.Behcet综合征荧光眼底血管造影分析［J］.实用眼科杂志，1987（08）：468-471+513.

［14］庄曾渊.针拨套出术治疗晶体脱位3例［J］.中西医结合杂志，1987（02）：104.

四、李庆生

1.生平简介

李庆生1970年毕业于北京医科大学，1971年分配到广安门医院眼科工作，1973年参加中国中医研究院西学中班培训两年。1994年调入中国中医研究院眼科医院继续从事眼科临床与科研工作，曾担任眼科主任、业务处（医疗、科研）处长，北京中西医结合学会眼科专业委员会副主任委员等职务。2014年获批成立全国名老中医药专家传承工作室，工作室成员14人。2016年获批成立石景山区名中医传承工作室，培养学术继承人2人。

2.专业特长

临床经验丰富，擅长中西医结合治疗各种疑难眼病，尤其是白内障、青光眼、各类视网膜脉络膜疾病、各类视网膜血管疾病、各类神经眼科疾病、各类角膜疾病等。

3.著作文章

［1］李庆生，张励，张丽霞.新生血管性青光眼治疗的临床观察［J］.中国中医眼科杂志，2000，04：35-37.

［2］李庆生，张励，唐由之.前节分析系统在YAG激光虹膜切除术前后的观察应用［J］.中国中医眼科杂志，2001，01：37-38.

五、亢泽峰

1. 生平简介

主任医师、教授，博士生导师，博士后合作导师，享受国务院政府特殊津贴，清华大学教授。国家中医药管理局重点专科中医眼科学科带头人、学术带头人、协作组组长，北京市复合型中医药学术带头人。现任中国中医科学院眼科医院副院长，《中国中医眼科杂志》主编，兼任中华中医药学会眼科分会主任委员，中华中医药学会中医眼科协同创新共同体执行委员会主席，中国医师协会中西医结合医师分会眼科专业委员会主任委员，北京中西医结合学会眼科分会主任委员。国家自然基金项目评审专家，国家科学技术奖励评审专家，国家新药（中药）评审专家等。

2. 专业特长

从事中医、中西医结合眼科疾病诊疗三十余年以来，擅长治疗眼科疑难病，如角膜大泡病、复发性角膜炎、中重度干眼、葡萄膜炎、老年性黄斑变性、黄斑水肿、病理性近视眼底病变、青光眼、视神经病变等，并积极开展相关眼病科学研究与中医眼科病证规范化研究。

3. 著作文章

[1] 亢泽峰，张丛青，庄曾渊."瞳神络病"证治体系概要 [J]. 中国中医眼科杂志，2019，29（01）：1-4.

[2] 亢泽峰. 新时代中医眼科发展 [J]. 中国中医眼科杂志，2018，28（02）：69-72.

[3] 亢泽峰，陶方方，景军，等. 中国青少年近视患病率的 Meta 分析 [J]. 临床眼科杂志，2016，24（05）：395-399.

［4］亢泽峰，田楠楠，张庆，等.中医药抗单纯疱疹性角膜炎复发的研究现状及其展望［J］.中国中医眼科杂志，2014，24（01）：70–72.

［5］亢泽峰.眼科专家亢泽峰谈如何缓解视疲劳［J］.工会博览，2012（11）：24.

［6］亢泽峰，马雪英，高健生.T细胞对单纯疱疹病毒的潜伏和再活化的调节［J］.国际病毒学杂志，2006（05）：133–137.

［7］亢泽峰，高健生，巢国俊.益气解毒方抗单纯疱疹病毒性角膜炎复发的疗效评价［J］.中国实用眼科杂志，2004（05）：391–393.

［8］亢泽峰，高健生，巢国俊，等.益气解毒方治疗复发性单纯疱疹病毒性角膜炎的临床观察［J］.北京中医药大学学报，2004（01）：74–76.

［9］亢泽峰，何文清，陈惠明，等.中医角膜病学的形成与发展［J］.北京中医药大学学报（中医临床版），2003（04）：31–33.

［10］亢泽峰，庄曾渊，冯俊.瞳神络病理论探微及其研究思路［J］.中国临床康复，2003，7（32）：4402–4403.

［11］亢泽峰，庄曾渊.瞳神络病病机及其证治探析［J］.北京中医药大学学报，2003（04）：77–79.

［12］亢泽峰，崔小兰，图娅，等.通淋冲剂的主要药效学研究［J］.中国中药杂志，2001（09）：44–46.

［13］亢泽峰，庄曾渊，万素君，等.血虚证大鼠视网膜病理改变的研究［J］.中国中医基础医学杂志，2001（03）：43–46.

［14］亢泽峰，庄曾渊，万素君，等．益气养血活血中药对实验性血虚证大鼠视网膜病理改变的影响［J］．中国中医眼科杂志，2000（04）：16-19+1+64．

［15］亢泽峰，庄曾渊．眼血虚证诊断依据及其研究思路［J］．中医杂志，2000（03）：178-180．

［16］亢泽峰．针刺四缝穴放液配灸法治疗小儿疱疹性口腔炎160例［J］．四川中医，1997（05）：54．

六、谢立科

1. 生平简介

主任医师，博士研究生导师，中国中医科学院眼科医院副院长，玻璃体视网膜病、眼外伤病专科主任，中青年名中医，享受国务院特殊津贴专家。现为中国中医科学院眼科医院学科带头人，教育部硕博士论文函审专家，国家及多省市自然基金评审专家，国家卫健委及北京市医疗事故鉴定专家，北京市科普专家委员会专家，《中国中医眼科杂志》《中华眼科医学杂志》《中国医药导报》等编委。

2. 专业特长

擅长眼科显微手术及中西医结合治疗眼病。医疗特色为"显微手术联合中西医方法的精准治疗"，目前主要从事中西医结合玻璃体视网膜病及眼外伤病，其中重点研究视网膜动、静脉阻塞，玻璃体积血，黄斑疾病及玻璃体手术后视功能恢复。

3. 著作文章

文章

［1］谢立科，肖文峥，谢万坤，等．眼后部轮脏关系与治疗视网膜静脉阻塞思路探讨［J］．辽宁中医药大学学报，2013，

15（11）：8-9.

［2］谢立科，侯乐.单眼原发性视网膜色素变性1例［J］.中国中医眼科杂志，2012，22（05）：322-323.

［3］谢立科，欧阳云，张健，等.玻璃体切除术联合中药治疗增生型糖尿病视网膜病变的疗效观察［J］.湖南中医药大学学报，2011，31（12）：36-38.

［4］谢立科，尹连荣，孟宁，等.圈套器冲洗皮质法在小切口白内障手术中的应用［J］.国际眼科杂志，2009，9（06）：1137-1138.

［5］谢立科，朱志容，张明明.逍遥散联合生脉散治疗干眼病的临床研究［J］.中国中医眼科杂志，2009，19（02）：71-73.

［6］谢立科，朱志容.应用干眼仪诊断干眼的临床研究［J］.中国中医眼科杂志，2008（04）：194-196.

［7］谢立科，杨永升，庄曾渊，等.中西医结合眼科学的新进展［J］.中国中医眼科杂志，2007（01）：58-61.

七、张守康

1.生平简介

主任医师，原青光眼及神经眼科主任，现任眼科医院医务处处长。1988年毕业于北京中医药大学，从事眼科临床工作30余年。承担国家中医药管理局、中国中医科学院、首都医学发展科研基金等多项科研课题。

2.专业特长

擅长治疗神经眼科疾病、青光眼、黄斑变性、眼底出血等眼科常见病。

3.著作文章

［1］张守康，付海英，李学晶.外伤性视神经病变无光感20眼临床观察［J］.国际眼科杂志，2012，12（07）：1413-1414.

［2］张守康，邓晓辉，张丽霞，等.电梅花针治疗青少年近视多中心临床观察［J］.中国中医眼科杂志，2011，21（02）：74-77.

［3］张守康，王影，庄曾渊.不同病因视神经萎缩中西医结合治疗的临床疗效［J］.中国中医眼科杂志，2010，20（05）：275-277.

［4］张守康，李成武，庄曾渊，等.五子衍宗汤对Leber遗传性视神经病变患者线粒体基因突变比率的影响［J］.中国中医眼科杂志，2009，19（04）：206-208.

［5］张守康，王志强.青少年近视眼的中医药治疗现状［J］.中国民间疗法，2006（05）：63-65.

［6］张守康，王志强，杨晓桦，等.电梅花针治疗青少年近视的临床研究［J］.中国民间疗法，2006（04）：19-21.

八、巢国俊

1.生平简介

巢国俊，1965年出生，主任医师，1988年毕业于南京中医药大学，国家中医药管理局第三批师承学员，师从国医大师唐由之。现任中国中医科学院眼科医院纪委委员、医疗二支部支部书记、内障眼病（1）科主任、国家发改委药品价格评审中心专家组专家、中华中医药学会眼科分会副主任委员、北京中医药学会眼科专业委员会副主任委员、世界中医药学会联合会眼科专业委员会常务理事及副秘书长、北京市薪火传承"3＋3"工程唐由之名医工作室负责人、国家中医药管理局唐由之名医传承工作室建设项目负责人、中国中医科学院科学研究道德委员会委员、中国中医科学院养生保健专家指导委员会委员、《中国中医眼科杂志》编委、《中医眼耳鼻喉科杂志》编委，2010年被评为国家中医药管理局优秀共产党员，石景山区先进科学技术人才。

2. 专业特长

以中医药治疗眼底病为主要研究方向，从事中医、中西医结合眼科临床工作28年，对于老年性黄斑变性、黄斑前膜、黄斑水肿等黄斑部疾病，视网膜色素变性、视网膜血管病、高度近视性视网膜病变、葡萄膜炎、病毒性角膜炎、干眼症等眼科难治疾病，实施以中医药干预为核心的诊疗方案，积累了比较丰富的临床经验。

3. 著作文章

［1］巢国俊，马文新. 裂隙灯图像分析系统对大鼠半乳糖性白内障的动态观察和定量分级［J］.中国医药导报，2006(36)：146-147.

［2］巢国俊，陈金川. 玉屏风散加味抗单纯疱疹病毒性角膜炎复发的临床观察［J］.医药产业资讯，2006（21）：107+123.

九、冯俊

1. 生平简介

眼科医院眼科主任医师，眼二科主任、博士研究生导师，国家中医药管理局重点专科负责人，北京市石景山区领军医师，眼科医院中青年名医、国际会诊中心会诊专家、白内障手术师承导师、GCP（药物临床试验质量管理规范）眼科专业负责人。毕业于南京中医药大学，先后师从中医大师蒲辅周之子蒲氏中医第四代传人蒲志孝先生学习中医内科临床、国医大师唐由之教授学习中医眼科。

1997 年作为访问学者赴美国田纳西大学世界白内障中心师从世界白内障基金会主席 JERRE.FREEMAN 教授学习白内障超声乳化术，回国后创建眼科医院白内障防治中心。擅长选择个体化的方案治疗中、老年眼病：超声乳化治疗各种类型白内障（包括老年性、先天性、外伤性、并发性等类型的白内障）；采用自创的冯氏劈核钩及冯氏碎核技术完成一例白内障超声乳化手术平均用时 5 ～ 8 分钟。曾以医务主任身份参加"中华健康快车"白内障扶贫复明行动，为贫困地区患者施行白内障手术。担任世界中医药学会联合会眼科专业委员会副会长，中国中医药研究促进会眼科分会副会长，中华中医药学会眼科分会常委，中国中西医结合学会眼科专业委员会秘书、常委，中国中药协会眼保健中医药技术专业委员会常委，《中国中医眼科杂志》编委，北京市薪火传承"3＋3"工程唐由之名医工作室主要成员、国家中医药管理局唐由之名医传承工作室主要成员。

2. 专业特长

采用原创性睫状体平坦部滤过术、改良小梁切除术等手术方法治疗各种类型常见及难治性青光眼；中医方面首创剔络化瘀、剔络养血法，用于治疗眼部血管病，取得显著疗效；应用纯正中医思维整体与局部辨证相结合的方法治疗视网膜静脉阻塞、息肉样脉络膜血管病变（PCV）、青光眼、黄斑变性、中心性渗出性脉络膜视网膜病变、中心性浆液性脉络膜视网膜病变、黄斑出血、黄斑水肿、黄斑前膜等黄斑疾病、糖尿病视网膜病变等眼底出血性疾病，以及视网膜动脉阻塞、缺血性视神经病变等眼缺血性疾病，视神经萎缩、麻痹性斜视、甲状腺相关眼病等常见眼病。

3. 著作文章

［1］冯俊，李雪菲．剔络化瘀法联合激光治疗缺血型视网膜分支静脉阻塞黄斑水肿的临床研究［J］.中国中医眼科杂志，2017，27（6）：370-373.

［2］Xie X, Feng J, Kang Z, et al. Taxifolin protects RPE cells against oxidative stress-induced apoptosis［J］. Molecular Vision, 2017, 23: 520-528.

［3］冯俊，于静，唐由之．睫状体平坦部滤过术6年随访研究［J］.中国中医眼科杂志，2015（2）：111-114.

［4］冯俊，唐由之，于静．睫状体平坦部滤过术治疗青光眼的临床研究［J］.中国中医眼科杂志，2013，23（2）：109-112.

［5］冯俊，王影，巢国俊，等．睫状体平坦部滤过术治疗难治性青光眼31例［J］.中医杂志，2007，48（7）：619-620.

［6］冯俊，巢国俊，唐由之．睫状体平坦部滤过术治疗难治性青光眼的临床研究［J］.中国中医眼科杂志，2006，16（1）：5-6.

［7］冯俊，唐由之．囊袋内翻核白内障超声乳化法探讨［J］.中国中医眼科杂志，2002，12（1）：12-13.

［8］冯俊，邱礼新，梁丽娜．外伤性黄斑裂孔伴局限性视网膜脱离治验1例［J］.中国中医眼科杂志，2002，12（3）：49.

［9］冯俊，蒲永文．甘温除热法眼科运用举隅［J］.中医

杂志，1998（1）：29.

　　［10］冯俊，刘孝书，庄曾渊，等．葛根素为主治疗前部缺血性视神经病变的临床观察［J］．江西中医药，1994，25卷增刊：61-62.

十、接传红

1. 生平简介

　　医学博士、三级主任医师、博士生、博士后导师。中国中医科学院中医眼科学科带头人。眼科医院糖尿病眼病科（眼一科）主任、国际会诊中心高级专家，国家中医药管理局重点专科糖尿病眼病负责人。从事眼科临床、科研、教学工作30余年，中西医眼科理论知识扎实、临床经验丰富，曾在北京同仁医院进修眼底病、眼外伤病等，美国加州大学做眼科高级访问学者。担任北京中医药学会眼科专业委员会主任委员，中华中医药学会眼科分会副主任委员，中国中药协会眼保健中医药技术专业委员会副主任委员，世界中医药学会联合会眼科专业委员会理事，北京中医药学会理事，北京中西医结合学会理事、糖尿病专业委员会常委，北京激光学会眼科分会委员，《中国中医眼科杂志》《北京中医药》杂志编委等。是北京市首批健康科普专家，北京市"第二届首都群众喜爱的中青年名中医"、中国中医科学院"青年名中医"，北京市石景山区"优秀青年知识分子"。

2. 专业特长

　　各种激光技术治疗眼底病、后发性白内障、青光眼，经验丰富。

3. 著作文章

［1］接传红，高健生，郭欣璐，等.补气健脾养阴方联合激光治疗糖尿病性黄斑水肿疗效观察［J］.陕西中医，2014，35（10）：1303–1304.

［2］接传红，高健生，严京，等.密蒙花方对单纯型糖尿病视网膜病变患者视网膜功能的影响［J］.中国中医眼科杂志，2013，23（03）：157–160.

［3］接传红，吴正正，严京，等.高健生辨治糖尿病视网膜病变经验［J］.中医杂志，2012，53（23）：1996–1997.

［4］接传红，宋剑涛，郭欣璐，等.光凝联合药物治疗糖尿病性黄斑水肿［J］.世界中西医结合杂志，2011，6（08）：714–715+721.

［5］接传红，高健生，严京，等.密蒙花方对单纯型糖尿病视网膜病变患者视网膜功能的影响［J］.中国中医眼科杂志，2010，20（06）：323–325.

［6］接传红，高健生，宋剑涛，等.青风、绿风、黄风内障与闭角型青光眼的辨误［J］.中国中医眼科杂志，2010，20（03）：178–180.

［7］接传红，陈晨.糖尿病患者白内障术后视力变化分析［J］.山东中医杂志，2008（05）：308–309.

［8］接传红.多波长激光联合 Nd：YAG 激光周边虹膜切开术治疗闭角型青光眼［J］.中国中医眼科杂志，2007（05）：293.

［9］接传红，高健生，柴立民.川芎对血管内皮细胞 Bcl-2、Caspase-3 基因表达的影响［J］.中国中医眼科杂志，2007（02）：90–92.

［10］接传红，高健生，李卫红.川芎抗血管内皮细胞凋亡作用的研究［J］.中国中医眼科杂志，2005（04）：22-24.

［11］接传红，高健生.中药密蒙花抗血管内皮细胞增生作用的研究［J］.眼科，2004（06）：348-350+386.

［12］接传红，高健生.中药血清对体外培养脐静脉内皮细胞增殖的影响［J］.中国中医眼科杂志，2004（04）：30-32.

［13］接传红.第九届北京中医药学会眼科专业委员会在京换届［J］.中国中医眼科杂志，2004（03）：13.

［14］接传红，高健生.眼底血证辨证论治思路探讨［J］.山东中医药大学学报，2002（04）：258-259.

［15］接传红，郭彤，张惠蓉.血管内皮生长因子对牛视网膜色素上皮细胞 DNA 合成的影响和榄香烯抗增殖作用的研究［J］.中国中医眼科杂志，2001（02）：16-18+1.

［16］接传红，王奇.糖尿病性视网膜病变中西医结合治疗进展［J］.中国中西医结合杂志，1998（08）：509-511.

［17］接传红，韦企平.小切口囊外白内障摘除术临床分析［J］.中国中医眼科杂志，1998（02）：37-38.

［18］接传红，高健生.中药对增殖前期和Ⅳ期糖尿病性视网膜病变的疗效观察［J］.中国中医眼科杂志，1997（04）：31-34+1.

［19］接传红，高健生.糖尿病性视网膜病变相关因素的研究现状［J］.中国中医眼科杂志，1996（04）：246-248.

十一、张红

1. 生平简介

医学博士，主任医师，博士生导师，全国名老中医药专家庄曾渊传承工作室负责人，第四批全国老中医药专家学术经验优秀继承人，第二届中国中医科学院中青年名医，北京中西医结合学会眼科专业委员会副主任委员，中国中药协会眼保健中医药技术专业委员会秘书长。

2．专业特长

中西医结合诊治眼底病及视神经疾病。

3．著作文章

［1］张红，张津京，宋柯，等.清热祛湿法治疗中心性浆液性脉络膜视网膜病变的临床观察［J］.中国中医眼科杂志，2013，23（05）：343-345.

［2］张红，张津京，庄曾渊."病证结合"诊疗模式的研究现状［J］.中国中医眼科杂志，2012，22（06）：458-461.

［3］张红，庄曾渊.卫气营血辨证在单纯疱疹性角膜炎中的应用［J］.中国中医眼科杂志，2012，22（05）：370-371.

［4］张红，庄曾渊.基于"病证结合"探讨高度近视黄斑出血的病因病机［J］.中国中医眼科杂志，2011，21（04）：207-209.

［5］张红，庄曾渊.庄曾渊分期辨证治疗老年性黄斑变性经验［J］.中国中医眼科杂志，2011，21（02）：104-105.

［6］张红，庄曾渊，张津京.高度近视黄斑出血的中西医诊治进展［J］.中国中医眼科杂志，2011，21（01）：55-58.

［7］张红，庄曾渊，谢立科，等.眼结膜吸吮线虫病1例［J］.中国中医眼科杂志，2010，20（06）：361.

［8］张红，庄曾渊.高度近视黄斑出血荧光素眼底血管造影改变与辨证论治关系的初步研究［J］.中国中医眼科杂志，2007（04）：192-196.

十二、张丽霞

1. 生平简介

张丽霞，中共党员，医学博士学位，主任医师，硕士研究生导师。中国中医科学院中青年名中医，中国中医科学院眼科医院科教处长。北京中医药大学中医学院 2016 级中医学专业校外导师。任职中华中医药学会眼科分会第四届、第五届眼科分会常委，第六届常委、秘书长；中国民族医药学会眼科分会副会长兼秘书长；北京中西医结合学会第四届、第五届眼科专业委员会副主任委员；第五届《中国中医眼科杂志》编委；第一届北京中西医结合学会科技成果转化专业委员会指导专家；中华中医药学会中医眼科协同创新共同体执行委员会副主席兼秘书长；京西中医药文化研究会副会长；北京医学奖励基金会青光眼专家委员会副主任委员。曾任第四届、第五届中国中西医结合学会眼科专业委员会青年委员会副主任委员，中国医师协会眼科医师分会委员，北京中医药学会第十一届理事会理事，世界中医药学会联合会中药上市后再评价专业委员会第一届理事会理事，北京中医药学会养生康复专业委员会第一届常务委员，北京针灸学会第三届理事会理事，中国医师协会中西医结合医师分会眼科专业委员会副主任委员兼秘书长。

2. 专业特长

擅长青光眼、神经眼科、眼表疾病、葡萄膜炎、眼底病等疾病诊治，坚持"以人为本"的理念，以中医整体观念、辨证论治、天人相应等基本理论指导眼科临床，临床疗效确切。

3. 著作文章

[1] 张丽霞，高健生，张兆康，等. 中医哲学和现实人文

意义的思考［J］.中医杂志，2017，58（24）：2155-2157.

　　［2］张丽霞，高健生，张兆康，等.儒家思想与中医学临证思维模式［J］.中国中医基础医学杂志，2017，23（08）：1090-1091.

　　［3］张丽霞，高健生.论临床药物合理应用的实际问题［J］.中国中医基础医学杂志，2014，20（03）：393-394.

　　［4］张丽霞，高健生，侯乐.《黄帝内经》阴阳学说对中医眼科的指导意义［J］.中国中医基础医学杂志，2012，18（08）：818.

　　［5］张丽霞，王民秀，邓晓辉.病证结合治疗原发性开角型青光眼的临证思路［J］.中国中医眼科杂志，2012，22（01）：66-68.

　　［6］张丽霞，李静贞，高健生，等.川芎嗪对眼压控制下原发性开角型青光眼患者视功能和视网膜血循环的影响［J］.中国中医眼科杂志，2006（03）：129-132.

　　［7］张丽霞，高健生.青光眼视网膜神经节细胞凋亡及视功能保护［J］.中国中医眼科杂志，2006（01）：55-57.

十三、尹连荣

1. 生平简介

　　医学博士，眼科博士后，研究生导师，中国中医科学院"中青年名中医""手术指导导师"，第二届首都优秀医务工作者。从事眼科临床及科研工作25年，曾于世界人工晶体中心、德国慕尼黑马普神经生物研究所工作学习，拥有丰富的专业知识及临床经验。曾3次上"健康快车"为贫困地区患者进行白内障手术。兼任中国医师协会中西医结合眼科专业委员会秘书长，中华中医药学会眼科分会常委，中华中医药学会中医眼科协同创新共同体执行委员会副秘书长，世界中医药学会联合会眼科专业委员会理事，北京医师协会眼科专科医师分会常务理事，北京中西医结合学会眼科专业委员会常委，北京中医药学会眼科专业委员会常委。

2. 专业特长

近视、远视、散光、老花眼的全飞秒准分子激光治疗，各类白内障的个体化手术治疗，尤其擅于合并近视、远视、老花眼、青光眼患者的个体化手术治疗及围手术期的中医药治疗；擅于有晶体眼后房型人工晶体植入术（ICL、PRL）治疗中高度及超高度近视；擅于三焦点人工晶体植入治疗中高度近视及中高度远视；擅于高度近视相关并发症（白内障、青光眼、黄斑病变、视网膜玻璃体病变）及近视防控、干眼的中西医结合治疗；对青光眼的早期诊断及视神经保护的中西医结合治疗具有独到见解；擅于青光眼、后发性白内障及糖尿病视网膜病变的激光及中医药联合治疗。

3. 著作文章

［1］尹连荣，高健生.黄芪对高眼压大鼠视网膜神经节细胞的保护作用［J］.北京中医药大学学报，2016，39（10）：828-832.

［2］尹连荣，高健生.益精补阳还五汤不同组分对高眼压大鼠视网膜神经节细胞保护差异研究［J］.辽宁中医杂志，2015，42（10）：2008-2011+5.

［3］尹连荣，杨华，李欣，等.京西社区青光眼宣教及筛查的初步探讨［J］.中国中医眼科杂志，2014，24（06）：437-439.

［4］尹连荣，杨薇，宋剑涛，等.从临床医案谈唯物辩证法在中医眼科治疗中的应用［J］.中国中医眼科杂志，2012，22（04）：297-299.

［5］尹连荣，高健生.自拟温肾逍遥汤治疗围绝经期干眼症的疗效观察［J］.中国中医眼科杂志，2011，21（05）：253-255.

［6］尹连荣，徐胜利.补阳还五汤加减对高眼压大鼠视网膜神经节细胞的保护作用［J］.眼科新进展，2008（03）：177-180.

［7］尹连荣，袁佳琴.DT$_{389}$-hbFGF 免疫毒素的克隆与表达（英文）［J］.国际眼科杂志，2007（01）：15-18.

［8］尹连荣，郝燕生，袁佳琴，等.白喉毒素氨基端389个氨基酸－人碱性成纤维细胞生长因子靶向毒素的克隆表达及对人晶状体上皮细胞毒性研究［J］.中华眼科杂志，2006（08）：744-750.

［9］尹连荣，黄发明.联合片状同种异体结膜移植与羊膜移植治疗早期碱烧伤（英文）［J］.国际眼科杂志，2005（06）：1093-1096.

［10］尹连荣，张红，田芳，等.高度近视眼白内障摘除术后囊膜混浊的临床研究［J］.中国实用眼科杂志，2005（03）：242-244.

［11］尹连荣，孙慧敏，袁佳琴.视网膜色素变性的遗传学及治疗学研究进展［J］.国外医学（眼科学分册），2004（02）：116-119.

［12］尹连荣，李建平，赵俊锋，等.羊膜为基底的小片状同种异体结膜移植治疗碱烧伤［J］.眼科新进展，2003（01）：

30–32.

　　［13］尹连荣，黄发明．邮票式同种异体结膜移植的实验研究［J］．眼外伤职业眼病杂志（附眼科手术），2002（03）：267–269.

　　［14］尹连荣．结、角膜表面重建术的研究进展［J］．中国实用眼科杂志，1999（11）：644–646.

　　［15］尹连荣．双眼先天性巨大黄斑缺损1例［J］．中国实用眼科杂志，2002（04）：281.

十四、王影

1. 生平简介

医学博士，传承博士后，主任医师，硕士研究生导师，神经眼科兼针灸科主任，师从国医大师唐由之教授攻读中西医结合眼科博士学位，师从我国著名眼科专家庄曾渊研究员，国家中医药管理局首批传承博士后。发表SCI及国内核心期刊论文30余篇，参与省部级课题20余项。中华医学会神经眼科学组专业委员会委员，海峡两岸医药卫生交流协会眼科专业委员会视神经炎学组委员，中华中医药学会眼科分会委员。

2. 专业特长

擅长针灸等传统疗法治疗各种视神经病变、视神经萎缩、眼肌麻痹、甲状腺相关眼病、干眼、视疲劳、黄斑病变、色素变性、眼睑痉挛及眼科疑难病。尤其在视神经疾病的诊断与中医治疗上，有突出优势。

3. 著作文章

（1）著作

参与编著《视神经萎缩诊断与治疗》《视路疾病基础与临床

进展》《国医大师系列丛书——唐由之经验集》《神经眼科疑难病例精粹》《庄曾渊实用中医眼科学》。

（2）文章

[1]王影，郭辉，赵子德，等.沿视觉传导通路电针疗法对前部缺血性视神经病变兔细胞凋亡干预的研究[J].中国针灸，2017，37（08）：857-862.

[2]王影，庄曾渊.庄曾渊研究员运用"病证结合、分期论治"理论的经验体会[J].中国中医眼科杂志，2016，26（05）：324-326.

[3]王影，曾渊，赵子德，等.针刺联合刺络放血治疗甲状腺相关眼病的临床观察[J].中国中医眼科杂志，2016，26（03）：171-174.

[4]王影，赵子德，柏梅，等.针刺联合刺血疗法治疗中重度甲状腺相关眼病3例[J].中国中医眼科杂志，2015，25（05）：371-373.

[5]王影，童绎.药物中毒性视神经病变的研究进展[J].实用药物与临床，2015，18（04）：459-462.

[6]王影，邱礼新，唐由之.唐由之视神经萎缩诊治经验[J].中国中医眼科杂志，2015，25（01）：35-36.

[7]王影，童绎.眼睑吸脂术致视神经萎缩1例[J].中国中医眼科杂志，2010，20（04）：197.

[8]王影，魏世辉，童绎.放射性视神经病变2例[J].中国中医眼科杂志，2010，20（02）：115-117.

[9]王影，魏世辉，李晓明.硫化氢中毒合并视功能障碍1例[J].中国中医眼科杂志，2009，19（04）：244-245.

[10]王影，唐由之.慢性高眼压兔模型的实验研究[J].

中国中医眼科杂志，2009，19（04）：187-190.

［11］王影，唐由之，冯俊.睫状体平坦部滤过术的实验研究［J］.中国中医眼科杂志，2009，19（03）：125-127.

［12］王影，唐由之，冯俊.睫状体平坦部手术的沿革［J］.中国中医眼科杂志，2009，19（01）：60-62.

［13］王影，童绎，胡世兴.Leber遗传性视神经病的病理机制与治疗［J］.国际遗传学杂志，2006（06）：463-467+410.

十五、杨薇

1. 生平简介

医学博士，主任医师，硕士研究生导师，第四批全国老中医药专家高健生学术经验继承人，国家中医药管理局全国名老中医药专家高健生传承工作室主任，中华中医药学会眼科分会副秘书长、常务委员，北京中西医结合学会第五届眼科专业委员会秘书长、常务委员。

2. 专业特长

中医治疗疑难眼病。

3. 著作文章

（1）著作

《中医眼科案例引导》（副主编）、《视路疾病基础与临床进展》（学术秘书）、《中华眼科学》（第3版，参编）。

（2）文章

［1］杨薇，宋剑涛，高健生.高风雀目与肝虚雀目辨误［J］.湖南中医药大学学报，2011，31（12）：5-7.

［2］杨薇，宋剑涛，高健生.益气升阳举陷法在眼科的应用［J］.中国中医眼科杂志，2011，21（02）：114-117.

［3］杨薇，宋剑涛，尹连荣，等．益气升阳法治疗 Meige 综合征 5 例［J］．中国中医眼科杂志，2010，20（06）：329-330．

［4］杨薇，童绎，蔡锦红，等．接种预防疫苗所致神经眼科病变 5 例［J］．中国中医眼科杂志，2008，18（06）：354．

［5］杨薇，童绎．单侧动眼神经麻痹 75 例病因分析［J］．中国中医眼科杂志，2008（04）：221-222．

［6］杨薇，童绎，高健生．前部缺血性视神经病变与腔隙性脑梗死的相关研究［J］．中国中医眼科杂志，2008（03）：134-136．

［7］杨薇，童绎．成人水痘致视神经病变二例［J］．眼科，2008（01）：70．

［8］杨薇，庄曾渊，李博．中医药治疗内因性前葡萄膜炎的随机对照临床试验质量评价［J］．中国中医眼科杂志，2007（02）：68-71．

［9］杨薇，童绎，张红．色素性静脉旁视网膜脉络膜萎缩合并右眼外斜 1 例［J］．中国中医眼科杂志，2007（01）：57．

十六、梁丽娜

1. 生平简介

研究员，医学博士，留美博士后，国际视网膜研究基金会查尔斯·凯尔曼学者，第五批全国老中医药专家学术经验继承人，先后师从全国名老中医庄曾渊研究员、国医大师唐由之研究员。现为中国中医科学院研究生导师，作为课题负责人及主要承担者参加国家科技部重大专项课题、国家自然科学基金委资助课题、美国国立卫生研究院（NIH）资助课题、国际视网膜基金博士后专项课题及国家留学人员科研启动优秀项目等多项课题的研究工作。兼任中华中医药学会眼科专业委员会常委，中华中医药学会眼科青年委员会副主委，世界中医药学会联合会眼科专业委员会常务委员、副秘书长，中华中西医结合学会眼科专业委员会青年委员，中国研究型医院学会眼科学与视觉科学专业委员会常务委员，欧美同学会委员，中国医药教育协会眼科分会委员，北京中医学会眼科专业委员会常务委员，北京中西医结合学会眼科专业委员会常务委员，《中国中医眼科杂志》常务编委，《眼科新进展》杂志特约审稿人，国家自然科学基金同行评议人，北京市自然科学基金同行评议人。

2. 专业特长

擅长治疗视神经疾病、黄斑变性、视网膜色素变性、角膜炎、干眼病。

3. 著作文章

［1］梁丽娜，李雪丽，许凯，等. 补肾益精方对先天性视网膜色素变性 RCS 大鼠感光细胞凋亡的抑制作用［J］. 眼科新进展，2018，38（07）：611-615.

［2］梁丽娜，许凯，王晶莹，等. 萎缩型年龄相关性黄斑变性形态学及功能学检查技术进展［J］. 眼科新进展，2017，37（10）：979-983.

［3］梁丽娜，唐由之，周尚昆，等. 双秦眼用凝胶对家兔眼部刺激性及抗单疱病毒性角膜炎作用［J］. 中国实验方剂学杂志，2013，19（22）：236-239.

［4］梁丽娜，王志强，马纳，等. 防风对六味地黄丸干预实验性视网膜变性作用的影响［J］. 中国中医眼科杂志，2013，23（05）：313-317.

［5］梁丽娜，庄曾渊.带状疱疹病毒性角膜内皮炎合并瞳孔损害2例［J］.中国中医眼科杂志，2013，23（02）：154-155.

［6］梁丽娜，孟宁，李骄.Waardenburg综合征1家系［J］.中国中医眼科杂志，2009，19（06）：364.

［7］梁丽娜，李根林，王津津，等.中药复方制剂对rds小鼠感光细胞凋亡的干预作用研究［J］.眼科研究，2005（05）：462-464.

［8］梁丽娜，侯静，袁敏立，等.正常及病变角膜光学相干断层扫描观察［J］.中国中医眼科杂志，2005（02）：63-65.

［9］梁丽娜，李根林，王津津，等.中药对体外培养视网膜神经细胞的干预作用研究［J］.眼科新进展，2004（06）：422-425.

［10］梁丽娜，李根林，王津津，等.中药对新生小牛视网膜组织细胞增殖作用的研究［J］.中国中医眼科杂志，2004（03）：19-21.

［11］梁丽娜.常染色体显性遗传性视网膜色素变性基因型－表型研究进展［J］.眼科研究，2003（04）：446-448.

［12］梁丽娜，庄曾渊.视网膜色素变性证候基础研究的现状和展望［J］.中国中医眼科杂志，2003（01）：59-61.

［13］梁丽娜，庄曾渊.视网膜色素变性患者视网膜光学相干断层扫描观察［J］.中国中医眼科杂志，2001（04）：8-10.

（杨潮整理，梁丽娜审阅）

第九章　北京中医药大学第三附属医院眼科

第一节　传承谱系

第一代

韦企平。

第二代

何萍、王志强、郭黎霞、吴鲁华。

第三代

张雪倩、郭燕、尚珊珊、梁子钰。

（注：从 2006 年划转至北京中医药大学后成立北京中医药大学第三附属医院时传承起始。）

第二节　起源年代及简介

一、起源年代

北京中医药大学第三附属医院始建于 1964 年 10 月，历经中国人民解放军基建工程兵北京指挥部医院、北京城建医院、北京冶金医院，2006 年 9 月划转至北京中医药大学，成立北京中医药大学第三附属医院，眼科于同期建立。经过数十年的不断建设和发展，尤其在划转北京中医药大学以来，眼科迎来了飞速发展，已经发展成为中医特色突出，中西医结合优势明显，集医疗、科研、教学于一体的综合眼科。先后加入北京市及全国眼视光学联盟，全心致力于儿童、青少年的近视防治工作。

二、科室简介

目前，北京中医药大学第三附属医院眼科拥有博士生导师 1 名，硕士生导师 1 名，临床博士 4 名，临床硕士 2 名，在读临床研究生 3 名，主任医师 4 名、副主任医师 1 名、主治医师 4 名、主管护师 2 名，"燕京韦氏眼科学术传承工作室"设于北京中医药大学第三附属医院眼科。经过数十年的发展，该科从整体规模到业务范围不断发展壮大，已经从单一的眼科门诊发展成为拥有眼科门诊、眼科综合检查室、眼科验光室、眼科治疗室、眼底激光室、眼科病房等多个职能部门的综合科室。

近些年，北京中医药大学第三附属医院眼科紧随科技发展趋势，不断更新和完善眼科设备，目前已拥有大批先进的进口诊疗设备，如德国 ZeissHumphrey-750i 动态视野计，法国光太眼科 A/B 超仪，光学相干断层扫描仪（OCT），德国 OCULUS 眼表综合分析仪，眼科超声生物显微镜（UBM），眼底彩色照相联合眼底荧光血管造影仪，视觉电生理检查仪，角膜内皮镜，角膜地形图仪，IOL-Master 人工晶体生物测量仪，同视机，综合验光仪以及 YAG 激光仪，眼底激光仪，干眼综合治疗仪，中药离子导入仪等诊疗设备，极大地提高了眼科的诊疗水平，方便了广大眼病患者。

在中西医结合眼科体系中，北京中医药大学第三附属医院眼科在医疗、科研、教学以及硬件设施等方面处于较为先进水平，同时不断引进人才，形成了一支强有力的中西医专家团队，在广大眼病患者中享有良好的声誉。对眼科常见病及多发病的中西医结合治疗有丰富的经验，同时对于一些眼科的疑难杂症如黄斑变性、葡萄膜炎、视神经疾病、眼眶炎性假瘤、视网膜色素变性、糖尿病性视网膜病变、视网膜静脉阻塞、黄斑水肿等诸多眼病，采用中西医结合治疗，充分发挥中西医各自的优势，预期达到一加一大于二的效果，致力于多个领域的中西医结合研究。团队成员除了能够熟练开展白内障、青光眼、翼状胬肉、泪道、玻璃体腔注药、激光以及眼睑整形等现代手术，还能够熟练地应用中医中药等诸多适宜技术。同时，为了方便青少年近视以及干眼等常见病患者就医，北京中医药大学第三附属医院眼科还开设了小儿近视和干眼专病门诊，采用中西医结合的方法进行诊治，受到群众的普遍欢迎。

北京中医药大学第三附属医院眼科近年来承担北京中医药大学本科生、成人继续教育和台港澳留学生的眼科理论教学和见习带教任务，以及北京市中医住院医师规范化培训工作，受到医学生们的一致好评。科室成员主持并参与国家级、省部级以及校级课题10余项，获得国家级、省部级等各级奖励10余项，主编和参编专业著作20余部，在核心期刊上发表专业论文100余篇。

三、中医特色治疗介绍

1. 中药离子导入

利用特殊设计的电脉冲波，通过电场的作用，将中药有效成分加快作用到特定穴位上和直接透入组织内的一种外治疗法。适应证：干眼症、视疲劳、睑板腺炎、睑板腺囊肿、虹膜睫状体炎、巩膜炎、玻璃体浑浊、眼底出血等疾病。

2. 中药穴位贴敷

在辨证施治的基础上，将有效中药直接作用于眼周，经过皮肤渗透使药物到达病灶起到治疗作用，此法操作简便并且无创，易于被患者接受。适应证：屈光不正、视疲劳、老花眼、干眼症、眼表炎症、白内障等眼病。

3. 药棒穴位治疗（雷火灸）

在传统灸疗的基础上加入一些温经通络、养肝明目等中药，以解剖学病变部位为主，结合穴位治疗，起到通经活络、消肿止痛、疏风散寒、养肝明目的作用。适应证：干眼症、视疲劳、睑板腺炎、屈光不正等疾病。

4. 中药熏治疗法

通过超声波的作用使药物雾化，形成微小雾粒，导入眼睛，使眼的结膜、角膜和眼周围皮肤直接接触药液雾粒并渗入眼部，从而达到治疗眼病的目的。适应证：急慢性结膜炎、干眼症、视疲劳、睑板腺炎、睑板腺囊肿、眼睑痉挛等疾病。

5. 眼部穴位针灸

通过针刺法作用于眼球周围、眼眶边缘以及肢体相应的穴位。适应证：视神经病变、干眼症、屈光不正、视疲劳、眼肌痉挛、眼肌麻痹等疾病。

6. 隔物灸法

配伍软坚散结的中药浸泡核桃皮，再以艾条隔着核桃皮加热熏灸。核桃又为补肾之品，能起到补肾养肝、软坚散结、抗炎消肿的效果。适应证：睑板腺炎、睑板腺囊肿、视疲劳等。

7. 耳尖放血疗法

一种肝、胆经络循行取穴的传统中医疗法，具有清热消肿、化瘀散结、扶正祛邪的作用。适应证：睑板腺炎、睑板腺囊肿以及眼肌痉挛等疾病。

8. 耳穴压豆法

按照耳穴治疗原理对症取穴，给予适度的揉、按、捏、压，产生酸、麻、胀、痛等刺激感应，以达到治疗目的的一种外治疗法。操作简便、价格低廉、疗效确切，易于被患者接受。适应证：儿童及青少年屈光不正、视疲劳、干眼症等。

第三节　代表人物

一、韦企平

同第六章第三节韦企平部分。

二、何萍

1. 生平简介

主任医师，从事眼科专业 30 余年。率先在国内开展白内障现代囊外摘除术、有晶体眼人工晶体植入术矫正高度近视手术，现已成功完成白内障超声乳化手术上万例。2019 年拜师燕京韦氏第四代传人、名老中医韦企平教授。兼任北京中医药学会眼科专业委员会副主任委员，中华中医药学会眼科分会常务理事，中国民族医药学会眼科分会常务理事等。

2. 专业特长

擅长青光眼、白内障、眼外伤手术治疗；儿童远、近视及斜弱视诊断与治疗；干眼症、视疲劳等眼表疾病以及老年性黄斑变性、视神经疾病、糖尿病性视网膜病变等眼底疾病的中西医结合治疗。

3. 著作文章

[1] 何萍, 王月春, 孙士平, 等. 负人工晶体前房植入术矫正高度近视 [J]. 中国实用眼科杂志, 1995 (08): 476-477.

[2] 何萍, 李志坚, 陈章明, 等. 有晶体眼人工晶体植入矫治高度近视的远期疗效 [J]. 中国实用眼科杂志, 2000 (08): 495.

[3] 何萍, 李志坚, 蔡晓松. 青光眼合并白内障施行人工晶体植入术的临床观察 [J]. 航空航天医药, 2001 (02): 70-71.

[4] 何萍, 李志坚, 滕岩, 等. 超声乳化白内障吸出PMMA 人工晶体植入术 [J]. 航空航天医药, 1998 (02): 69-71.

三、王志强

1. 生平简介

医学博士, 副主任医师, 眼科主任。硕士及博士分别师从沙凤桐及高健生。兼任中国中医药信息学会眼科分会秘书长, 中国医药教育协会科普健康教育中心主任, 中国中医药信息学会中医医院管理分会副会长, 中国医师协会中西医结合医师分会眼科专业委员会副秘书长, 中国民族医药学会眼科分会常务理事, 中国中医药研究促进会青年医师分会副会长, 中华中医药学会眼科分会委员, 世界中医药学会联合会眼科专业委员会理事。主编和参编专业著作 3 部, 承担和参与国家级、省部级等课题 10 余项, 在专业核心期刊发表论文 20 余篇。曾担任中国中医科学院西苑医院西学中班内经教研室教师，北京中医药大学、滨州医学院临床专业学生教学及带教老师，北京市、区级继续教育项目老师，同时带教眼科研究生及国际留学生。热衷于眼科知识的科普宣传工作，多次受邀参与电视、电台科普节目的录制及发表各类科普文章，曾代表国家中医药管理局参加 2017 年度全国科普大赛并获三等奖。

2．专业特长

擅长中西医结合治疗近视、弱视、儿童眼睑痉挛、干眼症、老年性黄斑变性、视神经萎缩、青光眼、更年期眼病等眼科疾病。擅长白内障、青光眼、玻璃体腔注药，以及泪道、翼状胬肉、眼睑整形等手术。在眼病治疗中提倡中西医结合，充分发挥中西医各自的优势，以期最大程度帮助患者。临床上综合运用中西医治疗方法，内外同调，标本兼治，在青少年近视、眼睑痉挛、糖尿病性视网膜病变、老年性黄斑变性、缺血性视神经病变、视神经萎缩、视网膜色素变性、高度近视、视网膜疾病、甲状腺相关眼病、眼眶炎性假瘤等多种眼科常见和疑难疾病的治疗上经验丰富。

3．著作文章

［1］王志强.“驻景”诸方的历史渊源和在眼科的应用［J］.中国中医眼科杂志，2020，30（09）：661–664.

［2］王志强.白内障之问与答［J］.人口与健康，2019（11）：92–94.

［3］王志强，周婉瑜，高健生.高健生治疗 Meige 综合征经验［J］.河南中医，2018，38（10）：1499–1500.

［4］王志强.耳穴埋豆疗法治疗青少年近视临床研究［J］.河南中医，2017，37（12）：2200–2202.

［5］王志强.白内障的两大"元凶"［J］.健康向导，2017，23（05）：30-31.

［6］王志强，高健生，魏彬彬.高健生治疗眼眶炎性假瘤经验［J］.中国中医眼科杂志，2015，25（03）：184-186.

［7］王志强.眼针联合益气通络法治疗糖尿病患者缺血性视神经病变的临床研究［D］.北京：中国中医科学院，2015.

［8］王志强.耳穴埋豆治疗青少年近视的临床观察［C］."新成果·新进展·新突破"中华中医药学会2013年学术年会、第三次中华中医药科技成果论坛论文集.2013：542-545.

［9］王志强，江伟.长时间燃放烟花致电光性眼炎1例［J］.临床眼科杂志，2013，21（03）：269.

［10］王志强，车念聪，郭新新，等.AsC不同中医体质人群"伏邪"之探析［J］.云南中医学院学报，2013，36（01）：15-18.

［11］王志强，车念聪，郭新新，等.基于现代研究对无症状慢性乙肝病毒携带者人群中医体质与免疫状态相关性探析［J］.中医药导报，2012，18（12）：13-16.

［12］王志强，江伟，梁丽娜，等.Matrigel诱导实验性脉络膜新生血管的实验研究［J］.国际眼科杂志，2012，12（12）：2272-2275.

［13］王志强.驻景丸加减方在眼底黄斑疾病中的应用［J］.中国中医眼科杂志，2012，22（05）：356-358.

［14］王志强，李越虹.电梅花针治疗青少年近视眼的临床观察［C］.第六届全国中医中西医结合眼科学术交流会论文汇编.2007：157.

四、郭黎霞

1. 生平简介

主任医师，硕士研究生，中国中医药信息学会眼科分会委员。从事眼科临床、科研、教学工作20余年，2008年及2015年曾两次到北京同仁医院进修学习眼科科研及临床工作，开阔了眼界，拓展了思维，增强了自己的业务能力。

2. 专业特长

对各种眼病的诊断和治疗积累了大量临床经验，尤其对青光眼、白内障的诊断及治疗有独到之处。临床经验丰富，手术技巧娴熟，擅长青光眼复合式小梁切除术，白内障超声乳化人工晶体植入术，青光眼及白内障的复杂联合手术，以及青光眼、白内障的各种激光、药物治疗。熟练掌握青光眼术后各种复杂并发症及各种难治性青光眼的诊断与治疗方法。

3. 著作文章

［1］郭黎霞，申然，郭志远，等.联合疗法治疗非缺血性视网膜中央静脉阻塞继发黄斑水肿的效果分析［J］.临床眼科杂志，2017，25（04）：318-321.

［2］郭黎霞，张志宏，崔宏宇，等.EX-PRESS房水引流物植入抗青光眼术后五方位角膜内皮的影响［J］.临床眼科杂志，2017，25（04）：337-338.

［3］郭黎霞，梁远波，牟大鹏，等.可疑原发性房角关闭激光干预后眼生物测量参数变化：5年随访研究［J］.中国实用眼科杂志，2017，35（06）：572-575.

［4］郭黎霞，吕爱国，郭志远，等.双眼前房深度不对称的闭角型青光眼临床分析［J］.中华眼外伤职业眼病杂志，

2017, 39（04）: 284–287.

［5］郭黎霞, 范肃洁, 段志娟, 等.青光眼激光术后解剖结构改变的研究［J］.中华眼外伤职业眼病杂志, 2012（02）: 122–125.

［6］郭黎霞, 范肃洁, 崔宏宇, 等.原发性闭角型青光眼发病眼与对侧眼的生物解剖结构差异［J］.临床眼科杂志, 2011, 19（01）: 37–39.

［7］郭黎霞, 范肃洁, 王兰, 等.标准白色视野与蓝/黄视野检测不同阶段青光眼视野的对比研究［J］.眼科, 2009, 18（06）: 410–413.

［8］郭黎霞, 梁远波, 孙兰萍, 等.ORA 新型眼压计［J］.国际眼科纵览, 2007（05）: 307–309.

［9］郭黎霞, 韩瑶, 吕建华, 等.正常人和原发性开角型青光眼患者小梁网中的诱导型一氧化氮合酶表达［C］.第三届全球华人眼科学术大会暨中华医学会第十一届全国眼科学术大会论文汇编.2006: 752.

［10］郭黎霞.正常人和急性闭角型青光眼患者小梁网中一氧化氮合酶的表达［D］.石家庄: 河北医科大学, 2004.

［11］郭黎霞, 杨华芝.小儿神经母细胞瘤转移致眼球突出一例［J］.河南医科大学学报, 1996（02）: 175–176.

五、吴鲁华

1. 生平简介

主任医师, 医学博士, 硕士研究生导师, 眼科副主任。现任北京中医药学会眼科专业委员会委员, 北京中西医结合学会眼科专业委员会青年委员, 中国中医药研究促进会委员。师承韦氏眼科第四代传人韦企平教授和北京中医药大学东方医院眼科周剑教授。多年来一直从事眼科临床、教学以及科研工作。

2．专业特长

临床工作中对干眼症、青光眼、眼底出血、视神经病变等眼科常见病多发病的中西医结合治疗积累了丰富的经验，尤其在激光治疗青光眼、眼底出血以及针刺治疗干眼症、眼肌麻痹以及视神经疾病方面取得了较好疗效。

3．著作文章

［1］吴鲁华，王雁，尚姗姗，等．针刺治疗睑板腺功能障碍相关干眼的疗效及对泪液中 CXCR3 和 CXCL10 含量的影响［J］．中国医刊，2018，53（11）：1273-1276.

［2］吴鲁华，曹京源，尚姗姗，等．韦企平治疗非动脉炎性前部缺血性视神经病变用药规律的聚类分析［J］．中国中医眼科杂志，2018，28（02）：88-91.

［3］吴鲁华，曹京源，尚姗姗，等．基于聚类分析非动脉炎性前部缺血性视神经病变中医证候学研究［J］．中医药临床杂志，2017，29（08）：1135-1139.

［4］吴鲁华，周剑，曹京源，等．基于因子分析的非动脉炎性前部缺血性视神经病变中医证候学研究［J］．中国中医眼科杂志，2016，26（04）：239-242.

［5］吴鲁华，李欣，何萍，等．基于聚类分析的非动脉炎性前部缺血性视神经病变用药规律探讨［J］．中华中医药学刊，2016，34（08）：1926-1929.

［6］吴鲁华．基于多元统计方法非动脉炎性前部缺血性视神经病变中医证候学研究［D］．北京：北京中医药大学，2016.

［7］吴鲁华，周剑，何萍，等．辨证针刺治疗不同证型干眼

的疗效观察 [J].中国中医眼科杂志，2015，25（01）：19-22.

[8] 吴鲁华，周剑，何萍，等.针刺治疗对干眼视觉对比敏感度影响的临床研究 [J].中国中医眼科杂志，2014，24（04）：243-246.

[9] 吴鲁华，王雁，韦企平.眼底出血方联合中药离子导入治疗糖尿病视网膜病变的临床观察 [J].北京中医药大学学报（中医临床版），2013，20（01）：41-43.

[10] 吴鲁华，李耀宇，翟国光，等.七叶洋地黄双苷滴眼液对于 LASIK 术后眼调节力的影响 [J].中国中医眼科杂志，2012，22（04）：251-254.

[11] 吴鲁华，韦企平，何萍，等.重明益损汤治疗气虚血瘀型外伤性视神经萎缩的临床研究 [J].中国中医眼科杂志，2012，22（02）：94-97.

[12] 吴鲁华，韦企平.韦企平教授治疗年龄相关性黄斑变性经验介绍 [J].北京中医药大学学报（中医临床版），2011，18（03）：43-45.

[13] 吴鲁华.祁宝玉治疗葡萄膜炎经验介绍 [J].中国中医眼科杂志，2010，20（05）：289-291.

[14] 吴鲁华，宋海姣，李强，等.加味沙参麦冬汤联合眼针治疗干眼症临床观察 [J].北京中医药大学学报（中医临床版），2010，17（02）：18-20.

[15] 吴鲁华.重明益损汤治疗气虚血瘀型外伤性视神经萎缩的临床研究 [D].北京：北京中医药大学，2006.

[16] 吴鲁华，韦企平.中西医结合治疗乙胺丁醇中毒性视神经病变 2 例 [J].国际眼科杂志，2006（02）：509.

（李铁军、武燕整理，何萍审阅）

下篇　燕京医学流派眼科名家

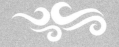

第十章 丁化民

第一节 传承谱系

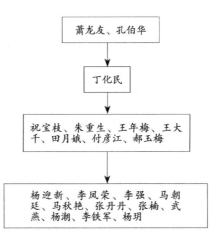

萧龙友、孔伯华

丁化民

祝宝枝、朱重生、王年梅、王大千、田月娥、付彦江、郝玉梅

杨迎新、李凤荣、李强、马朝廷、马秋艳、张丹丹、张楠、武燕、杨潮、李铁军、杨玥

第二节 生平介绍

丁化民，河北省丰宁县人，生于1904年，卒于1990年。祖籍山东登州。本名"金铎"，字"树诚"，号"化民"，后以号行医。

丁化民自幼熟读经史诸子，诗词帖括，勤学强记，文史功底深厚。幼年目睹亲人相继故去，即萌生济世活人之志，在研经读史之外，也自学《黄帝内经》《难经》等医书，启迪于先秦诸子之哲理，遂悟彻岐黄医道之精蕴，研究中医的兴趣益深，每有心得即做笔记，持之以恒，为他日后自学成医打下了坚固的基础。20 岁同本族伯父丁润卿于成春堂药铺学医四年，并参与中药采收、辨伪、炮制、配方，习徒四载，已能熟知药性及配伍技巧。24 岁至北平，随姑父王新三学医，夜晚挑灯常至午夜，医术大增，深得姑父赞赏。

1930 年丁化民考入北平国医学院研究班。北平国医学院是我国近代较完善的一所私立中医教学机构。北平国医学院是由"京城四大名医"之列的萧龙友与孔伯华两位先生共同创办的，当时萧先生任董事长，孔先生任院长，二老亲临讲坛。在学院困难时期，萧、孔二位先生竭尽全力，倾囊维持，他们在学院设立门诊部，以诊费补贴办学经费。该学院开办 15 年之久，共开设过 11 个班级，先后培养造就出内科、外科、妇产、小儿、针灸、正骨及药物、按摩等各类中医药人才共 700 余人，继承并发展了中医学术，造就了一大批国医人才，这对当时处于逆境中的中医事业起到了挽救和促进作用。数十年来，该学院学生遍及全国各地，大多已成为当今医坛骨干，有的还成为国内屈指可数的专家名流。丁化民便是该院第一届毕业生，自进入国医学院开始，便从师于萧龙友及孔伯华，更是萧老之门人。1932 年毕业，之后仍经常于孔、萧家中就中医问题展开探讨。

1932 年 7 月 23 日，丁化民从北平市公安局卫生科考取中医士开业执照，后在北平草场九条 29 号（即现在前门）开诊，1938 年 3 月搬家到大栅栏 8 号（即现在西单钟声胡同）挂牌开诊行医（挂牌行医 19 年）。1951 年，在北京门头沟联合诊所工作，其间任诊所主任 4 年半。1956 年，北京市政府筹备北京中医医院，丁化民被市卫生局聘请至北京中医医院工作。在院期间，丁化民曾先后于内科、妇科、儿科、肿瘤科、眼科工作，临床疗效显著。曾任北京中医研究所理论研究室中医文献室副主任、北京第二医学院教授等。1978年被确定为北京市名老中医学术经验重点继承对象。1979年带头组建眼科，从此专注于中医眼科的建设工作，以及眼科的临床、教学、科研及人才培养方面工作。

丁化民不仅医术高超，其医德更是令人钦佩。常以"为医者必以疗病为己任，愈病为殊荣，病患为亲人"为一生准则，遇穷苦患者，不仅诊费分文不取，还常常舍药。先生深知中医传承之重要，把自己的学术经验毫不保留地传授给弟子及学生，且不求回报，不图名利。

第三节 学术思想

丁化民自幼学习中医，具有深厚的中医理论功底，用之于临床，每验必效，从而积累了丰富的临床经验。其对内、妇、儿、眼科均擅长，尤其是治疗慢性病疗效显著；对治疗肿瘤病也有独特的见解；更因治愈过不少疑难重病而闻名。对于临证组方用药，他主张辨病立方，辨证施药，而其首要还在立法。在他的临床实践中，还体现出重视治病求本的思想。理论联系实际，灵活加减用药，中西医并重，辨病与辨证相结合，整体辨证与局部辨证结合。善用调肝理脾、活血祛瘀为法，治疗眼底血证，代表方剂坠血明目饮，选用活血化瘀药物以四物为主。擅长治疗白内障、眼底血管阻塞等出血性眼病、黄斑变性、视网膜色素变性等；运用独特的眼科理论治疗干眼、眼肌麻痹、睑板腺囊肿和角膜炎等外眼疾病也疗效颇佳。

丁化民在内科、儿科、妇科、肿瘤科及眼科方面均颇有建树，以下将着重于眼科方面介绍其学术思想及临床经验。

一、外眼病

（一）睑缘炎

睑缘炎俗称"烂眼边"，是睑缘部，包括睫毛、毛囊以及其临近的蔡氏腺等组织的亚急性或慢性炎症，以睑缘赤烂并有复发倾向为特征。中医学对此病早有"睑弦赤烂""风弦赤烂""烂弦风"等名的记载。多因脾胃蕴积湿热，复受风毒之邪，湿热与风邪相搏，犯于睑弦而发病。

辨证论治：睑缘或眦部发红，刺痒，潮黏，此谓风湿型。睑缘红肿，甚而溃烂，此为湿热型。

1. 风湿型（眦部或鳞屑性睑缘炎）

主症：睑缘发红，瘙痒，睫毛容易脱落，睫毛根部可见灰白色鳞屑。有仅限于眦部睑缘及临近皮肤潮红，发生湿疹，甚而糜烂者，痒痛尤甚。舌质红，苔白滑，脉濡细。

辨证：内蕴温热，外受风毒，为风热上攻之证。

治法：祛风利湿。

方药：除湿汤加减。蒲公英 30g，连翘 12g，防风 10g，荆芥 10g，牡丹皮 10g，赤芍 10g，生薏苡仁 20g，茯苓 15g，淡竹叶 6g，车前子 10g（包）。

本型由脾湿胃热兼感风邪而发病。其见症以睑缘发红，痒痛并重为要点。故用除湿汤加减健脾除湿，佐以疏风解毒为法。方中茯苓、薏苡仁淡渗利湿，健脾扶正。荆芥、防风辛温，疏风解表，祛湿；佐牡丹皮、赤芍活血而清热。蒲公英、连翘苦寒以解毒。车前子、竹叶淡渗之品，渗湿以利水。诸药合用，具有疏风利湿之功。

2. 湿热型（溃疡性睑缘炎）

主症：睑缘稍红肿，睫毛根部有较厚之黄痂，致睫毛呈刷状。除去痂皮，即出现溃疡面及出血。如破坏毛囊则不能再生睫毛，甚则形成秃睫。舌质红，苔白稍厚，脉濡滑略数。

辨证：湿热蕴久，血瘀阻络，气血郁闭而形成。

治法：渗湿清热，活血疏风。

方药：清热胜湿饮。黄连 5g，苦参 6g，茯苓 15g，生薏苡仁 20g，赤芍 10g，防风 10g，秦艽 10g，金银花 15g，桃仁 6g，红花 10g，生地黄 15g，蒲公英 15g。

本病温热蕴结日久，脉络阻滞，损伤睑弦，引入风邪而致。以睑缘红赤溃烂为特点。方中黄连、苦参苦寒清热，且可燥湿为主药；辅以金银花、蒲公英以增强清热解毒之力。薏苡仁、茯苓淡渗，益脾渗湿。防风、秦艽辛温，疏风祛湿。赤芍、生地黄凉血活血，血行风自灭。

（二）睑腺炎

睑腺炎是眼睑腺体的急性化脓性炎症。中医学名为"土疳""土疡"，俗称"针眼"。常因过食辛辣燥热之物，脾胃蕴热，搏于血脉，上攻眼睑所致。或因风、湿、热相搏，而发于眼睑。

辨证论治：病之早期，眼睑局部红肿疼痛、拒按，为红肿期；继而出现热盛肉腐成脓之势，为化脓期。

1. 红肿期

主症：眼睑局部红肿而胀，作痒而痛，睑缘或球结膜轻度水肿。舌质红，苔白或稍黄，脉略数。

辨证：热蕴化毒发于眼睑，正邪相搏而发病。

治法：清热解毒，活血化瘀。

方药：解毒化瘀汤。金银花 15g，连翘 12g，紫花地丁 15g，蒲公英 15g，黄连 6g，赤芍 10g，夏枯草 10g，防风 10g，生薏苡仁 20g。

本病系脾胃蕴积热毒，上攻于眼睑。针眼虽有内外睑腺炎之分，但其治疗原则相同。病初起针眼局部痛痒，患处红肿硬结、拒按为主症，所以方用解毒化瘀汤以消化之。方中重用金银花、连翘及蒲公英、紫花地丁，有清热解毒之力；佐夏枯草有消肿散结之功；赤芍活血化瘀以消肿；黄连泻火除湿而止痛；防风疏风；薏苡仁渗湿。群药组方达到消肿散结、疏风除湿之效。

2. 化脓期

主症：此期红肿痛更甚，致不能睁眼，继而硬结变软，皮肤微现黄白色，终至化脓溃破。苔薄白质红淡，脉濡细。

辨证：热毒蕴久，化腐成脓。

治法：扶正祛邪，消肿排脓。

方药：托里消毒散加减。生黄芪 12g，当归 10g，川芎 6g，白芷 6g，金银花 15g，陈皮 6g，皂角刺 6g，薏苡仁 15g，赤小豆 20g。

病乃毒热久郁，结滞不消，致肉腐成脓。本方用生黄芪补气托毒，扶正祛邪；当归、川芎活血逐瘀而消肿；赤小豆为行水散结之品。睑腺炎一病，应注意局部处理，未成熟者，可及时服中药，促使炎症消退和吸收；已成熟者，应切开引流，自行排出，不可用手挤压，以防引起眼睑或眼眶蜂窝织炎等。

（三）睑板腺囊肿

睑板腺囊肿是睑板腺的慢性炎症，实为睑板腺囊肿。如有感染，则发生急性化脓性炎症，即称内睑腺炎。中医学记载有"胞睑肿核""胞生痰核"及"目疣"等名称。多由脾湿胃热，湿热相结，湿痰凝滞，阻塞经络，发于胞睑。

辨证论治：睑部囊肿区皮肤颜色不变者为湿痰凝滞，阻塞经络而发，为湿痰凝滞型。若患表面皮肤红肿，乃因前者蕴久化热，患外感毒邪而发，为湿热蕴毒型。

1. 湿痰凝滞型

主症：眼睑皮下可触有硬结，形圆滑动不与皮肤黏着，皮色如常，睑结膜面相对应的部位呈暗红色。

辨证：湿热蕴结，痰滞络脉，气血阻塞。

治法：清热散结，化痰软坚。

方药：防风散结汤加减（《审视瑶函》）。防风10g，白芷6g，苍术10g，黄芩10g，橘红6g，天花粉12g，玄参12g，赤芍10g，连翘12g，土贝母10g，昆布12g，枳壳6g。

本病因胃肠蕴热与湿痰凝结，阻滞经络而形成。方用《审视瑶函》防风散结汤加减。方中防风、白芷祛阳明经之风湿；苍术、黄芩清脾胃之湿热；昆布、土贝母软坚以消肿；玄参、赤芍活血化瘀以散结；天花粉、连翘清热解毒且疏散；橘红、枳壳理气化瘀而通络。外治法可用热敷以温通消散。

2. 湿热蕴毒型

主症：眼睑皮下出现硬结，继而红肿、疼痛，甚而化脓多于睑结膜面破溃。

辨证：热毒相结，风湿流注于肉轮。

治法：清热解毒，化瘀消肿。

方药：蒲公英20g，连翘12g，防风10g，荆芥10g，防己6g，生薏苡仁15g，赤芍6g，桃仁6g，赤小豆20g，甘草5g，清半夏10g。

睑板腺囊肿病变比较缓慢，且多无炎症现象，在发展过程中，肿核的中部，可软化为胶质，而成囊肿。但本型的病因是内蕴热毒，外受风湿，多并湿痰为患。如《医宗金鉴》载本病说："眼胞痰核湿气郁，核结如枣如豆形，皮里肉外推之动，皮色如常硬不疼。"可见中医学对胞生痰核的病因与体征，早有详尽的认识。方用蒲公英、连翘清热解毒以散结；防风、荆芥疏风解表而祛湿；防己苦辛，能行诸经达腠理，善除湿热之留痰；赤小豆甘平，专入阴分行气水，专治有形之硬结；薏苡仁甘淡渗湿，有清热利水之功；半夏味辛清平，有除湿化痰之效；甘草味甘益脾，化热解毒；赤芍、桃仁活血化瘀，软坚消肿。

（四）沙眼

沙眼，中医学眼科载有"睑生风粟"的描述，因其病变粗糙而有粟疮、椒疮等名。本病为脾胃积热，风邪外袭，气血失和，毒邪壅滞胞睑所致。

辨证论治：本病初起无明显自觉症状，仅觉眼内不适，时有发痒。久之上睑结膜发红，血管模糊，有异物感，睑结膜有乳头增生，滤泡形成。现分脾湿风热与热毒血瘀两型叙述。

1. 脾湿风热型

主症：发病呈隐袭性，初无不适感，一旦有发痒和磨感，眼赤眵多，或异物感时，病变即已达一定程度；可见结膜红赤，外观粗糙，甚则结膜肥厚。苔白，脉浮数。

辨证：脾湿郁热，外受风毒之邪，侵犯于眼睑。

治法：理脾疏风，清热解毒。

方药：除风饮加减。荆芥 10g，防风 10g，苍术 6g，生薏苡仁 20g，板蓝根 15g，连翘 10g，菊花 10g，黄芩 6g，生地黄 15g，赤芍 10g。

本型为脾经湿热，致睑生风粟、椒疮，或外受风毒相搏结而成。睑生风粟、椒疮，或起于睑边，或生于胞内，皆泪多难睁，沙涩难忍。方中荆芥、防风疏散脾经风热为主；佐以板蓝根、连翘清热外染毒邪为辅；黄芩、菊花苦寒清热解毒以明目；生地黄、赤芍甘寒，活血化瘀以软坚；苍术、薏苡仁甘淡，理脾渗湿。如椒疮加黄连 5g，风粟加薄荷 5g。或用金银花、连翘、杭菊花各等分，煎汤代茶饮之。解毒清热，可以减轻症状。

2. 热毒血瘀型

主症：沙涩磨痛，诸症较上型更为显著，自觉视物模糊，羞明难睁，睑内红丝纵横，黑睛翳生，乃属重型之沙眼。舌质红，苔黄白，脉滑数。

辨证：脾湿风热，经久未解，终至毒热盛而血瘀。

治法：活血退翳。

方药：退翳明目饮。生石决明 20g，赤芍 10g，生地黄 12g，板蓝根 15g，牛蒡子 12g，浙贝母 10g，桑白皮 10g，白蒺藜 10g，谷精草 10g，蝉蜕 6g，木贼 10g。

因系毒热血瘀，黑睛赤丝，已成角膜血管翳。故用生石决明镇肝热退翳以明目；生地黄、赤芍凉血活血以退翳；牛蒡子、板蓝根疏风清热而解毒；浙贝母、桑白皮泄肺化热以解郁；白蒺藜、木贼疏肝明目；谷精草、蝉蜕退翳而除障。

于服药之同时，可并用沙眼洗方：明白矾 1.5g，胆矾 1g，川黄连 1.5g，木贼 3g。水煎，先熏后洗，一剂可用两天。

（五）泪囊炎

泪囊炎是由于泪道之鼻泪管阻塞，而导致泪囊内部发生的炎症。泪囊中常贮留黏液或脓液，经泪小管溢入结膜囊，称为慢性泪囊炎。亦常有由慢性而发生急性炎症者，病情急剧，局部红肿，炎症可波及睑面部组织，伴体温升高等，称为急性泪囊炎。中医学中有"眦漏"或"漏睛疮"之称。多因湿热内蕴，外感风邪，引动心火。或肾水不足，虚火上炎所致。亦有因忧思多郁，思虑伤脾而患此病。

辨证论治：泪溢，泪囊部稍膨隆，有胀感，皮肤微红或正常，内眦部痒感，推挤之即有黏液或脓液。自泪小点涌至结膜囊者为风热型；若病情发展，泪囊部突然红肿，拒按，跳痛剧烈，甚则恶寒发热者为毒热型。慢性泪囊炎宜早期进行泪囊鼻腔吻合术治疗。

1. 风热凝滞型（慢性泪囊炎）

主症：患眼泪溢，目内眦附近皮肤由于频频拭泪而粗糙、发红，推挤泪囊部，有黏液或脓泪涌至结膜囊。

辨证：风热之邪外侵，引动心火，郁结于内眦。

治法：清热祛湿，疏风通络。

方药：清囊汤加减。蒲公英 15g，茯苓 12g，生薏苡仁 20g，竹叶 6g，葳蕤仁 12g，赤小豆 20g，荆芥 10g，防风 15g，钩藤 10g，防己 6g。

本病由湿热内蕴，风邪外袭，经络阻滞而致。方中薏苡仁、茯苓理脾渗湿以治本；竹叶清心退热；蒲公英清热解毒以治标；赤小豆、防己清湿热可以消肿；荆芥、防风祛风湿且解毒；葳蕤仁、钩藤活络止泪。如急性发作时可兼服丸药咽喉丸（六神丸），每服 10 粒，每日 3 次。

2. 毒热蕴结型（急性泪囊炎）

主症：多由慢性泪囊炎继发感染所致。通常发病急剧，局部红肿，拒按。重者恶寒发热，口渴，脉数，继则局部出现波动或溃破。

辨证：心肝蕴热，久而化毒，兼感外邪而发。

治法：清心凉肝，退热解毒。

方药：竹叶泻经汤加减。黄连 6g，栀子 6g，酒黄芩 10g，柴胡 6g，升麻 5g，赤芍 10g，竹叶 10g，蒲公英 20g，连翘 12g，皂角刺 5g。

本型多因鼻泪管阻塞而致的慢性泪囊炎演变为急性炎症。病发于大眦，属心经积热，肝气郁结，并感毒邪所致。竹叶泻经汤乃清心凉肝之剂。方中黄连、栀子、酒黄芩苦寒泻火，以清内热；升麻、柴胡微寒疏散，以解外邪；赤芍凉肝，调理气血；竹叶清心利水，分利火邪；连翘、蒲公英、皂角刺清热化结，透脓外出。便燥者酌加大黄。

（六）急性结膜炎

本病是结膜的一种急性传染性炎症。中医学称之为"天行赤眼"，俗称"暴发火眼"。肺胃蕴热，风火上攻，兼感时气毒邪，发于气轮。

辨证论治：突然眼红，发痒，磨痛，流泪，羞明，醒后眵多，不能睁眼者，为风热型。若病情发展，红肿更剧，涉及睑部，泪热磨痛，怕光，头痛，口渴，便干，尿黄少者，为热毒型。常一眼先病，继而染及另眼。

1. 风热型

主症：眼红，流泪，磨痛，羞明，重者眼睑胀肿，醒后眵多，不能睁眼。舌质淡红，苔白，脉浮略数。

辨证：肺肝郁热，外受风火毒邪。

治法·清热解毒，解表疏风。

方药：驱风散热饮加减。金银花 15g，连翘 12g，防风 10g，薄荷 6g（后下），菊花 10g，桑叶 10g，黄芩 10g，栀子 6g，赤芍 10g，红花 10g。

外治法：方用板蓝根、野菊花各 10g，水煎，过滤，先熏后洗眼，每日 2～3 次，适用于肺肝初经风热型。

此方适用于结膜炎初发，兼受时气毒邪感染之症。治以活血疏风，祛火解毒为法。方用金银花、连翘清热解毒，祛上焦浮火；防风、薄荷散风清热，解外感表邪；黄芩、栀子苦寒泄热；桑叶、菊花疏风明目；赤芍、红花活血退赤，以化瘀消肿。大便干燥者，加大黄 6g。

2. 热毒型

主症：睑部红肿更甚，泪热磨痛，羞明眼胀，头痛口渴，便干尿黄，苔白，脉数。

辨证：肺热毒邪，侵犯白睛。

治法：泻火解毒，清肺活血。

方药：蒲公英 15g，菊花 12g，车前子 10g（包），荆芥 10g，防风 10g，板蓝根 20g，丹皮 10g，南红花 10g，桑叶 12g。

凡急性初起见上述一般症状者，为风热相搏病毒未深，宜疏风泄热，可用上方解之。若严重者，可见赤丝纵横，胞肿眼痛，眵多黏结，为毒热内侵，则以此方活血疏风佐以解毒为法。

方中蒲公英、板蓝根甘寒，清热解毒，兼散壅结；桑叶、菊花苦平，祛风清热，且消肿痛；荆芥辛甘，祛血中之风，善治目赤；防风辛温，除目赤冷泪，兼祛风邪；丹皮、红花活血化瘀，以消红肿；车前子利水除湿，引热下行。如热盛口渴者加生石膏 30g，大便干燥者加大黄 6g。

附单方：鲜蒲公英 120g（或干品 60g）水煎，头煎内服，二煎洗眼，甚效。

（七）春季卡他性结膜炎

本病目前还被认为是一种眼结膜的变态反应。常侵犯两眼，每当春夏季节发病转重，秋末寒凉时分症状即行消退，可反复发作持续数年之久。中医学有"赤丝虬脉"之记载，与本病类似。因肺胃积热，外感时邪，循经上犯，或肺胃邪热，犯肝而发。

辨证论治：眼红而痒，流黏泪，视物不清，睑结膜覆有乳样假膜者，为肺胃蕴热型。若角膜边缘有一个或数个黄灰色胶样结节，甚至互相融合，而完全包围角膜者，为肝肺郁火型。

1. 肺胃蕴热型

主症：自觉两眼奇痒，发红，视物不清，结膜充血，睑结膜表面犹如"石子路面"之外观，且覆有乳样假膜，泪液甚黏。

辨证：肺热脾湿，外感时邪，循经上犯于气轮。

治法：清肺退热，凉血明目。

方药：退热散加减。桑白皮 10g，天花粉 12g，蒲公英 20g，菊花 10g，茯苓 15g，通草 5g，丹皮 10g，赤芍 10g，生薏苡仁 20g，车前子 10g（包）。

此型主症两眼奇痒发红，时有视物模糊，多由肺受风热，脾湿不适，湿热相搏结而为患。故以清热渗湿为法。方中桑白皮、天花粉甘寒清肺热，润燥降火；薏苡仁、茯苓淡渗利水湿，扶正祛邪；蒲公英、菊花清热明目，且解毒火；丹皮、赤芍凉血活血，以消目赤；车前子、通草渗湿明目，引热下行。眼红赤不退烦躁者，酌加大黄。

2. 肝肺郁火型

主症：自觉症状与肺胃蕴热型大致相似，唯角膜边缘有黄灰色胶样结节一个或数个，甚至互相融合而完全包围角膜。

辨证：肺肝郁热，气血壅滞，外感时邪，热久化毒。

治法：清热解毒，凉肝疏郁。

方药：龙胆草 6g，黄芩 6g，桑白皮 10g，蒲公英 20g，生薏苡仁 20g，柴胡 5g，荆芥 10g，薄荷 5g，车前子 10g（包），赤芍 10g，玄参 10g，甘草 3g。

此型因发病已久，炎症较重，连年反复发作，不但结膜充血各症转重，而且影响角膜刺激症状更为明显。其治法按肺肝两经毒火施治。方中龙胆草、黄芩苦寒，清肝肺之火邪；柴胡疏达肝气，善治目疾；桑白皮泻肺经之热；玄参清上焦浮火；赤芍行血中之滞，可退目赤；薏苡仁渗气分之湿，而除余邪；荆芥、薄荷清热疏风，可祛表邪；蒲公英解毒散结，而清内热；车前子甘寒，利水道可除湿热；甘草益脾，清虚热以解毒热。

（八）泡性结膜角膜炎

本病又名湿疹性结膜角膜炎，多见于球结膜出现一小泡，周围充血，时或数个先后发生，称泡性结膜炎，中医学称"金疳"。此种小疱疹生于角膜边缘者，称泡性结膜角膜炎。中医学称为"白膜侵睛"。多因肺经燥热，久而化火，循经上犯，侵犯气轮，或肝胆郁热，则火积于风轮。

辨证论治：羞明，多眵，轻度磨痛，球结膜出现小泡，周围充血，大小数目不等。一般病程较短，愈后不留痕迹者，为肺经燥热型。羞明、流泪、磨痛等症较前者为著，并无眼眵，其病程较长，可因侵犯角膜而遗留瘢痕（重者可影响视力），为肝胆郁火型。

1. 肺经燥热型（泡性结膜炎）

主症：球结膜上出现小泡，呈灰暗色，周围充血，无压痛，有眼眵。舌苔薄白，脉滑数。

辨证：肺燥伏热，久而化火，兼感时邪而发。

治法：清肺润燥。

方药：泻白散加减。地骨皮 12g，桑白皮 10g，生地黄15g，赤芍 10g，板蓝根 15g，蝉蜕 6g，牛蒡子 10g，甘草 5g，谷精草 6g。

泡性结膜炎易发生于营养不良体弱的儿童，初起有异物感，羞明流泪，稍有磨痛，多因肺热外受风邪上犯于目而成。故用泻白散加减。方中桑白皮、地骨皮泻肺退热；赤芍、生地黄凉血润燥；板蓝根、牛蒡子和甘草清肝肺，化积热，而有解毒之功；蝉蜕、谷精草，消白泡退红丝，并有宣散之效。泡多充血重者，桑白皮用量可酌加，病情顽固难愈者加青皮 6g。

2. 肝胆郁火型（泡性结膜角膜炎）

主症：疱疹发生于角膜边缘，羞明流泪，磨痛甚著，受侵犯之角膜局部浸润。苔白微黄，舌尖红，脉沉数。

辨证：肝胆郁热，上逆于目，兼感毒邪，正邪相搏。

治法：清肺泻肝。

方药：龙胆泻肝汤加减。龙胆草 5g，酒黄芩 10g，炒栀子 6g，柴胡 6g，板蓝根 20g，生地黄 15g，赤芍 10g，泽泻 6g，天花粉 12g，薄荷 5g（后下）。

本型的病因多以肝肺两经郁火，复受外邪，风火搏结于目所致。方用龙胆泻肝汤加天花粉、薄荷。龙胆草、黄芩清肝肺火邪为主；生地黄、赤芍活血分之郁为辅；板蓝根、栀子苦寒，清热解毒且凉肝；柴胡、薄荷辛凉，疏肝退热而明目，佐天花粉清肺降火，育阴上焦；泽泻渗湿利水，引火下行。大便干燥，口渴者加麦冬、玄参各 12g；充血重者加当归 10g。

（九）角膜炎

角膜炎属于黑睛的浅层或深层的炎性病证，中医学早有"银星独见""聚星障""凝脂翳""黄液上冲"等描述。多因肝热内郁，心火上炎，久积毒热，循经犯目；或毒邪外侵，胆火炽盛，循经上逆，而蒸灼肝胆之络，毒攻于风轮而致。

辨证论治：怕光，流泪，磨痛，角膜浅层可见灰白色边界模糊之点状浸润者，为肝热型。怕光，流泪，磨痛较著，睫状充血，早期可见角膜浸润，继而形成溃疡者，为毒热型。

1. 肝热型（浅层角膜炎）

主症：怕光，流泪，磨痛，视力减退，睫状充血，角膜浅层可见灰白色边界模糊之点状浸润。单一者谓"银星独见"；多而堆集者谓"聚星障"。这与西医学之角膜浸润浅层点状角膜炎颇相吻合。苔白，舌质红或边尖红，脉滑数。

辨证：肝经蕴热，兼感毒邪，循经上攻于目。

治法：清热解毒，疏风凉肝。

方药：新制柴连汤加减。柴胡 6g，黄连 5g，黄芩 10g，赤芍 10g，龙胆草 6g，玄参 15g，蒲公英 24g，车前子 10g（包），荆芥 10g，防风 10g，菊花 10g，板蓝根 20g。

本型的要点，初起羞明流泪，眼磨疼痛，结膜红赤，角膜中央有细小星点，或聚或散，星点不溃破，但日久不退者，常形成星点翳障，影响视力。故应及时服中药治疗，以免延误。方中黄连、黄芩、龙胆草苦寒泻火，清心肝解毒热，以清上窍为主；荆芥、防风辛温发表，疏散外邪为辅；菊花凉肝疏风，而化热邪；赤芍凉血活血，以化瘀滞；玄参滋阴退热，而清浮火；柴胡疏肝解郁，且可明目；板蓝根、蒲公英清热解毒，以清上焦；车前子利水化热，引火下行。

另有一效验方亦可治疗本型：龙胆草 6g，当归 10g，川芎 6g，赤芍 10g，酒黄芩 10g，菊花 10g，荆芥 10g，防风 10g，青连翘 12g，青皮 10g，木贼 6g。

此方有清肝热，疏气解郁，清热解毒，退翳明目之效。

2. 毒热型

主症：磨痛，羞明流泪，睫状充血，因病变的部位不同，而视力障碍程度不一。早期角膜表层组织浸润，继而组织坏死脱落，形成溃疡，重者角膜可穿透而导致严重的后果。苔白厚微黄，舌尖红，脉数而有力。

辨证：心肝热盛，蕴久化毒，循经上犯于目而发。

治法：清肝活血，化热祛毒。

方药：普济消毒饮加减。酒川黄连 6g，酒黄芩 10g，连翘 12g，玄参 15g，牛蒡子 12g，升麻 5g，柴胡 6g，桔梗 10g，板蓝根 20g，赤芍 10g，青皮 10g，甘草 5g。

角膜溃疡又名化脓性角膜炎，多在角膜上皮损伤后，细菌或病毒感染而发病。是因毒邪外侵，肝胆内热，风热壅盛，外伤亦可为诱因。治当内清外解为主。方用普济消毒饮加减。方中黄连、黄芩苦寒泄心肝之热；玄参、赤芍活肝郁之血；升麻、柴胡升少阳、阳明之气；桔梗引诸药以上行；甘草调诸药而解毒；牛蒡子清肺经之风毒；板蓝根治天行之毒邪，佐青皮理气疏肝以开郁。如因聚星障而生溃疡者加大青叶。

附医案：

患者，女，28岁。左目黑矇起白点，红丝，羞明怕光，小眦溢脓水，经某医院诊为角膜溃疡穿孔，舌苔白，脉弦滑。

证属肝阴亏虚，外受风热所致。治以凉肝养阴，佐以活血。

方药：女贞子9g，旱莲草9g，连翘12g，天花粉6g，生地黄15g，生白芍9g，桃仁9g，杏仁6g，川石斛9g，生甘草3g。共3剂，日一剂，水煎分两次服用。

药后复诊，经协和医院复查，穿孔好转。

再拟下方：女贞子9g，旱莲草9g，白芍9g，玉竹9g，天花粉9g，桑白皮6g，连翘9g，桃仁9g，白蒺藜6g，鲜石斛9g，竹叶6g。共3剂，日一剂，水煎分两次服用。

药后溃疡穿孔均消失。

二、内眼病

（一）老年性白内障

白内障为晶状体的病变，部分或全部浑浊，而引起视力障碍。本病有先天性、老年性、外伤性等各种白内障。在丁化民的治疗经验中，以老年性白内障居多，主要做如下总结：

老年性白内障，是指一般发生在四十至五十岁或以上，人眼晶状体逐渐产生变性浑浊，全身或局部又未能查出明确病因的情况而言。老年性白内障一般为双侧性，但双眼发病时间、浑浊程度与发展过程，每多不一致，可是最后都失去视力，造成晚年在学习、工作和生活上的困难。中医学对本病早有记述，主要按其病变的过程和形态的不同而命名，如"圆翳内障""水晶障翳""如银障"等。此病多因年老体衰，精血不足，七情所伤，精气不能上荣于目所致；或因六淫所侵，如《黄帝内经》所载"邪之所凑，其气必虚""正气存内，邪不可干"，说明病邪皆趁正气虚而入，致发此病。结合对中医学的认识及临床经验总结，丁化民认为本病于老年人，多有肝肾阴亏，脾胃虚弱及肝胆郁热三种类型。其病因多因思虑过度，损精耗神，以致心血不足，肾水亏乏，而胆中浑浊之液，搅乱神膏，神膏有伤，二目瞳神浑浊不清，形成如银内障。

本病的特点：自觉视物日趋模糊，视力下降，直至视力完全丧失，并无其他任何痛苦，但检视瞳孔区呈现厚薄不匀，形态不同的灰白色浑浊，若全部浑浊则视力严重障碍，只能辨明暗。初期视力逐渐减退，眼前似有烟雾，视物昏花，检视瞳孔区可见放射状灰白色浑浊，此期适于中药治疗。

1. 肝胆郁热型

主症：初起兼见头痛目赤，口苦咽干，视物不清，大便干，小便黄。苔白微黄，脉弦滑。

治法：清热平肝，养血明目。

方药：舒肝明目汤。当归10g，生地黄15g，白芍20g，川芎10g，茺蔚子15g，白蒺藜15g，决明子15g，夜明砂15g，夏枯草15g，香附15g，酒胆草20g，甘草5g，菟丝子15g。服三五剂后改服固精明目丸。

或用固精明目丸。生黄芪100g，熟地黄50g，党参25g，白术 30g，远志肉 25g，蒺藜丸 40g，柏子仁 50g，覆盆子 50g，菟丝子 50g，车前子 25g，磁石 25g，镜面砂 15g，知母 15g，甘草 15g。共研细末，水打为丸，朱砂为衣。每服 2 丸，早晚二次，白开水送下。

歌曰：舒肝明目归地芎，白芍夏枯蒺决明。菟丝蒺藜夜明砂，香附胆草水煎冲。

歌曰：固精明目芪参地，白术远志知蒺藜。覆盆柏镜车前草，磁石菟丝朱砂衣。

2. 肾阴亏损型

主症：头晕耳鸣，目昏腰酸，视力逐渐下降，脉来细弱，舌苔薄白质红。

治法：滋肾养阴。

方药：滋阴肾气丸。生地黄 200g，熟地黄 150g，山茱萸 50g，丹皮 50g，生山药 50g，茯苓 35g，泽泻 25g，当归 40g，五味子 25g，柴胡 25g。共为细末，炼蜜为丸，每丸 10g 重，每服 2 丸，口服二次。

3. 脾胃虚弱型

主症：眼昏身倦，精神不振，饮食减少，面萎体弱。脉来微细，舌苔薄白或白厚。

治法：健脾益气，佐以退翳。

方药：益气聪明汤加味。党参 15g，生黄芪 15g，升麻 15g，葛根 10g，蔓荆子 15g，白芍 15g，当归 15g，白术 15g，炒黄柏 10g，甘草 5g，谷精草 15g。

或用补肝散加减。生地黄 24g，熟地黄 24g，白芍 12g，茯苓 12g，枸杞子 10g，菊花 10g，防风 10g，细辛 2g，柴胡 6g，柏子仁 10g，乌贼骨 12g，生山药 15g，甘草 6g。

补肝散为《世医得效方》中治疗圆翳内障之主方，本方以滋肝阴，养肝血，调肝郁之味为主，配伍健脾之品为辅，则有肝脾两治之功，在补脾方面原方只有茯苓，从整个组方而论，健脾力量稍差，如李东垣指出，五脏六腑之精气，皆禀受于脾，上贯于目。故脾虚则五脏之精气，皆失所司，不能归明于目矣。因此在方中应加强补脾之味，故加生山药补脾阴，调胃气，配合茯苓并能补益后天之本，更能佐地黄益肾气补肾精。老年患者大都因肝肾虚弱，精血与气之不足而患本病。因此以白芍、地黄、枸杞子、菊花达养肝血、滋肾阴之功，以达到精血旺盛而目明的作用。方中加乌贼骨为厥阴经血分药以通血脉，滋肝肾，主治圆翳内障，更有通血脉以维护"肝受血而能视"的生理功能，佐以养血益精之味，增强明目退翳之效。用防风为佐使，意在散头目之滞气，与升阳散结之柴胡为伍，以引肝之血，肾之精上贯于目，以治目盲。

白内障为慢性病，需长期服药观察，如长期服用汤剂实感不便，可考虑将前方配成丸药或为粗末开水泡后服用，这样服用方便，可以坚持长期服用。成药如明目地黄丸、杞菊地黄丸、石斛明目丸、磁朱丸等，可根据患者具体情况选用其中一种或两种长期服用观察。

（二）青光眼

青光眼是以眼内压突然升高或持续升高为特征的眼病。本病可因其病因的不同而临床表现不一，持续的眼压升高势必给眼球各部分组织，以及视功能带来损害。若不及时发现并予以适当治疗，可终至失明。其为致盲常见的主要疾病之一。

中医称本病为"绿风内障""青风内障""瞳神散大"等，

系水轮气轮合病，中医文献《审视瑶函》早就有记载：绿风内障乃青风严重之症，久则变为黄风，虽曰头风所致，亦有痰湿所致，火郁忧思忿怒之故。可见此症为风邪客于经脉，随经上犯于目，兼内有痰湿为患，或肝郁生火所致之眼病。

根据患者的临床表现，丁化民认为本病是肝郁肺热、风热、肝阳上亢（急性充血性青光眼）、脾虚湿痰（慢性充血性青光眼）、阴虚阳亢、肝郁脾虚、肝肾阴虚（慢性单纯性青光眼）所致。

1. 肝郁肺热型

主症：发病急剧，眼红、目胀、视力锐减，看灯光时有虹彩现象（虹视现象），瞳孔散大，头剧痛，胸闷，恶心，甚而呕吐，神志倦怠，便秘，溲黄，苔白或黄白，舌质红，脉象常见弦滑而数。

辨证：肝气郁结，肺感风热，循经犯目，经络湮瘀所致。

治法：疏肝清肺，通经明目。

方药：泻肝散加减。黄芩6g，大黄4g，枳壳6g，当归10g，酒胆草4g，知母6g，羌活6g，柴胡6g，桔梗10g，车前子10g（包）。

加减：大便溏者去大黄，加葶苈子6g，大枣3枚。

方中胆草泻肝经之实火，以消瘀通经；当归养血化瘀，用以疏导经络；用黄芩散肺中之风热，且能泻肝肺上逆之火；佐大黄荡涤肠胃积热，通过大黄之泻下，可以使腹腔充血，反射性地减轻头面部，尤其是眼部的充血，因而有减轻眼部诸症之功；柴胡、枳壳同用有疏肝气、解郁热以明目的作用；车前子渗湿利水，促使房水畅通，并能清肝热而消瘀滞；知母与羌活同用可以疏散肺中之风热，并加强解热镇静之功；用桔梗达到引诸药上行，直达病所之效。

2．风热型

主症：发病急，眼胀痛，头胀痛，瞳孔散大，视物昏暗，甚则恶心呕吐。

辨证：为绿风有余证。

治法：清热疏风。

方药：绿风羚羊饮加味。羚羊角 1g，黄芩 10g，知母 10g，玄参 20g，龙胆草 10g，桔梗 10g，细辛 5g，茯苓 10g，车前子 10g，防风 10g。

加减：大便干加大黄。

3．肝阳上亢型

主症：肝阳上逆，发病急，头痛眼胀，视力下降。

治法：清热潜阳，平肝镇逆。

方药：生石决明 40g，赤芍 25g，磁石 25g，生地黄 25g，玄参 25g，决明子 15g，沙苑子 25g，丹皮 15g，黑芝麻 15g，桑叶 15g，怀牛膝 25g。

4．脾虚湿痰型

主症：多由急性充血性青光眼演变而来，临床症状较急性轻，时有轻度头痛，眼胀痛，虹视，视力逐渐下降，身疲无力，眠少食差，大便少且溏，苔白，舌质淡，脉象常见濡细。

辨证：中焦阳虚，脾失健运，气不化水，聚湿成饮，湿痰壅阻，上攻于目所致。

治法：健脾渗湿，化气利水。

方药：苓桂术甘汤合五苓散加减。茯苓 15g，桂枝 10g，白术 12g，猪苓 10g，泽泻 10g，清半夏 10g，甘草 4g。

方中茯苓善治痰饮，通利水道，以泄水之上源为主；桂枝温通阳气和营，通经络，水湿得温则化为辅；白术味甘健脾利湿为佐；甘草与桂枝同用辛甘化阳，佐其发散之力；泽泻、猪苓利水道之滞，并通三焦之闭塞；加半夏和胃止呕，清痰降逆以为使。

5. 阴虚阳亢型

主症：一般为慢性病程，平日自感有头痛，眼胀及虹视，视力逐渐减退，头晕、烦躁，眠少或伴有潮热，盗汗，咽干，唇红，苔白、舌质红，脉象常见滑细或沉细。

辨证：多为肝肾阴虚，虚火上亢，肝风内动所致。

治法：滋肝益肾，育阴潜阳。

方药：珍珠母 30g，灵磁石 24g，制香附 6g，夏枯草 10g，女贞子 10g，旱莲草 12g，黑芝麻 10g，白茯苓 15g，泽泻 10g，霜桑叶 10g，赤芍 10g，白芍 10g。

方中珍珠母甘咸，清虚火上逆，镇心肝浮火，育阴潜阳；灵磁石咸平，坠炎上之火以定志，引肺金之气以入肾，功能聪耳明目，治目昏内障；女贞子入肾，滋阴明目，为除热益精之品；得旱莲草滋肝肾而明目；霜桑叶除肝肺之邪热，清上明目，配黑芝麻滋肝肾以疏风明目；夏枯草苦辛，缓肝火，解内热散结气，配香附能解目珠疼痛，佐芍药以清肝活血；茯苓、泽泻以渗湿利水，增强降眼压之功效。香附与夏枯草相配加甘草，《眼科阐微》名香附散，主治目珠、眉棱骨及头半边痛。丁化民善用其治疗目珠疼痛，认为其尤宜于阴虚阳亢型青光眼引起的目珠作痛，可配合白芍、旱莲草、黑芝麻等滋阴明目。

6. 肝郁脾虚型

主症：肝郁气滞，日久脾虚血亏，发病缓慢，发作时头痛眩晕，食少倦怠，沉默少言。

治法：疏肝理气，健脾养血。

方药：加味逍遥散。生石决明40g，蒺藜15g，大枣3枚，白芍15g，当归15g，柴胡10g，茯苓10g，白术15g，薄荷10g（后下），牡丹皮15g，猪苓15g，葶苈子15g。

7. 肝肾阴虚型

主症：慢性轻度头痛，视力下降，眠少潮热，咽干口燥。

方药：一贯煎加味。南沙参25g，麦冬15g，当归15g，生地黄25g，石决明35g，生白芍15g，枸杞子15g，菊花15g，炒川楝子10g，决明子10g。

（三）视网膜静脉周围炎

本病多发生于青年，视网膜和玻璃体反复出血，男多于女，且多侵犯双眼，在中医学属于"眼衄""暴盲"以及"血灌瞳神"的范畴。

辨证论治：凡属肝经血热妄行，宜清肝凉血以治疗；如反复出血，属于肾阴亏耗证，当滋阴养血以培本。

病因病理：多因肝经血热，血受热迫而溢血，或因肾阴亏耗，虚火上炎，血不循经，溢于脉外而成。

1. 肝经血热型

主症：本病初起无自觉症状，或只头昏眼干，或有头痛，眼胀，目眩，口苦咽干等证。而突然出血后，视力随之减退，眼前发黑。苔白微黄，脉滑数。

治法：清肝止血，活络化瘀。

方药：仙鹤草15g，炒蒲黄6g，当归9g，赤白芍9g，鸡血藤15g，泽兰9g，丹参9g，酒玄参12g，酒黄芩6g，青皮9g，三七末3g（分冲）。

加减：如病情轻只用仙鹤草、炒蒲黄、三七末三味，如反复出血不吸收，玻璃体浑浊重，多用珍珠母、石决明。

本病多因出血后，瘀血阻滞，脉络不畅，而影响视力，方用鸡血藤、泽兰活血通络以化瘀；仙鹤草、炒蒲黄既能止血防血再出，又能化瘀以明目。当归、赤白芍滋阴养血兼活血；丹参、玄参清心滋肾且逐瘀。佐以三七末，善能止血化瘀；青皮能疏肝理气。更以酒黄芩清肝退热以为使，肝气条达，瘀血吸收，其目自明。

附医案：

李某，男，37岁，1974年6月7日初诊。

自诉视力急剧减退已半年，经某医院诊断为右眼视网膜静脉周围炎。有肺结核病史。发病前右眼眼前突然出现黑影，半年来反复发作两次。此次出血已5天。现有眼胀，头痛目眩，口苦咽干，虚烦不眠，溲黄赤。

查体：视力右眼0.02，不见耶格氏表；左眼1.0，耶格氏表2。外眼双眼正常。右眼眼底可见玻璃体浑浊，视乳头下方有灰白色条状机化物，并与颞上及颞下方之视网膜出血相连。黄斑部污秽，中心凹光反射不见，苔黄白，舌质红，脉弦数。

证属肝经实火上逆，血热妄行溢于脉外。宜宗清肝止血、通络化瘀之法。

方药：生地黄30g，赤芍10g，白芍10g，丹参12g，玄参15g，蒲黄炭6g，当归10g，酒芩10g，香附6g，仙鹤草15g，青皮6g，泽兰叶10g，鸡血藤15g，甘草6g，三七末3g（分冲）。

此方适用于肝热迫血溢于络外之症。这是丁化民在临床治疗眼衄的经验方，在治疗时应注意两点：一是迅速止血、化瘀以促进吸收恢复视力，二是防止反复发作以免破坏视功能。因此在选药组方时，主要强调三个方面，以凉血止血为主，活血化瘀为辅，佐以理气之味。在凉血止血药中，选用了生地黄、玄参、丹参、赤芍、白芍、黄芩。生地黄和玄参为甘寒之味而入血分，故能清热凉血，尤宜用于因血热引起之眼底出血诸证，生地黄、玄参有滋补肝肾，泄热护阴之用，"肝受血而能视"，再加养血和阴之白芍同用，除加强清热凉血止血作用外，同时又有养肝明目之作用，苦降行血，血行则瘀祛，瘀祛则气血通畅，因此又有通经活络，活血祛瘀之效。尤其此例因血热而引起出血者，故选丹参、赤芍组方合用，以加强其清热凉血、通经活络、化瘀的作用；黄芩性味苦寒，为清热凉血止血之品，专治上焦蕴热，瘀血壅盛之证；黄芩与生地黄、玄参、丹参、二芍同用，取诸药苦寒之性以清热，热得清则血不妄行，而脏腑经络调和，"肝和则目能辨五色"，故除有利于恢复视力，兼有预防反复发作之功；蒲黄炭和仙鹤草为收敛止血之剂，与诸止血药合用，能增强其止血作用；当归、鸡血藤为补血之品，当归味兼辛苦，苦泄辛散，故能活血，气香性温，故又能行滞解郁；当归、鸡血藤与养血和肝之白芍相辅为用，以加强其养血活血、调经化瘀之功，达到引血归经之用；药用三七，此药既能止血，又能活血散瘀，故止血而无留瘀之弊，为止血之佳品；佐以泽兰，此药专走血分，有活血祛瘀的作用，尤善于通经活血，三七与泽兰同用，在活血散瘀的同时，发挥消肿的作用，则更加强散瘀及渗出吸收之用；在理气药中选配青皮、香附同用，二药都入肝经而行气，气行则瘀解，乃气行血行之意，故善疏肝气郁结，肝郁解，瘀血化则经脉自调，经脉调和则加速祛瘀生新；取甘草以协调诸药。

以上诸药，除苦寒之味以达清热凉血止血外，其他各药均为苦甘辛温之味。此证因肝火上逆，热迫血溢，经阻血瘀，故除用苦寒之味以清热凉血止血之外，非用甘苦辛温行血化滞之味不能攻逐瘀血，行郁散滞，且不伤脾胃，又兼补中土（脾为统血之脏）以奏其效。如此不但增强临床疗效，且能巩固效果，以减少反复发作之可能。

服药7剂后，自觉视物清晰，右眼仍感发胀或头痛。检查视力右眼0.1，耶格氏表7，苔白，舌边紫暗，脉弦细。仍属肝热气逆，脉络阻滞之证，再予和肝清热之剂。

方药：上方去仙鹤草，加侧柏炭6g以凉血止血。

再服9剂后，诸证皆轻。右眼视力增至0.4，耶格氏表5，眼底仍不清楚，但出血显著减少，苔白、苔质转淡，脉弦滑细。肝热渐清，诸证已缓，此时表现为肝阴不足，尚有虚热。法宜清肝育阴，佐以化瘀之法。

方药：北沙参15g，玄参15g，丹参12g，生白芍15g，芥穗炭4g，百部10g，金银花15g，地榆炭4g，桃仁6g，甘草3g。

又连续服药9剂后，自觉诸证明显好转，视力提高到右眼0.7，耶格氏表3，左眼1.0，耶格氏表1，眼底可见玻璃体浑浊及出血全部吸收。继上方配丸药内服以巩固之。

2. 肾阴亏耗型

主症：局部症状与肝经血热者类同，反复出血后，肾阴亏耗，虚火上炎，见症口干咽燥，腰酸膝软，全身乏力，视物模糊，苔白脉细。

治法：滋肾养阴，佐以逐瘀。

方药：生地黄24g，当归9g，白芍9g，茯苓9g，旱莲草18g，女贞子9g，阿胶9g（烊化），知母（盐炒）6g，盐黄柏

6g，乌贼骨 6g，茜草 9g。

加减：服数剂虚火已平，减知柏，加枸杞子、菊花。

因反复出血后，肾水不足，虚火上炎，视力因之减退者，方用生地归芍滋阴养血，防止出血；乌贼骨、茜草并用，育阴滋肾，兼能止血逐瘀。旱莲草、女贞子名为二至，滋肾水养肝阴，且能止血；佐以阿胶养阴清热，止血甚善；佐盐知柏清虚火，防止相火妄动，兼能明目。

附医案：

谭某，女，22 岁，1972 年 5 月 10 日初诊。

自诉经某医院诊为左眼视网膜静脉周围炎。至今共大出血 4 次，视力每随出血或吸收而大幅度地减退或恢复。眼胀发酸，咽干，耳鸣，盗汗，夜烦不寐，饮食如常，二便调和，月经正常。

查体：视力右眼 1.2，耶格氏表 1；左眼 0.7，耶格氏表 3。左眼眼底可见玻璃体絮状浑浊，视网膜静脉曲张，周边部血管有白鞘，未见出血，上下方均有机化斑。抗链球菌溶血素"O" 700 单位，胸透正常。苔白、舌质紫暗，脉沉细数。

证属肝气横逆，虚火上冲，血热妄行，溢于络外。法宜养肾疏肝，凉血止血。

方药：枸杞子 10g，当归 10g，赤芍 10g，白芍 10g，生地黄 15g，乌贼骨 12g，茜草 10g，阿胶 10g，郁金 6g，女贞子 10g，旱莲草 10g，玄参 12g，青皮 10g。

此方是丁化民在临床治疗视网膜静脉周围炎之肾阴亏虚证的经验方。丁化民在治疗中强调要以滋肾凉血为主，佐以疏肝理气化瘀之味。因此在滋肾凉血药中，选用生地黄、玄参、枸杞子、女贞子、旱莲草诸药均为入肝肾而走血分之品；生地黄和玄参为养阴生津、清热凉血之药，用于营血有热、阴虚火旺之证，尤其本例是阴虚有热而出血者，故更为适宜；枸杞子和女贞子主要用于肝肾阴虚，精血不足所致之眼疾，女贞子性味甘凉，滋而不腻，补中兼清，既益阴又清虚热，长于益肝肾之阴，以治肝肾不足之目疾，枸杞子有益精明目之功，与女贞子同用，以加强补肾生精、益血明目的作用；取旱莲草为益阴凉血之用，此药善于入肝凉血止血，故用以治疗阴虚血热而出血诸证；配茜草、赤芍除有清热凉血作用外，主要用于诸止血药中，而起祛瘀之作用，故止血又不留瘀，兼有活血消肿的作用；乌贼骨为收敛止血药，与茜草同用不但能止血，还能化瘀兼补肝肾之不足；方用当归除有养肝活血作用外，兼有行滞解郁之力；再配白芍养肝和阴，以利养血活血化瘀之功；加阿胶取其补血养肝滋阴之力，由于胶质黏腻能修补血络，故善于止血；郁金和青皮为疏肝行气之药，郁金性寒，除有疏肝解郁的作用外，更有凉血破瘀之能，再用郁金辛散苦泄之性，能祛血中之瘀滞，与茜草、赤芍相辅为用，加入止血药中，可增强其止血作用而无留瘀之弊。群药合力既能滋补肝肾精血不足，而又兼疏肝化瘀以明目。

服药6剂后，眼症如故，舌苔根部黄腻、舌质红，脉沉细。按上方去旱莲草、女贞子，加功劳叶15g，杭菊花10g。

后自行照方服药20剂后复诊，视力右眼1.2，耶格氏表1，左眼0.8，耶格氏表2，诸证稳定。苔白，舌质红，脉沉细。证属气血未和，脉络不畅，理应养血健脾，化瘀明目。

方药：乌贼骨15g，茜草10g，当归10g，赤芍10g，旱莲草15g，女贞子10g，丹参12g，鸡血藤15g，青皮10g，白术10g，党参15g。

继续坚持服药，随证加减，病情一直稳定，至1974年11月复查视力右眼1.2，耶格氏表1，左眼1.0，耶格氏表1，在整个治疗期间未再出血。

丁化民经多年的临床实践，认为治疗本病时，除注意观察眼底病变改变外，还应区别出血是新鲜的还是陈旧的，要掌握时机辨证施治，才能获得比较理想的效果。如上述李姓医案，反复出血已有半年之久。此次出血又已5天，眼底所见除一些陈旧性病灶外，还有新的出血。在选药组方时，应对新旧病变兼顾之，才能有利于视力的恢复。在整个治疗过程中，丁化民还强调苦寒凉血之味不可久服，因血得寒则凝，过用寒凉除易造成瘀血，且有增加再出血的风险，还能伤及脾胃，以至影响恢复期的治疗。因此在服药丸剂后诸证皆轻，肝热渐解，当视力有所改进时，则另选药组方而减去赤芍、黄芩苦寒之味，同时加强了活血化瘀之力。再进9剂，诸证明显好转，右眼视力提高到0.7，眼底出血已全部吸收，始改丸药以善其后。

丁化民认为本病的后期，应注意增加健脾补气的药物。脾能统摄周身血液，使之气行而血行，血循常道。本病之后期，或一些慢性出血病和反复出血者，久病气虚，又因大量出血长期服用苦寒凉血之药，更加伤气。"气为血帅"，气伤则血液不能正常运行而易成瘀。重者又可因气不摄血，再感其他因素而引起反复出血。故于后期治疗中，应注意配用健脾补气之味。气充则血旺，循环得以改善，对促进瘀血的吸收，以及视力的恢复和预防复发均有良好的作用。又如上述谭姓医案，反复出血已4次，视力不断下降，经治疗后病情稳定，诸证好转，视力得以提高。于后期增加了健脾补气之药后，观察两年病情一直稳定，未再出血，左眼视力提高到1.0，收到了比较理想的效果。

（四）视网膜中心静脉阻塞

本病属于中医学的"暴盲""血灌瞳神"及"视瞻昏渺"的范围。患者常伴有高血压动脉硬化症。本病常与肝、胆、肾三经关系最为密切。肾为肝之母，乃神水之源，水不涵木则肝阴亏损。胆火上冲，肝气横逆，气血郁闭，致脉络失和，血脉阻滞，导致血不循经，而溢于脉络之外。丁化民认为，本证属于清浊相干，蒙塞清窍，阳亢经久，肝木不平，不能藏血，致血溢脉络之外，缓则气血凝滞，故应及早施治。临床实践中可见肝热阳亢及阴虚血热两种情况。

1. 肝热阳亢型

主症：患者自觉视力突然极度减退，甚或仅辨明暗，眼球发胀。素常有头晕、耳鸣、烦躁易怒、口苦咽干等证。

附医案：

穆某，男，53 岁，1973 年 11 月 6 日初诊。

自诉当时右眼视力突然锐减，云雾满目，经某医院诊为视网膜静脉阻塞已半年。素有高血压，时有头痛且晕，口苦咽干，烦躁。

查体：视力右眼 0.04，左眼 0.4，两眼外眼正常。右眼眼底可见视网膜动脉变细，中心反射增宽，有交叉征，静脉怒张迂曲，颞上分支阻塞，有大量视网膜出血，呈火焰状分布。黄斑部中心凹光反射不见。苔白，舌质红，脉弦细。

证属肝胆郁热，蒙塞清窍，阴虚阳亢，热迫血溢。法宜清肝潜阳，化瘀通络。

方药：生龙骨 7g，橘络 6g，生地黄 15g，生牡蛎 7g，灵磁石 20g，赤芍 10g，白芍 10g，桃仁 6g，钩藤 10g，丹参 15g，郁金 6g，丝瓜络 6g。

本方是丁化民在临床治疗眼衄（眼内出血）的经验方。此方适用于肝热阳亢的视网膜静脉阻塞。组方之意首先要解决的是肝胆郁热和阴虚阳亢，再佐以理气疏肝、活血化瘀之品。因此方中选用生龙骨、生牡蛎以平降肝阳，益阴潜镇；牡蛎且能软坚散结以化瘀；磁石宜治肝肾阴虚，浮阳上扰之诸证，又有益精明目之作用；再配白芍以养肝血和肝阴，可起到养肝明目之效；丹参、赤芍其味苦寒，为祛瘀生新之品，有清热凉血止血的作用；佐以桃仁主行瘀血，三药均为苦味之药，因而加强其苦能泄血滞之作用，滞化瘀行，则气血通畅，而利于出血之吸收。

此例平素血压较高，而时有头痛，头晕，故用钩藤清头目、平肝阳；配用丝瓜络清热凉血，又可通络行血脉，与橘络同用以加强宣通经络、顺气活血之力。最后选用行气解郁的郁金，其性偏寒，故可凉血破瘀。凡血不循经而致出血之证，用郁金取其辛散苦泄之性，能祛血中瘀滞，加入止血群药之中，可增强止血作用，而无留瘀之弊。诸药合用既可清肝胆之郁热，又可补肝血，益肾精，兼以理气化瘀，共奏其效。

服药 6 剂后，诸证皆轻。上方加荷叶 10g，又服 16 剂，因工作关系不能来诊，但自觉视力等诸证已好。曾检查视力右眼0.1，左眼 0.7，依上方加减又服 7 剂。右眼视力已达 0.5，眼底出血大部吸收。

2.阴虚血热型

主症：视力障碍以及眼底病变等症与肝热阳亢的类同。常表现为头痛、耳鸣、腰酸腿软、肢体乏力或眠少不实等，苔薄白，脉沉细。

附医案：

王某，女，45 岁，1974 年 5 月 7 日初诊。

自述视力突然减退已二周，经某医院诊为左眼视网膜中心静脉阻塞。有高血压史，头痛、头昏、目花，腰腿酸软，虚烦不眠。

查体：视力右眼 1.0，左眼 0.04，两眼外眼正常。左眼眼底可见玻璃体有条索状浑浊及视网膜大片火焰状出血，中心静脉怒张，颞下支脉静脉阻塞，中心动脉稍变细。黄斑部中心凹反射不见。苔白、舌质红，脉沉细。

证属肾阴亏耗，虚火上逆，血不循经，致血溢脉外。法宜滋阴清热，理气化瘀。

方药：生地黄 15g，当归 10g，赤芍 10g，泽兰叶 10g，菊花 10g，石决明 20g，钩藤 10g，炙香附 10g，郁金 10g，枸杞子 10g，白芍 10g。

本方是丁化民在临床治疗本病的经验方。在治疗法则上与肝热阳亢不同，在于滋补肝肾之阴以抑阳，理气养肝以和络。正如前人李东垣曾说：血从气上，越出上窍，法当补阴以抑阳，使其气降，则血归经也。故方中选用生地黄、枸杞子以养肝肾之阴；生地黄并有清热凉血之用，加白芍养肝血和阴，三药合用加强其滋阴养血明目之力。得石决明除用以清肝降火治高血压所致之头痛头昏沉外，亦有抑阳作用；钩藤、菊花用于高血压引起之兼证，菊花清肝热以明目，与滋养肝肾之枸杞子同用取其味甘，又有养肝明目之作用；当归、赤芍养血活血化瘀，治血当先调气，故选入肝行气之郁金、香附行气解郁，郁解则经脉调和，加速祛瘀生新之功，促其病灶吸收以恢复视力。

服药 5 剂后，自觉诸证减轻，视力好转，仍有失眠。检查视力右眼 1.2，左眼 0.7，再按上方去钩藤加百合 10g，远志肉 10g，镇静安神；乌贼骨 10g，茜草 10g 可育阴止血；再服 5 剂视力又有增进。随证加减，连续服药月余，检查视力右眼 1.5，左眼 1.2，眼底出血大部吸收。阻塞之静脉已通畅，诸证皆去。

本病在眼科临床并不少见。前人朱丹溪曾云：血下流者为顺，则易治。血从上流者为逆，则难治。个别病例有反复出血，或因出血而引起其他眼病致使视功能下降甚至失明。一般多见于老年人兼有高血压、动脉硬化病史者。

丁化民认为此证多因肾水不足，阴虚阳亢，或因肝经郁热，肝气上逆而发。因此在早期，则根据患者之具体情况，采取滋阴清热，凉血止血与平肝降逆之法，并佐以理气疏肝，化瘀通络之味。如果还有兼证，可随症加减。

如上述穆某之医案，兼有高血压动脉硬化，并表现头痛、头晕等不适。因此在处方时，选配钩藤以清头目、平肝阳；钩藤与白芍相伍为用，可治疗肝阳上亢引起的上述诸证。上述王某之医案，兼有高血压病史并有头痛昏沉等不适，因属阴虚血热，故在处方时，除选用能清头目、平肝阳的钩藤外，再佐以菊花加强清头目、养肝明目的作用。钩藤、菊花与方中石决明、生地黄、白芍等药相伍，可收平肝息风之效，以除其兼证。

服药数日后，如果热清血止、病情稳定、不见新鲜出血者，可根据临床具体情况，改用益气养阴逐瘀明目之法，方用《审视瑶函》主治血灌瞳神之主方"坠血明目饮"。原方为生地黄 15g，当归 10g，赤芍 10g，川芎 4g，党参 10g，生山药 15g，五味子 4g，石决明 25g，白蒺藜 10g，怀牛膝 10g，盐知母 6g，细辛 2g。方用归、芎、芍、地四物滋阴和肝，活血化瘀；党参、山药益气健脾，扶正祛邪；五味子酸敛益阴，补元气不足，收耗散之气以明目；石决明咸平凉肝，治障翳青盲，除血分之余热而补阴；白蒺藜平肝明目；怀牛膝引血下行；知母性寒，清化气分；细辛味香，温通血络。此方为恢复期常用之方。丁化民对"坠血"二字的理解，是使气血下降，经络调和，有利化瘀血、疏肝气。如此则肾精充和，肝血流畅，更有利于视力的恢复。

本病在治疗过程中，防止再出血、维护视功能是医生和患者最重视和关心的问题。丁化民对患有高血压、月经不调或有精神因素等兼证者，积极一并调理后，常获得满意的效果。

（五）中心性视网膜脉络膜炎

脉络膜炎可能独自发生，亦可引起视网膜变化，累及黄斑区则名为"中心性脉络膜视网膜炎"。临床见视力减退，眼有暗影等症，属于中医学的"视瞻昏渺""视瞻有色"范围。本病是眼病中常见的疾病之一，病变局限于后极部，以黄斑区为突出，故易导致视力突然锐减。在眼科属于"视瞻昏渺""视瞻有色""视赤如白"或"视惑"等证的范围。

突然发病者，多为肺肝两经蕴热，兼外受风邪，经久不愈者，则属肝肾阴虚，虚火上炎，致精气不能上荣于目。如《审视瑶函》记有"精生气，气生神，故肾精一虚，则阳光独治，阳光独治，则壮火食气，无以生神，令人目暗不明"。如反复发作者，则以气滞血瘀、血不养目而致病，盖"目得血而能视"，即其意也。根据丁化民多年来临床体会，一般常见肝肺蕴热、肝肾阴虚和气滞血瘀几种情况。

1.肝肺蕴热型

主症：当炎症初起，尚属实证，双目昏花，视力障碍，视物模糊，眼有黑影，且有变形，视物缩小，变曲或倾斜，视物变形，咽干，纳少，便燥，溲黄。舌苔多白而黄，脉滑数。

治法：镇肝祛风，清热解毒。

方药：生石决明40g，连翘30g，蒲公英35g，荆芥15g，灵磁石15g，薄荷10g（后下），羌活10g，黄芩10g，车前子15g（包），茯苓25g，丹皮15g。

附医案一：

王某，男，33岁，1974年10月14日初诊。

自诉经某医院诊为右眼"中心性视网膜脉络膜炎"，治疗效果不显著，视物变形仍不清楚，眼前有黑影，眼胀，头痛，鼻流清涕。口干舌燥，尿黄便干。

查体：视力右眼0.2，耶格氏表7，左眼1.2，耶格氏表1，右眼底可见黄斑部水肿，色暗淡，中心凹反射不见，苔黄白，舌质红，脉象弦滑。

为肝肺蕴热，外感时邪，风热相搏，上攻于目所致。治法应清肝泻肺，疏风明目。

方药：白虎汤加味。生石膏30g，知母6g，板蓝根20g，蒲公英25g，防风10g，生甘草6g，粳米10g，车前子10g（包），薄荷叶4g（后下）。

白虎汤加味为清里热、疏外邪的方剂。方中生石膏其味甘寒，清肺胃之火邪；知母解上焦之浮火为佐；甘草味甘能泻火，寒药得之缓其寒，粳米谷味性温和，得二味为佐，而护胃气；蒲公英、板蓝根苦寒清肝热，凉血化滞，以消热肿；车前子利湿邪，行水泄热而下渗水湿；防风辛温，散头目中之滞气，且能疏外风；薄荷辛凉，搜肝肺经之风热，兼解表邪。诸药配伍，有内清外解之功用。

服药6剂后，自觉视物较清楚，眼前黑影浓度变浅，眼胀等症均好转。视力右眼0.5，左眼1.2。继续服上方3剂，眼前黑影已将消失，视力右眼1.0，耶格氏表1，左眼1.2，耶格氏表1，右眼底黄斑水肿基本消失，可见中心凹反射。继续服药数剂，同时加用苦酸性寒入肝经之赤芍药，使血行流畅，育阴清热明目以巩固疗效。最后函询已痊愈。

2.肝肾阴虚型

主症：除上述症状外，兼见病眼干涩，腰酸眠少，口干咽燥，脉沉细，苔白质红。

治法：滋补肝肾。

方药：杞菊地黄汤加减。生地黄25g，熟地黄25g，丹皮15g，茯苓25g，车前子15g，泽泻15g，枸杞子15g，菊花15g，夜明砂10g，石斛10g，黑桑椹15g，黑芝麻15g。

附医案二：

宋某，男，42岁，1972年10月9日初诊。

自述两眼患中心性视网膜脉络膜炎，左眼患病一年，右眼已半年。经各种治疗，视力进步不理想，右眼前时有暗影，左眼胀痛，干涩，咽干口燥，腰酸腿软，眠少不实且夜多噩梦。

检查：视力右眼0.3，耶格氏表4，左眼0.2，耶格氏表5，两眼底黄斑部未见水肿，中心凹反射可见，附近有少许黄白色斑点，其他正常，苔白微黄，舌质红，脉沉细。

为肾水不足，水不涵木，肝阴亏损，虚火上炎所致。法宜滋肝健脾，益肾明目。

方药：知柏地黄汤加减。生石决明25g，盐知母6g，生地黄 15g，盐黄柏 6g，生白芍 12g，粉丹皮 10g，生山药 12g，杭菊花 10g，茯苓 12g，建泽泻 10g，菟丝子 12g，枸杞子 10g。

本方为滋肾水、清肝热、健脾胃、育阴明目之剂。生石决明、菊花疏肝育阴，降火息风，故能养目祛障而明目；地黄禀甘寒之性，大补肾阴，填精补髓，壮水之主；佐泽泻以疏通水道之滞；山药、茯苓平补淡渗以助泽泻之力；盐知母、盐黄柏味苦，苦能坚肾，且有清虚火之功；丹皮凉血，泻血中伏火，滋厥阴之液；菟丝子温而不燥，补肾中之精髓，滋肝明目；枸杞子味重而纯，补肝肾之阴气，疏风明目，佐白芍入厥阴经血分，以滋肝养血，兼活血脉，而退虚热。

服药 30 剂后，诸证皆除。视力较前提高，右眼 0.5，耶格氏表 2，左眼 0.4，耶格氏表 3，两眼底黄斑部视网膜纹理清晰，黄白色之点状斑不易见到，中心凹反射清楚可见。后继用杞菊地黄丸内服，以巩固疗效。

3. 气滞血瘀型

主症：因迁延日久，反复发作，属陈旧性者，视力日恶，时有黑影，视物模糊，且有变形，脉沉迟而滞，苔白厚，眼底有渗出。

治法：理气逐瘀，通络明目。

方药：淫羊藿 25g，何首乌 25g，赤小豆 15g，丹参 15g，生赤芍 15g，当归 15g，南红花 15g，青皮 15g，车前子 15g（包）。（注：上海龙华医院展览方。）

附医案三：

王某，男，35 岁，1974 年 6 月 14 日初诊。

自诉左眼视力减退已三个多月，眼前有暗影，呈淡黄色，视物变形。经某医院诊为左眼"中心性视网膜脉络膜炎"，经治疗效果不显，在治疗期间有时转剧。兼有头痛发胀，两胁胀痛，抑郁不乐等。

检查：视力右眼 1.0，耶格氏表 1，左眼 0.1，耶格氏表 7，左眼眼底可见黄斑部水肿，并有渗出小白点，中心凹反射消失，周围污秽不洁。苔黄白而厚，舌质红，脉濡数。

证属肝郁脾虚，气滞血瘀。法宜健脾疏肝，通瘀明目。

方药：何首乌 25g，当归 10g，赤芍 10g，茺蔚子 10g，丹参 12g，红花 6g，赤小豆 20g，薏苡仁 20g，蒲公英 15g，青皮 10g，车前子 10g（包）。

本方为丁化民学习兄弟医院的经验方，经化裁而使用于临床，显示对气滞血瘀型中心性视网膜脉络膜炎，有比较理想的疗效。方中何首乌性味苦涩微温，苦能坚肾，温能补肝，故收敛精气，所以能养血益肝，固精明目；薏苡仁性平味甘淡，为健脾补肺之味，以渗湿消肿，又利于后天之本；当归味辛性温体润，专补肝血以符目得血而能视之义；丹参味苦色赤，其气味轻清，益阴并可通窍，调养血脉；红花味辛性温，为血中气药，能泻而又能补，多用逐瘀，少则疏肝；佐茺蔚子有活血祛瘀、生新明目之效，兼利水以行血，行中有补；青皮善理气，能降能泻，化滞之味，善疏肝以解郁，且可明目；赤小豆、蒲公英散滞气、化毒热，以消水肿；车前子为使，而利水清热，消肿明目。

服药 6 剂后，诸证减轻，视物明显清楚，视力右眼 1.2，耶格氏表 1，左眼 1.2，耶格氏表 1，黄斑水肿基本消退，可见细小黄白色点状渗出。苔白厚而干、舌质红，脉滑细。仍属湿热余邪未净，按上方加黑芝麻 10g，再服 6 剂，自觉视物仍有疲劳，眼干涩，视力如前。黄斑部已显色素变动，渗出点的边界清楚，中心凹反射仍未见。继续服药，观察两月余，病情一直稳定，病变已属陈旧，可见黄斑部中心凹反射，患者恢复工作，视力右眼1.5，耶格氏表1，左眼1.5，耶格氏表1。

本病为眼科常见的眼底疾病，其病有的虽经治疗仍迁延日久不愈，或反复发作。丁化民在临证治疗此病时，则根据其具体情况，结合表证与里证、局部与整体、初发与再发、急性发作与迁延日久等，辨证分型治疗。如初发与急性发作者，一般多属肝肺蕴热，外感风邪所致；迁延日久者一般多为肝肾阴亏、虚火上炎而致；反复发作者，一般多为肝郁肺虚，气滞血瘀所致。如果局部水肿明显者，可结合整体情况配合应用气滞血瘀的方药治疗。

此病的病因与肺、肝、肾三经关系最为密切，如果是初发，多为内热兼外感而发，以实证者居多，因此选用白虎汤加味治之，如属迁延日久，或反复发作者，多为肝肾阴虚之证，则选用知柏地黄汤加味，或根据其他证情，另组方施治。

医案一，初发数日，从临床局部与整体来看，是属肝肺实热兼感外邪，循经犯目而发。患者一般在发病前常有感冒史，是因外感而诱发，或治疗拖延而传里，致循经犯目。因此方用白虎汤加味，既能清里热，又能疏散外邪，从而达到解表清里之效。此例服药6剂后，视力提高到0.5，又服药3剂，视力提高到1.0，共服药9剂病遂痊愈。

医案二，病已一年，从病程和临床表现来看，属于肝肾阴虚，虚火上逆所致。《素问·至真要大论》云："诸寒之而热者，取之阴。"王冰说："壮水之主，以制阳光。"都是指此补阴之法，因此方用知柏地黄汤加杞菊，以治肝肾阴虚，虚火上逆的眼病。本例服药30剂，诸证皆除，视力由0.3提高到0.5，最后又用杞菊地黄丸以善其后。

医案三，反复发作已三个多月，从病史和临床表现来看此属肝郁脾虚，气滞血瘀而发。经云："肝受血而能视。"由此可见，血是营养人体和保持正常活动的重要物质。如果由于某种原因，致脏腑不和，气血失调，血行不畅，瘀血阻滞，则可发病，或反复发作。治当采用活血化瘀之法，再结合患者体质情况，选药组方。"气为血帅，气行则血行。"因气郁而血瘀者，在活血散瘀中，应配合理气之品，这样更适合病情，而收到应有的效果。故服药6剂后，诸证减轻，视力提高到1.2，又服6剂，视力提高到1.5，观察2个月，病情稳定，未见再发。

以上三例的治疗，提示我们在临床要密切注意观察患者的整体机能状态和局部表现，并结合具体情况，予以辨证施治，这是取得疗效的关键。

（六）视神经炎

本病可以发生在视神经的任何部位，但它的共同点都是远近视力骤然减退。在中医学属于"视瞻昏渺"与"暴盲"的范畴。

病情发展急剧，可在很短的时日内视力下降至影响工作或生活，甚至突然视力丧失。外眼表现正常，眼底可因病变的部位不同而表现各异。丁化民认为，本病多因肝胆郁热，蕴久化毒，气血瘀滞，睛明失用为主，或兼脾胃失调，水湿内蕴，五脏之精气不能上注于目所致。因此治疗本病除参照眼底病变外，主要应依据全身证候施治。现将视神经乳头炎与球后视神经炎的治疗法则分别述后。

1. 视神经乳头炎

主症：视力急剧减退，眼球钝痛，头昏目眩，性情抑郁或烦躁易怒，眠少，不思饮食。苔薄白、舌质红，脉弦细。

（1）方一

知柏地黄汤加味：治疗肾水不足，虚火上炎之证。

生地黄18g，丹皮9g，生山药12g，茯苓9g，枸杞子9g，泽泻6g，生白芍12g，知母9g，盐黄柏6g，菟丝子9g，生石决明15g。气滞加枳壳，头晕加菊花，如无石决明，以珍珠母代。

（2）方二

龙胆泻肝汤加减：功可泻肝胆风热。

生地黄20g，白芍12g，当归9g，龙胆草15g，炒栀子15g，黄芩6g，羌活15g，白芷6g，柴胡15g，菊花9g，木贼9g，石决明15g。畏光加细辛2g。

注：以上二方，也适用于中心性视网膜炎，可对症选用（山东验方）。

附医案一：

谢某，女，53岁，南池子南巷。

视力右眼0.4，左眼0.4（药后恢复为双眼0.8）。

主症：双眼视物模糊，眼球阵痛，伴有头痛，眼底视乳头充血，水肿，苔白夹黄，脉弦滑。

治法：清热解毒，凉血渗湿。

方药：蒲公英50g，连翘20g，板蓝根25g，天花粉25g，牡丹皮15g，生地黄25g，酒玄参25g，丹参15g，生薏苡仁35g，茯苓25g，青皮15g，5剂。

药后渗血减少，水肿大减，去生地黄易赤芍，薏苡仁易车前子，又服 4 剂，眼底视乳头充血、水肿，边界不清，中心静脉曲张，乳头边缘有少许火焰状出血，经服药 13 剂痊愈。

方中蒲公英、连翘解毒而清肝火；板蓝根、天花粉化毒以祛湿热；丹皮、生地黄凉血滋阴，清肝热；玄参、丹参活血化瘀，善祛浮火；薏苡仁、茯苓淡渗祛湿，消水肿；青皮理气疏肝，且调血。

附医案二：

王某，男，6 岁，1972 年 7 月 10 日初诊。

家长代述：两眼突然视物模糊，眼珠胀痛，经某医院诊为"视神经乳头炎"，经治月余不愈，视物仍模糊不清，头痛不解，身倦多烦少寐，小便黄短，大便稍干。

查体：视力右眼 0.1，左眼 0.2，近视力检查不能配合。眼底可见双眼视乳头水肿，边缘模糊不清，视网膜静脉怒张，动脉正常，黄斑部及中心凹反射均正常。苔白、舌质红，脉弦数。

证属肝胆火炽，外感毒邪，气滞血瘀，睛明失养。治宜清肝化瘀，育阴明目。

方药：板蓝根 15g，蒲公英 20g，天花粉 10g，连翘 12g，菊花 10g，生地黄 15g，丹皮 10g，赤芍 10g，青皮 10g，薏苡仁 20g，车前子 10g（包）。

丁化民在此例处方中，首先抓住"热和毒"这个主要问题，又佐以通瘀化滞之药。因此在配伍时选用了清热解毒药中的苦寒之味，以直折其热为重点，故选用板蓝根、蒲公英、连翘、菊花。蒲公英除能化热毒消肿外，并有散滞气以助疏气化滞之作用；得连翘治热在上焦，"目为诸经之会"，故能散诸经血结气聚而消肿，佐以菊花除解毒降火兼清头目外，尚能疏散外邪。清代叶天士说："入血就恐耗血动血，直须凉血散血。"丁化民秉承前人之意，在方中选用丹皮、赤芍苦寒凉血之味，以清营分之热而散瘀，兼有解毒之用；热甚伤阴，故用天花粉、生地黄以养阴清热；更以青皮疏肝散结化滞，以调理肝胃之气；方用薏苡仁甘淡，益脾渗湿，疏导下焦，再得车前子甘寒之性，以清热除湿而利水，二药相合共同完成宣化畅中、清热利湿之功。

服药5剂后，头痛减轻，视物仍模糊，苔薄白、舌质红，脉细滑。依上方去青皮加茯苓10g以制水湿不化，玄参12g以清浮游之火。再服9剂后，视力明显提高，头痛已去。检查视力右眼0.7，耶格氏表4，左眼0.8，耶格氏表3，眼底可见视乳头边缘基本清楚，苔白、舌质淡，脉细滑。改服明目地黄丸以巩固疗效。

2. 球后视神经炎

（1）急性

主症：发病急骤，视力突然下降，多有眼球转动牵扯而痛的特征，伴有头痛、恶心感觉，舌苔干燥，脉来弦滑。

治法：凉血清热，疏肝明目。

方药：龙胆草10g，当归15g，生地黄30g，白芍20g，炒栀子10g，黄芩10g，柴胡25g，羌活25g，生石决明25g，菊花15g，白芷10g，木贼10g。

本方为四物汤和龙胆泻肝汤加减，方中龙胆草、栀子、黄芩苦寒，清肝胆之火邪，生地归芍凉血，养肝阴以明目，佐柴胡羌活辛温，疏散郁热，石决明、白芷镇肝息风，以止头目疼痛，菊花木贼疏肝清热而明目。畏光加细辛2g。

附医案三：

杜某，女，38岁，1973年9月1日初诊。

自诉突然两眼视力减退，头痛，眼胀已3个月。经某医院诊为"急性球后视神经炎",治疗效果不著。有时仍烦躁,眠多噩梦,纳食减少,尿黄,大便稍干。

查体:视力右眼 0.5,耶格氏表 4,左眼 0.7,耶格氏表 3,矫正不提高。两眼眼球转动有紧感。外眼及眼底正常。苔白,舌质微红,脉弦细。

证属肝胆郁热犯脾失运,精华不能上荣于目。法宜清肝健脾,理气明目。

方药:薏苡仁 20g,茯苓 12g,白芍 12g,丹皮 10g,板蓝根 15g,蒲公英 20g,柴胡 6g,青皮 10g,天花粉 12g,青黛 6g。

本方主要是清肃肝肺之气机,健运脾胃之正气,促进五脏之精华上注于目。故方用白芍入厥阴肝经血分,清肝郁之火,和肝理脾,收阴气,退虚热而明目;丹皮除血中内热,和血脉,收阴气以平肝;柴胡、青黛清肝火,疏肝郁,开清阳之气而降肝热;更有茯苓甘淡,感天地太和之气,乃寄生而成形,理脾胃,消水湿,开腠理,补而不滞;薏苡仁甘淡渗水湿,可以益脾土而补肺气,能清热扶脾,可以抑木平肝而有益于目疾;佐以板蓝根、蒲公英、天花粉以清热解毒,滋阴明目,更有助于本病。

服药 5 剂后,眼球转动自如,诸证皆轻,视力右眼 0.9,耶格氏表 2,左眼 1.5,耶格氏表 1,眼底正常。而改用丹栀逍遥丸内服,以后患者函告病已痊愈。

丁化民在临床上,对视神经乳头炎和球后视神经炎的辨证论治,主要是按发病的急慢分别进行的。如果是突然急性发作者,一般属肝胆郁热,蕴久化毒,或外感毒邪,以致气血瘀滞,睛明失用而发。如果是慢性或兼有其他疾病者,一般属久病精血亏损或脾胃不健,以致精血不能上荣于目而发。如医案二和医案三,视力皆是突然下降,但结合全身情况,医案二为肝胆火盛,外感毒邪而发。服前方5剂后,诸证稍减,再经化裁继服丸剂后,诸证皆除,视力恢复到右眼0.7、左眼0.8,改服明目地黄丸以善其后。医案三则为肝热犯脾,脾失健运而发。服前方5剂后,效果明显改进,视力恢复到右眼0.9、左眼1.5,改服丹栀逍遥丸以善其后。以上两例均属急性者,若是慢性者,一般宗滋补肝肾,以养精血或培补后天之本为大法,以调理之。

(2)慢性:肾水不足,虚火上炎

主症:视力逐渐减退,眼珠转动则疼痛,且常头痛和眼眶深部钝痛,查视野有中心暗点,舌苔黄白,脉滑数。

治法:育阴清热,滋肾明目。

方药:知柏地黄汤加味。盐知母10g,盐黄柏10g,生地黄30g,丹皮15g,茯苓20g,生山药20g,泽泻10g,白芍20g,枸杞子15g,菟丝子15g,生石决明35g。

加减:气滞加枳壳,头痛重加菊花。

本方为知柏地黄汤加味,功能滋肾水,清肝热,壮水之主,以制阳光。地黄甘寒,大滋肾水;茯苓、山药淡渗,善能渗湿以消中心暗点;佐泽泻以疏水道之滞;丹皮凉血,清肝热;白芍养血滋肝阴;枸杞子、菟丝子滋补肝肾而明目;石决明镇肝育阴而息风;盐知柏苦能坚肾,兼清虚火上逆。

注:以上二方,也适用于中心性视网膜炎,可对症选用(山东验方)。

（七）视神经萎缩

凡视神经受到侵害，均可导致本病，而造成不同程度的视功能损失。在中医学属于"青盲"与"视瞻昏渺"的范围。本病常与全身疾病有关，或眼部邻近器官罹患，或其他眼病以及外伤等，皆可为发病原因。在临床治疗中，丁化民对本病强调整体观念，辨证施治的原则。此证主要致病因素，一般多为阴精亏虚，正如经云"精气夺则虚"。肾水亏虚，肝失所养，气血不能上荣于目，或兼七情郁结，脉络失和，或外伤等皆可致。因此在临床治疗中，除外伤者外，常见肾阴虚及肝阴虚者。

1. 肾阴虚型

此证外眼正常，自觉远近视力逐渐减退，甚至失明。视野呈向心性缩小，眼底可见视乳头颜色变浅，以至苍白，边界清楚或模糊，视网膜血管早期正常，后期变细。黄斑部中心凹反射可见或消失。眼干涩，头昏，耳鸣，腰酸腿软，苔白、舌质红，脉细数。

附医案：

徐某，女，教员，1974 年 10 月 5 日初诊。

自述双眼视力减退将近一年，经某医院诊为"双眼视神经萎缩"。现有视久疲劳、怕光、眼胀，身倦，食少等不适，二便尚可。

查体：视力右眼 0.4，耶格氏表 4，左眼 0.3，耶格氏表 4，两眼眼底可见视乳头苍白，边缘清楚，视网膜血管较细。苔少，舌质红，脉滑细略数。

证属肾阴亏虚，肝失所养，精血不能上荣于目。法宜滋肾养肝，益肾明目。

方药：杞菊地黄汤加味。枸杞子 10g，菊花 10g，生地黄 12g，白芍 12g，熟地黄 12g，丹皮 10g，山茱萸 10g，当归 10g，茯苓 12g，山药 12g，泽泻 6g。

本方用生地黄大补肾阴，制熟其味更厚，填精补髓，壮水之主；泽泻通利，疏通水道之滞；山药、茯苓淡渗理脾，且可利湿；山茱萸味酸微温，以滋厥阴之液；丹皮辛寒，清少阳虚火；枸杞子、菊花补益真阴以明目；当归、白芍滋补肝肾而养血，即"目得血而能视"之谓也。

服药 5 剂后，自觉视力有所改善，诸证减轻，视力右眼 0.5，左眼 0.4，苔白、舌尖红，脉沉细。再按上方服 10 剂，因工作关系不能复诊，但能坚持间歇服药。三年后复诊查视力右眼 0.9，耶格氏表 2，左眼 0.8，耶格氏表 2，眼底表现病证如前，全身诸证皆去。

2. 肝阴虚型

此病例在临床上虽屡有所见，但多半治疗中断，故缺乏记载完整的病案，仅概括介绍治则以供参考。

主症：眼部见证与肾阴虚类同。自觉两目昏暗无所见，心烦易怒，口苦咽干，胸胁满闷。苔白、舌质红，脉弦细。

治法：育阴和肝。

方药：一贯煎加味。南沙参 15g，麦冬 10g，当归 10g，黑豆 10g，生地黄 15g，枸杞子 12g，川楝子 4g，黑芝麻 12g，桑叶 10g，大枣 3 枚。

本方系魏柳洲为肝肾阴虚，津液枯涸，血燥气滞，而变生诸证所设之法。丁化民于眼科临床，对肝肾阴虚、肾水不足所致之眼病，依法加减用之获效。方中沙参、麦冬育阴清热，滋肝阴；当归、生地黄滋阴养肝而生血液；枸杞子滋益肝肾以明目；川楝子善清肝热而疏郁；桑叶、黑芝麻疏肝息风；大枣、黑豆益肾健脾以培本。凡因肝肾阴虚、血液津亏之眼疾，均可用之。

3. 心营亏损型

主症：头晕目眩，心烦心悸，怔忡健忘，多梦难寐，脉象虚弱，舌质红，苔白，或少苔。

治法：养心宁神。

方药：补心丹和复明散。菟丝子30g，补骨脂30g，巴戟天30g，枸杞子30g，川牛膝30g，炒枣仁30g，肉苁蓉30g，大青黛6g，猪腰子一对（炙干研细合入）。共细末，每服6g，日服2次。

4. 气阴两虚型

主症：患眼病后，或温热重病后，气阴双亏，肝肾两虚，精气不能上承，目失滋养，证见口干咽燥，气短乏力，腰膝酸软，脉来濡细，舌淡苔白。

治法：和肝益肾。

方药：桑麻丸加味。生黑芝麻120g（用五灵脂拌炒，去灵脂），冬桑叶120g，枸杞子120g，黑豆120g，或加黑桑椹120g。共研细末，蜜炼为丸，6g重，每服2丸，日2次。

5. 七情郁结型

主症：多因情志不疏，肝失条达，口苦咽干，头晕，目昏，脉沉滞，或弦细，苔薄白，或微黄。

治法：疏肝解郁。

方药：开郁汤加减。醋柴胡15g，青皮6g，香附6g，薄荷15g，青子6g，炒栀子15g，石决明15g，白芍9g，川芎15g，生麦芽9g，夜明砂6g。或用一贯煎加白芍、青皮、沙苑子亦可。

丁化民在临床辨证施治过程中强调两点：

如属双眼同时患病者，辨证时应以四诊所见全身病征为特点。如兼患有其他慢性病者，病久精血亏损而易导致此证，所以在选方用药等方面，应从改善全身的情况着手，以使精充血旺而达明目之效。因此，在初诊收集病史时，要注意有关其他兼证，为辨证施治提供比较可靠的依据，才能收到理想的效果。

如为单眼发病者，在辨证时，应以四诊所见局部病证为重点。一般应考虑患眼周围是否有其他病证，根据其具体情况，先予调治局部，待病情稳定后，再以养肝血，滋肾阴之法以善其后。

丁化民对此证之早期，一般采用汤剂治疗。当病情稳定好转后，改用丸剂治疗。因久病体弱，久服汤剂反伤脾胃，对整体不利。丸剂方便易服，如杞菊地黄丸或归芍地黄丸等均可，为患者提供了坚持长期治疗的有利条件。

（八）眼、口、生殖器三联综合征

本病多初得口腔溃疡或下阴部溃疡，甚至发生眼病，中医学名为"狐惑病"，西医学谓之"白塞综合征"。《金匮要略》认为，蚀于喉为惑，蚀于阴为狐。此因湿热为患，久延成毒，蚀皮腐肉。

治法：清热解毒滋阴。

方药：芦荟消疳饮。生地黄12g，龟甲12g，知母9g，川黄柏9g，金银花15g，蒲公英30g，赤芍9g，芦荟1.8g，白茅根30g，甘草3g。

若此起彼伏，缠绵不愈，此病属热毒为患，而其肾必亏，蚀于阴，是肾亏之明证，如肾气足，何以蚀之？当以补肾之品，取肾为先天之本也。应以二仙汤合清热解毒为法：淫羊藿18g，仙茅18g，生地黄15g，当归9g，赤芍9g，知母9g，川黄柏9g，龟甲12g，丹皮9g，紫草9g，芦荟3g，5剂。用薄荷6g煎水洗患外，锡类散0.6g吹口腔咽喉。上方服之有效，可多服几剂，药后许久不再犯。先后治疗5人，都获得显效。

如发生虹膜睫状体炎，已成肝肾阴虚热多，治以滋肾养阴为主，清热解毒为辅。则用南沙参15g，玄参12g，麦冬10g，花粉12g，霍石斛10g，生地黄15g，玉竹12g，竹叶3g。

如需滋补肝肾，则用生地黄10g，熟地黄10g，菟丝子12g，枸杞子10g，沙苑子15g，女贞子10g，白芍12g，薏苡仁15g，生山药15g，丹皮10g。

（九）视网膜色素变性

主症：本病初期，色素退行性病变，向视网膜周围移动，以至于中央部位，在后期乳头颜色萎黄，血管紧缩。自觉有夜盲征象，重则视野缩小，视力亦随之减退，终至失明。

病因：肾水不足，肝血生热。

治法：活血通络。

方药：鸡血藤15g，赤芍9g，白芍9g，丹参9g，玄参9g，生石决明24g，灵磁石15g，青皮9g，香附6g，夜明砂15g，木贼10g，橘络10g。

或用：生石决明25g，夜明砂15g，谷精草15g，三味煎水代茶饮亦效。

注：曾治一例患者祁某，服此方5剂后，来信诉晚上视力好转，白天亦好。又按原方加减以巩固疗效。

1. 雀目内障

主症：暮暗朝明，多痒多涩，发作无常，或明或暗，夜中唯能视直下之物，而不能视上，乃肝风邪火上冲于目，致成内障。

治法：宜服洗肝散，先清虚热，后服雀目泻肝汤以泻其实邪。

洗肝散：茺蔚子9g，柴胡15g，黄芩6g，细辛2g，车前子9g（包），玄参9g，黑豆6g。

雀目泻肝汤：生白芍9g，黄芩6g，防风6g，桔梗6g，川大黄15g，芒硝15g。

歌曰：雀目内障多痒涩，暮暗朝明与雀同。黄昏视下难见上，肝风邪火障双瞳。

2. 高风内障

主症：高风内障之证，眼至天晚不明，天晓复明。

病因：肝有积热，肾经虚损，乃阳微阴盛之证。天晚阴长，则天时之阴，助人身之阴，能视顶上之物，不能下视事物，至天晓阳长，则天之阳，助人身之阳，而眼复明。

方药：高风补肝散及高风还睛丸。

高风补肝散：羚羊角0.3g，细辛2g，羌活15g，茯苓9g，楮实子9g，人参3g，玄参9g，石斛9g，车前子3g（包），防风15g，夏枯草6g。

高风还睛丸：石决明60g，党参30g，细辛15g，茺蔚子60g，白茯苓30g，知母20g，川芎30g，广木香15g。

以上为细末，炼蜜为丸，为梧桐子大，空心茶水送下三丸。

歌曰：高风内障号鸡盲，天晚不明天晓光。夜能上视难见下，损亏肝血肾精伤。

　　编者注：雀目内障与高风内障，皆有"夜盲"表现，根据丁化民病案所提及症状，参考古籍及文献研究，可知雀目内障相当于"肝虚雀目内障"，指西医学的维生素 A 缺乏，高风内障相当于"高风雀目内障"，指西医学的视网膜色素变性。

　　附注：此部分为丁化民手稿（郝玉梅老师提供），以及部分丁化民既往著作中整理，为体现其诊疗风格特色及学术思想，手稿部分最大程度按照原稿进行呈现。本节内容中涉及中西医病名，有与现今使用有出入情况，暂保留其手稿用法，编者予以适当标注，以保证内容连贯完整。另丁化民诸多手写方剂计量以"钱"为单位，为方便阅读及统一，均采用公制单位计量，参考十六两制与公制换算：1 两等于 30g，1 钱等于 3g，1 分等于 0.3g。

（武燕整理，郝玉梅、田月娥及杨迎新审阅）

第十一章　唐亮臣

第一节　传承谱系

唐亮臣弟子：高健生、祁宝玉。

第二节　生平介绍

唐亮臣（1893—1965），江苏南汇人。唐亮臣自幼随父学中医眼科，兼习内、外、儿、妇各科，后独立行医。曾执教于上海国医学院、新中国医学院。为神州医学会、中医协会、国医公会执行委员。新中国成立后，任上海市公费医疗第五门诊部眼科主任、眼耳鼻喉科医院中医眼科顾问。1955年受北京中医研究院之聘，历任西苑医院、广安门医院眼科主任，中华医学会眼科学会副主任委员，《中华眼科杂志》副总编辑等职，为《眼科全集》编委。

第三节　学术思想

唐亮臣对中医眼科理论深有研究，推崇"目之有轮，各应乎脏，脏有所病，必现于轮"之说。治病注重整体，对树枝状角膜炎、玻璃体出血、视神经炎、视神经萎缩、视网膜色素变性等疑难眼病进行系统的临床观察和研究，总结辨证论治规律。将内、儿各科理论与方药知识，融会于眼科临床中，拟订数种眼科专用丸剂，施治常针药并用，每获良效。积极主张中西医结合，采纳西医学眼科检查方法，促进中西医学术交流。

唐亮臣一生勤奋好学，博览医书，集各家之长，具有中医内、外、妇、儿科的基础，而尤精于眼科，并善于融汇于中医眼科理论和临床治疗之中，宗前人之法，而不泥于古人之方。临床治疗，针药兼施，对眼病及其他许多慢性病的处理，都有独到的经验。在技术上精益求精，在做好西医学习中医的临床教学工作中，善于向西医学习，主动搞好中西医团结，为早期的中西医结合工作贡献了力量。

唐亮臣强调眼病的论治必须以全身辨证为基础。认为人体是一个统一的有机整体，人的眼睛是隶属于人体的一部分。眼睛的任何病变，都是因于人体脏腑、经络、气血等功能的失调所致。极力推崇"目之有轮，各应乎脏，脏有所病，必现于轮"之说。认为眼病与全身症状不能分割，一定要求整体辨证论治。另外还强调眼科医师需要有坚实的中医内科学基础，由于眼病有内外之别，人有长幼、男女之异，天有四时之变，因而尚需兼晓内、妇、儿、外等科基本知识，如斯方可在临证中应变于因人、因时、因地等复杂多变的情况。

唐亮臣治内障眼病，以调畅七情为先。认为眼病有外障和内障之分。外障者常因六淫所感，目病暴赤肿痛，眵泪湿烂等症，其势虽急，易治。内障者多为七情所致，目暗昏渺，其势虽缓，难治。七情太过或不及，可以引起体内阴阳失调，脏腑功能紊乱，经络阻滞，气血不和等，皆为内障眼病直接或间接的原因，并影响到病势与病程的发展与转归过程。因此，唐亮臣诊治眼病，必先问明患者所苦、所思、所忧、所怒，进行耐心劝说开导，解除其因，而后当针则针，该药则药，或针药并用。认为七情调和，无太过不及，使五脏之气充和，六腑之气调畅。气无郁滞之因，血无疑滞之弊，腠理固密，精气充旺，阴平阳秘，则眼目有疾可治，无疾可防，否则虽施针药，亦往往无功。

　　唐亮臣以理气血，补肝肾为治障大法。认为人身之气血为养目之源，目位至高，结构精微，经络相联，脉道幽深，气血往来出入于眼。故能察山川之大，毫芒之细，悉云霄之高，尽泉沙之深。气充则神旺，血盛则形强，气血调畅，目可不病，少有亏滞，则生目病。唐亮臣推崇目专窍于肝，而主于肾之说，肝肾为目之二主，其精气充旺，则视物光明，精气衰败，则视物昏渺，甚则不明。精气聚敛，则瞳神展缩灵活。精气耗损，则瞳散大。因此内障眼病，如视物昏花，视瞻昏渺，瞳神散大，青盲，雀目等，多与气血、肝肾有关，故临诊中常以理气血，补肝肾为主。

　　唐亮臣对久病者处方用药主张平和。认为眼病久患者，症情复杂，处方用药不易。如益气则易气壅不运；补阴则碍胃难散；补阳则助火上炎；寒凉则易凝滞不行，久服则易伤脾败胃。因此，强调处方用药，不可偏废。例如在补益剂中，宜选加枳壳、青皮、陈皮、香附等，助其宣流气血；滋腻剂中选加砂仁、木香等助其运化；补阳剂中选加黄芩、地骨皮等，防其虚火炎升；寒凉剂中酌加白豆蔻、附子、肉桂等，缓其凉遏之弊；服药日久者，稍加神曲、稻芽、麦芽等，助其消导和中；有便结者加全瓜蒌、黑芝麻等，滋润下导，保持腑气通畅，导火邪下行。所以唐亮臣对慢性眼病患者，常以大方见效，不知其故者，被误以其"杂"，静而思之，则君臣佐使，逆从反正，条理明晰。

唐亮臣重视经络与针灸治疗，认为针灸学是中医学宝库中明珠之一，具有简便验灵之特点，在眼病的诊治中自古有"经络不明，盲子夜行"之告诫。人体十四经脉，三百六十五络，经纬于全身，外布于体表，内贯于脏腑，连于脑，聚于目。要诊治眼病，必须掌握眼与经络的相关联系，脏腑所生精、气、血、津液，通过经络脉道，上输于目窍，以濡养眼目。经络功能异常，如郁滞不畅，或阻塞不通，在眼病的发生、发展中都有着重要的影响。在临证中重视选用针灸治法，以疏利经脉，宣导气血，调和阴阳，以扶正达邪，治疗中往往可收针到病除、立竿见影之功。如电光性眼炎之红赤疼痛，羞明流泪等。对眼肌麻痹的一些疾病，有较好疗效。即使是内障眼病，针后亦立有双目清爽、视物清晰之感。

唐亮臣在诊治过程中，除运用针药治疗优势外，还重视七情变化在眼病发生、发展及转归中不容忽视的作用，并常以临床中因暴怒及过度忧思而患病的教训，告诫医者要重视对患者的心理疏导，详细解释病情，宣传预防眼病知识，这对促进患者眼病的康复能起到针药难以起到的作用。

唐亮臣在发挥中医眼科特长的同时，努力促进中西医眼科工作者之间的团结。积极主张采用现代科学仪器的检查方法，将检查之征象及实验室化验之结果，作为眼病辨证论治的重要参考内容，并列为判断临床疗效的标准之一。例如眼科用检眼镜检查眼底，应将眼底有无出血、渗出、水肿，视神经有无炎症、萎缩，中央动静脉有无阻塞等内容作为局部辨证的重要参考。认为中医在这方面应积累经验，丰富和发展辨证论治的内容。积极与西医眼科合作，带好西学中眼科医师，对促进中西医交流，增强中西医工作者的团结，起到了良好作用。

唐亮臣临床 40 余年中，对中医眼科造诣很深，其中尤对树枝状角膜炎、玻璃体出血、视神经炎、视神经萎缩和视网膜色素变性等多种疑难眼病进行了系统的临床观察与研究，总结辨证论治的规律。如复发性视网膜静脉周围炎，视神经萎缩等均有论文发表。他发挥对内外妇儿等科兼晓的广博知识，融汇于世传眼科及临床多年的实践经验，掌握了慢性眼病的一些内在规律，从气血肝肾入手，制订了眼科常用的十几种中成药配方，如培元建生丸、宁神养心丸、益气聪明丸、加味滋阴地黄丸、养阴和营丸、固本七子丸、四物六子丸等，在唐老逝世后的 50 余年后，仍广为应用，并取得良好疗效，深为广大眼病患者认同。

附：故事事迹

唐亮臣在临床教学中，带教西学中眼科医师、进修医师及中医实习医师众多，对其所学者言传身教，诲之不倦。特别是在晚年，中央领导同志指示给中医研究院老医生配备我国中医学院培养的新型中医师为徒弟，做好学习继承工作。1963 年 9 月，来自全国中医院校的近 30 名毕业生，有幸成为第一批新型学子，这是中央领导对中医药事业的又一次关心与重视。唐亮臣感到中医事业后继有人，而倍加兴奋，工作中处处注意传授自己的临床经验和特长，循循善诱，因材施教，做出了许多成绩。唐亮臣不仅医技高明，疗效显著，而且十分重视医德教育。他的门诊、会诊、出诊工作均较繁忙，但对患者一贯认真负责，任劳任怨，热情周到，和蔼可亲，从不计较工作时间，门诊工作往往要延迟至下午一二点钟才能下班，他从无怨言，对个别经济困难者，甚至以资相助。他常常嘱咐青年医师，要理解患者长期患病的痛苦，耐心解释，消除患者疑虑，树立战胜疾病的信心，这种对患者的高度同情心和责任感，深受患者的爱戴，也一直铭记在带教学生心中。

附：著作

［1］唐亮臣.中医对于沙眼的诊断和治疗方法［J］.黑龙江医刊，1958（01）：27-28.

［2］唐亮臣，杨维周，唐由之，等.视神经萎缩130例的疗效观察［J］.中医杂志，1962（03）：13-16.

（马秋艳整理，吴烈审阅）

第十二章　杨维周

第一节　传承谱系

不详。

第二节　生平介绍

不详。

第三节　学术思想

"活血化瘀"法是中医治疗学上的一个重要内容，它与临床各科都有密切的联系，因此有它广泛的应用范围，在眼科学界也不例外。

一、"瘀"和"瘀血"的概念

关于"瘀"和"瘀血"的含意，认识并不一致，有人认为所谓"瘀血"，就是"污秽的血"；有人认为"瘀血"包括了"一切血证"；有的认为"瘀血"是指"肝脾性的疾患"而言；有人结合西医学认为"瘀血"就是"血循环障碍"。其实这些都欠全面，甚至是不恰当的。

在"活血化瘀"一词中，"瘀"是以"活血"的方法来"化"的对象，则"瘀"自然是指"瘀血"。但是中医学中的"瘀血"，并非单如西医学所指的"静脉血循环障碍"，也不只限于包括由瘀血而导致的局部或全身的某些病理改变，更重要的是它并不只限于"血"，还包括"气虚""气郁""气滞"等所引起的血脉瘀滞。因此，"瘀血"实际上牵涉气、血两个方面，这必须从中医学理论来理解它。

一般而言，"血"是比较容易理解的，它是指人体从饮食中吸取的精微部分，它由五脏六腑所生成，而营养一身。而"气"则有些"虚而无凭"。"气"是中医理论领域中具有独特含意的名词，有"真气""正气""原（元）气""宗气""营气""卫气""谷气""清气""中气"等，是指脏腑组织头面肢体各个部分的活动能力，人体赖以生存的动力。在中医理论里，有许多气血相关的学说，如"气为血帅""血为气母""气随血行""气滞血瘀""血脱气脱""气血两虚""气血两燔"等。有的是属于生理的，有的是属于病理的。属于生理的总称之为"气血调和"，属于病理的总称之为"气血失调"。在治疗方面有"补气生血""补气止血""益气摄血""理气活血""养血扶元（气）"，总称之为"调理气血"，最后要达到"气血和平"。这样从分析气血之间相互关系来进行辨证的，总称之为"气血辨证"。可见从生理到病理，从辨证到治疗，都不能孤立地来看待气血，所以在理解活血化瘀时，必有"气"的概念。

二、"瘀血"的发病机理

血在脉中运行，其动力源于心，中医称为"心气"或"心阳"，在正常生理状态下，"气为血帅""气行血行""血随气行""气随血行"。如心气虚（或心阳虚），则血行失常，瘀滞不行而成"瘀血"。瘀则不通，不通则痛，所以瘀血证除特殊结构（如视网膜、脉络膜）者外，一般都有轻重不等的疼痛，但目为视物辨色的精细器官，一旦瘀血，气血不能通调，失去气血的供养，所谓"五脏六腑之精气不能上荣于目"，必将发生视力障碍。至于心气（心阳）之是否正常与脾阳、肾阳有关。脾阳即脾气、中气，为后天之本，中气虚则一身之气皆虚，心阳必随之而虚，致成瘀血。同时中气虚，脾湿不能运化，致痰饮中阻，湿浊重而血泣不行，也可导致或加重血流瘀滞。肾阳是先天之本，与脾阳同为全身气的泉源，所以肾阳不足，也可致血瘀不行。但脾阳所生化之谷气，必须由肺于空气中摄取清气，结合成为宗气，才能发挥其作用，所以瘀血也与肺气虚有关。此外，脾还有统血的作用，脾虚不能统血，则或瘀而不行，或行不循经，或瘀于脉内，或溢于脉外。肝藏血，能调节全身血液之分布，肝气郁结，肝血停滞，也可导致血瘀。但阳之生有赖于阴，所谓阳生于阴，阴血不足则阳气无所生，也无所附。如果血有寒或有热，也可致血瘀不行，或血热妄行，这是血本身的失常。所以在分析"瘀血"时，既涉及血之本身，又要涉及心肝脾肺肾，总之要涉及全身，这就是中医所强调的整体观。

根据视网膜静脉阻塞的症状描述，可包括在"云雾移睛""萤星满目""血灌瞳神"之内，但主要概括在中医的"暴盲"一病内。《目经大成》认为"其故有三，曰阴孤，曰阳寡，曰神离"，作者在该病中进一步申述说："病于阴伤者多色欲悲伤，思竭哭泣太频"；"病于阳伤者，缘忿怒暴悖，恣酒嗜辣，好燥腻及久患热病痰火"；"伤于神者，因思虑太过，用心罔极，忧伤至甚，惊恐无措"。三者中除色欲、恣酒、嗜辛、好燥腻、热病痰火之外，更多的内容是与七情有关。按中医理论，"悲则气消""恐则气下""思则气结""怒则气上""惊则气乱"，所以其病固然在血，而其因则在很大程度上是在于"气"。所以《黄帝内经素问》中有"百病生于气"的论述，看来并不为过。

三、"活血化瘀"药的治疗作用

实验证明，活血化瘀药能对炎症反应起到一定的控制作用。活血化瘀药能使炎症过程中的组织肿胀程度显著减轻，从而减轻病理损害，而病理损害的减轻在某种程度上等于视力的保留。活血化瘀药能减轻毛细血管的通透性，使在炎症过程中血浆蛋白通过血管壁的量大大减少。在有血栓形成的情况下，活血化瘀药能抑制二磷酸腺苷（ADP）或胶元诱导的血小板聚集作用，以及增加血内纤维蛋白溶解系统的活性。通过电子显微镜的观察，证明活血化瘀药对血小板有解聚作用，从而抑制血栓形成，并促进已成血栓的溶解。因此活血化瘀药对不拘有血栓形成或其他因素而致的管腔闭塞所产生的瘀血本身，以及因此而发生的水肿、出血、渗出等，都具有治疗作用。

四、"活血化瘀"法及其药物的运用

基于以上论述，"瘀血"的发生涉及五脏，脏腑互为表里，自然也涉及六腑。所以在临床上对本法不能孤立地运用，而要联系到有关脏腑，进行辨证分析，结合其他治则来协同使用。如其人体弱气虚，则需在活血药中加用补气药物，所谓"益气活血"，补其不足，攻其瘀滞，一补一攻，目的在于攻；如病变处瘀肿严重，有异常的组织增生，则需在活血药中加用破气药物，所谓"活血破瘀"，二者相辅，目的在于破；如病变处有明

显肿胀或水肿，就需在活血药中加用逐湿之品，所谓"活血利湿"，一祛瘀，一利湿，两路齐下，各尽其用，如兼有脓毒、热象，就应于活血药物中加用清热解毒之品，所谓"败毒活血"，各有专用，分攻合击。

有时根据"瘀血"的主因有针对性地进行活血。如因"气郁而致瘀血"，则用"理气活血"，或"调气活血"；如因"血少而致血瘀"的，则用"养血活血"。此外，"瘀血"所致的症状不同，活血化瘀的目的也有不同，如"活血止痛""活血通络""活血散结""活血软坚""活血止血""活血生新""活血舒筋"。特殊情况下，还可"活血祛风"。中医所谓"治风先治血，血行（活）风自灭"，此处所指的风大多数是指内风。所以在具体运用活血化瘀治则时，要标本兼理，因果并顾，虚则补之，实则泻之，郁则散之，坚则攻之，筋急则缓之，出血则止之。既要祛瘀，又要生新，务要营卫调通，气血平和。

但古人在治疗"瘀血"时，并不只限于活血，有时采用其他治则来达到化瘀的目的。如张子和在"气血流通为贵"的指导思想下，根据《黄帝内经素问》的"病在上取之下"的治则，采用"下"法以达到活血祛瘀的目的，认为这样可使"瘀瘕尽而营卫昌"。后世将它应用于头面有瘀血的治疗，称之为"治上取下法"。结合西医学来看，用泻下的药物，使肠胃蠕动加强，诱动上部体液下行，改善上部充血，促使炎性渗出的吸收，有利于上部瘀血的消除。瘀血证有血寒而凝、血热化火而凝的不同，在采用活血化瘀法治疗时，选药须有针对性。如三七、当归、延胡索、红花、乳香、莪术、鸡血藤、皂角刺、川芎、五灵脂、刘寄奴等均为性温之品，体虚寒者相宜，丹参、丹皮、地龙、赤芍、茜草、䗪虫等均为性寒之品，对体实血热者相宜；

另有一些药性平和的，如桃仁、牛膝、没药、三棱、苏木、血竭、蒲黄等，可用于无明显寒热者，或加入上述二类药物之中，以增强活血性能。

活血药中，有的药性单纯，在一定限度内的剂量加大，药性不变；有的其药性因剂量大小而不同。如益母草可活血行血，却不破血，即使加大一些用量，也不显破血作用；而红花、苏木则不然，剂量不同，作用有别。苏木是常用的活血药，用量一般是一至二钱，若加大到四至五钱，即显破血作用；红花常用作破血药，用量一般是三钱，若少于此量，其作用只限于活血。有的活血药，一般用量或加大用量，在短期内都显示活血作用，但如应用时间较长，即使用量一般，也可出现破血作用，如泽兰就是这样。另有一些药物，按其炮制不同，药性有所改变，如蒲黄、茜草，生者作用为活血，若炒黑则具有止血性能。还有一些活血药，具有多种性能，如血竭一药，功兼三用，同时具有补血、破血、止血的作用。有的活血药尚具有养血、生血的作用，如当归、丹参、鸡血藤（尤其鸡血藤胶）等，用于因血少而致的"瘀血"。

视网膜静脉阻塞的瘀血表现和所治疗眼部瘀血的表现不外是瘀血、缺血、出血、水肿、渗出、血栓形成，结缔组织或神经胶质的增生，以及组织的萎缩、变性等。这些病变过程都可在视网膜静脉阻塞，尤其是在中央静脉阻塞，特别是完全阻塞一病中发现。眼底检查时，可以看到静脉充盈十分明显，可大于正常管径的 2～3 倍，压迫眼球不能引出搏动，其中血栓为深红色或暗红色，乳头颜色变红，以此为中心有多量放射状出血，可略显示视神经纤维的走行，渐向周边，变为火焰状，密集点状出血，出血或深或淡，淡处为间杂水肿所致，血管可成分段状，或隐或现于出血与水肿之中，另有白色渗出斑，外有血液围绕或不全围绕，动脉变细，常显硬化现象。若出血较多或系大血管破裂，可形成视网膜前出血，重者还可流入玻璃体中。有的在一定时间后引起继发性青光眼。如果治疗及时，阻塞得以解除，则出血、水肿、渗出可被吸收。若迁延日久或反复发作，多于黄斑部发生色素退行性变，其他组织也将逐渐进入后期的组织萎缩，视力将蒙受不同程度的损害。如病变发生于某一分支，则病变范围只限于该静脉分布的扇形区。视力损害则根据病变轻重与部位而不同。

结合本病的临床表现，在其发病的全过程中，包括瘀血、缺血、水肿、出血、渗出、组织增生、变性等，均可应用活血化瘀法治疗。如病变初期，静脉瘀阻，动脉反射性痉挛变细，或硬化而变细，则在活血化瘀逐瘀同时，加用益阳升提与香窜通络之品，如升麻、葛根、石菖蒲、麝香等，以使动脉痉挛缓解或改善；如渗出水肿明显，应加用利渗逐湿之品，如泽泻、茯苓、车前子等，以利于渗出物之再吸收；如出血时间较近，即使出血不多，应多加止血之药，如仙鹤草、茜根炭（茜草根炒成炭）、地榆炭等；如时间已久，出血量较多，应加重活血药力，辅以止血之品；如病久有瘢痕形成（包括血管本身、视网膜、脉络膜以及视神经的退行性变），应大补气血，辅以活血药物，以期受损组织修复，争取保留某些视力。即使在本病"瘀血"进入萎缩、变性的晚期，用活血养血、益气通络的药物，使残留血管得到某些改善，视力也可获得一定程度的保留或提高。至于视网膜静脉阻塞的严重并发症继发性青光眼的问题，虽然发病率不高，但后果严重，因为缩瞳药与手术都很难对此收效。本病的眼压升高是因为前房角发生了广泛的粘连所致，有人认为这种粘连是出血分解所产生的毒素刺激以及分解后形成的色素细胞阻塞了滤帘的网眼所造成，因此及时合理应用活血化瘀药将有可能解除这种演变过程，也有可能使这类青光眼免于发生。此外，根据临床印象，活血化瘀药应用于本病要早期，要能坚持，而且还应与其他疗法（如针刺疗法等）综合使用。

附：著作

［1］杨维周.对"活血化瘀"法的认识和运用——兼谈在治疗视网膜静脉阻塞中的体会［J］.新医药学杂志，1978（04）：20-22.

［2］唐亮臣，杨维周，唐由之，等.视神经萎缩130例的疗效观察［J］.中医杂志，1962（03）：13-16.

（马秋艳整理，吴烈审阅）

第十三章　唐由之

第一节　传承谱系

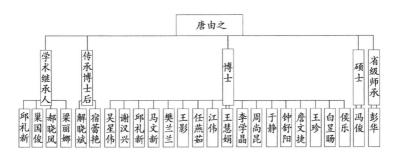

第二节　生平介绍

唐由之（1926—2022），原名锟镨，意为古代的宝剑。其父唐景潮起这个响当当的名字，就是想给自己的孩子带来好运气，好福气，并希望爱子长大之后能为国家作出贡献。

唐由之一生诊治的患者无以计数，取得了"两大突破"，出版了专著，创新了白内障针拨术，获得了部级科研成果，发明了针拨套出术，培养了一批眼科医生，并成功地为宾努亲王做了白内障手术。真正使他名满天下的是他成功地为毛泽东主席做了白内障手术。之后，他还先后为金日成主席、瓦希德总统做了白内障手术。从此，唐由之的大名誉满五洲四海。他在继承和发扬中医眼科金针拨障术和睫状体平部的手术切口研究方面成就突出，为全国老中医药专家学术经验继承工作指导老师、首都国医名师、国医大师。

教育及工作经历：1940～1947年受业于上海中医眼科名家陆南山教授门下。1940～1947年拜师陆南山先生，并到苏州陆南山眼科分诊所应诊。1947～1951年在杭州市上珠宝巷开设昆吾眼科诊所。1951～1952年在杭州联合诊所工作。1952～1957年就读于北京医学院医疗系。1957～1978年历任广安门医院眼科住院医师、主治医师、科负责人。1978～1994年为中国中医研究院副院长、副研究员、研究员。1994～2022年为中国中医科学院名誉院长、研究员。

荣誉及成果奖励：1978年获全国科学大会"先进工作者"奖状，1984年国家人事部授予"中青年有突出贡献专家"荣誉证书，1986年国家卫生部授予"全国卫生文明先进工作者"荣誉称号，1988年墨西哥世界文化理事会授予"爱因斯坦科学奖"奖状，1990年获国务院颁发的政府特殊津贴，1992年6月获朝鲜国家一级友谊勋章，1996年获香港何梁何利基金科学与技术进步奖医学奖，1998年获中国广州仲景中医药奖励基金会杰出成果奖，2001年中国中西医结合学会授予"中西医结合贡献奖"，2006年7月中华中医药学会授予"国医楷模"证书，2006年12月中华中医药学会授予中医药传承"特别贡献奖"，2008年4月世界中医药学会联合会授予"王定一杯中医药国际贡献奖"等，2008年12月获"首都国医名师"荣誉称号，2009年5月获"国医大师"荣誉称号及中央国家机关"五一劳动奖章"，2009年6月获"中华中医药学会终身成就奖"，2010

年 7 月中国中西医结合学会授予"中国中西医结合眼科特别贡献奖"，2011 年获北京同仁堂杯"中医药特别贡献奖"。

1978 年"中西医结合针拨白内障的研究"获全国第一届科学大会奖状，1985 年"白内障针拨套出术的研究"获国家科学技术进步二等奖，1996 年"视网膜色素变性（RP）的中西医结合临床研究"获国家中医药管理局科技进步三等奖（部级），2000 年"白内障的诊断与晶体图像计算机分析系统的研究"获中国中医研究院科技进步三等奖，2009 年"湿性老年性黄斑变性凉血化瘀法的临床及抑制新生血管生长的机理研究"获中国中医科学院"中医药科学技术进步奖"三等奖，2009 年"凉血化瘀方抑制老年性黄斑变性新生血管生长及分子机理研究"获北京市科学技术奖三等奖，2010 年"凉血化瘀方抑制老年性黄斑变性新生血管生长及分子机理研究"获中华中医药学会科学技术奖三等奖，2010 年"中医优势病种项目：中医药治疗湿性老年性黄斑变性的临床研究"获中国中医科学院"中医药科学技术进步奖"三等奖，2016 年"明睛颗粒对骨髓来源细胞参与脉络膜新生血管形成的干预作用研究"获中国中医科学院科学技术奖二等奖，2016 年"明睛颗粒对骨髓来源细胞参与脉络膜新生血管形成的干预作用研究"获中华中医药学会科学技术奖三等奖。

第三节　学术思想

唐由之在临床治疗眼底疑难病方面积累了丰富的经验，重视气血辨证，认为气血理论与眼底病变密切相关，提出气血理论在眼科临床的应用，认为气血失调是贯穿眼底病整个病程的基本矛盾，总结了眼底疑难杂症从气血论治的宝贵经验。按照以调和气血为主的治疗大法，设立了从气论治、从血论治、气血双治、痰瘀同治等治法，对复杂多变的眼底疑难病的治疗具有重要意义。提出了眼底病辨证以气血理论为依据，辨证与辨病相结合的诊治模式。

一、治疗眼底病

（一）诊病以局部为主，兼顾全身

唐由之认为病必求其本，诊疗之前一定要详查病史，了解患者的饮食生活、工作及全身性疾病等，从而对病因有较好的把握；配合现代检查手段如眼底镜、OCT、眼底血管造影、视野、MR 等，进行综合分析，扩大望诊范围，以眼底局部表现为主，兼顾全身症状、体征，方能准确辨证。

（二）辨证应谨守病机，注重分型

唐由之认为在诊断的过程中应谨守病机，把握病程，根据疾病的不同阶段及眼底、全身表现分型论治，治疗有所偏重。如治疗老年性黄斑变性，对于早期干性老年黄斑变性，眼底以大量玻璃膜疣为主者，考虑为肾阴不足、精亏血少、气血不足引起，以补肾明目、健脾益气为治则；对于湿性老年黄斑变性患者，若发病时间较短，眼底有大量新鲜出血者，考虑气有余便是火，火伤脉络。在治疗上，急则治其标，以凉血止血为主。当眼底出血稳定，出血伴有大量渗出、黄斑水肿时，则已到活血化瘀、行气利水阶段，配合健脾利湿之法以促进眼底出血渗出、黄斑水肿的吸收。病至晚期，眼底瘢痕形成，根据久病多虚的特点，重用补肝肾明目药以恢复元气，并配合软坚散结药物促进瘢痕吸收。

（三）论治要审察虚实，灵活用药

唐由之认为用药关键在于一个"活"字，不可拘泥于一证一方，应根据患者的体质，审察虚实，辨明寒热，以气血理论为核心，以阴阳辨证为指导，辅以开通郁闭之法，治疗有所偏重，体现了"圆融变通，不拘一隅，不执一方"的学术思想。

1. 以扶正固本为总则

眼底病病程较长，病情缠绵，迁延不愈，属疑难重症。久病多虚，且患者一般为年老体弱或禀赋不足，常表现为虚证或虚实夹杂之证。因此在治疗中以扶正固本为主，随证加减。补益法为《审视瑶函》的内治八法之一，主治内障眼病，代表方剂有地黄丸及石斛夜光丸等，用补养中药调补脏腑气血精液的不足，从而达到补养眼目的作用。第一，多以补益肝肾明目为主。根据肝开窍于目，瞳神属肾水的五轮理论，眼底病患者多为肝肾亏虚，常用制首乌、黄精、生地黄、熟地黄等药物。第二，选取药物多用种子类药，如菟丝子、枸杞子、楮实子、金樱子、覆盆子、决明子一类，也具有补益肝肾、收涩固精的作用，对于老年人及先天禀赋不足的患者尤为有效。第三，补益兼用疏风、清热、利水或升提之药，如泽泻、车前子、栀子、连翘、荆芥、防风等，以将药效充分发挥。

2. 以气血理论为核心

《审视瑶函·目为至宝论》中载："真血者，即肝中升运于目，轻清之血，乃滋目经络之血也"，"真气者，即目经络中往来生用之气，乃先天真一发生之元阳也；大宜和畅，少有郁滞，诸病生焉"。唐由之提出在眼底病临证中当以气血辨证为核心。

认为此病多由气血失和所致，将其统称为眼底瘀血证，常见的证类有气滞血瘀、气虚血瘀、气血两虚、气不摄血、痰瘀互结等，主张以调和气血为要旨，根据全身及眼底局部辨证，设立益气活血化瘀，行气活血化瘀，补益气血，活血化瘀、化痰散结等调治气血之法，在治疗视神经、视网膜、脉络膜病变中屡获奇效。

3．重视阴阳辨证

根据眼底、全身表现、舌脉象以察阴阳，常用"益火之源，以消阴翳，壮水之主，以制阳光""阴中求阳，阳中求阴"之法，最终以达"阴平阳秘"。如治疗视网膜色素变性的患者，认为该病符合"阴"的特性，用肉苁蓉、巴戟天等补先天阳气之不足，再加入制首乌、黄精、熟地黄、山茱萸等滋阴之品以起阴中求阳之效。

4．注重引经药

引经药除能促进药力到达病位之外，更能起到开导疏通的作用。对于肝气郁结患者予柴胡以疏肝解郁，对于瘀血阻络患者予川芎、牛膝等以活血通络。

5．预防需起居有常，调畅情志

中医讲究"治未病"，未病先防，既病防变。在眼病的预防方面，唐由之对眼病的预防十分重视，常嘱患者养成良好的生活习惯，保持正确的坐姿和健康的用眼方式；尤其要注重情志的调畅，避免情绪的起伏波动，积极对待压力与挫折；起居有常，清淡饮食，宜戒烟酒，保证充足的睡眠，如对失眠患者一般在方中加入茯神进行调理；对于糖尿病患者嘱其饮食要节制，并正确使用胰岛素，合理调控血糖。一旦发生眼病要及早治疗，即使治疗起效亦要防止复发。

（四）代表医案

1. 中心性渗出性脉络膜视网膜病变

患者，女，28岁。左眼视力下降伴视物变形5个月。平时工作压力大，较劳累。2013年8月7日就诊。

查体：视力：右眼0.1，矫正至0.5；左眼0.07，矫正至0.4。眼压：右眼18.1mmHg，左眼17.3mmHg。眼底：双眼视盘边界清，色淡红，左眼黄斑外上方有一渗出灶及瘢痕灶，黄斑中心凹反光未见。舌淡红，苔薄黄，脉弦。光学相干断层扫描（OCT）：左眼黄斑区色素上皮层渗出性脱离，伴下方局限性脉络膜层瘢痕组织形成。

西医诊断：左眼中心性渗出性脉络膜视网膜病变。

中医诊断：左眼视直如曲肝郁化火证。

处方：生地黄、牡丹皮、焦山栀、连翘、枸杞子、菟丝子、山茱萸、焦白术、柴胡、生黄芪、炙黄芪。上方水煎服，共45剂，每日1剂，早晚分服。

二诊：2013年10月16日。患者左眼视物变形改善，仍有视小字及视横直线变形。视力：右眼0.1，矫正至0.6；左眼0.12，矫正至0.6。眼压：右眼14.3mmHg，左眼14.3mmHg。眼底：左眼渗出较前减轻，黄斑中心凹反光可见。舌淡红，苔薄白，脉弦。前方减山茱萸、焦白术，加白蒺藜、沙苑子，共服30剂。

三诊：2014年2月12日。患者视小字已无变形，视横直线变形。视力：右眼0.1，矫正至0.6；左眼0.12，矫正至0.6。眼压：右眼20.5mmHg，左眼20mmHg。眼底：大致同前。舌淡红，苔薄白，脉弦。前方去生地黄，白蒺藜、沙苑子均减量，生黄芪、炙黄芪均减量，加入煅石决明，共服 14 剂。

四诊：2014 年 5 月 18 日。患者视物变形症状基本好转。视力：右眼 0.12，矫正至 0.8；左眼 0.12，矫正至 0.8。眼压：右眼 14.2mmHg，左眼 14.7mmHg。眼底：左眼未见明显渗出，视乳头及黄斑中心凹反光正常。舌脉同前。予枸杞子、菟丝子、山茱萸、覆盆子、丹参、当归，14 剂，泡茶。

患者较年轻，平时工作压力大，从发病以来有 5 个月，全身症状除舌淡红、苔薄黄、脉弦外，没有明显的体征，但从眼底表现来看，左眼黄斑外上方兼见渗出灶及瘢痕灶。根据气血理论，考虑患者肝气不疏，气有余便是火，火伤脉络，且患者久治不效，形成虚实夹杂之证。在治疗上，实则泻之，虚则补之，用生地黄、牡丹皮、焦山栀、连翘凉血化瘀，用枸杞子、菟丝子、山茱萸扶正固本；用生黄芪、炙黄芪以益气活血通络，增强免疫力；用焦白术健脾化湿，促进眼底渗出吸收；用柴胡疏肝解郁，兼有引经之效。二诊患者症状改善，渗出减轻，稍减健脾化湿之力，加白蒺藜、沙苑子以增强清肝明目、开通郁闭之效。三诊患者用药后症状进一步改善，适当减轻部分凉血及补益药量，以防过于滋腻，损伤脾胃，加入煅石决明平肝潜阳，软坚散结，促进瘢痕吸收。四诊患者视力及视物变形症状均明显改善，可进一步减轻用药之力，予中药泡茶饮，巩固治疗效果。

2. 年龄相关性黄斑变性

患者，男，77 岁。初诊日期：2011 年 3 月 17 日。

主诉：左眼视力下降 3 年，右眼视力下降 6 个月，在当地医院诊断为双眼年龄相关性黄斑变性（湿性），一直外院保守治疗，视力持续下降，慕名来诊。刻下症：双眼视物模糊。

眼科检查：右眼视力 0.07，右眼眼底黄斑区见约 3PD 大小面积的出血，约 4PD 大小面积渗出。右眼 OCT：黄斑部见脉络膜新生血管（CNV）形成，黄斑厚度 252μm。左眼视力 0.05，左眼眼底未见出血，见 5PD 大小面积的渗出。左眼 OCT：黄斑部见 CNV 形成，黄斑厚度 254μm。全身体征：面色少华，神疲乏力，少气懒言，五心烦热，纳食减少，夜寐尚安，舌质淡红，苔少，脉细虚无力。

诊断：双眼年龄相关性黄斑变性（湿性）。

治法：补气养阴，止血活血，化瘀明目。

方药：生地黄、丹皮、丹参、当归、熟地黄、大蓟、小蓟、茜草、生侧柏叶、枸杞子、生黄芪、炙黄芪，服 45 剂。

二诊：2011 年 5 月 6 日。予上方口服 45 剂中药后复诊，双眼视物较前清晰。眼科检查：右眼视力 0.1，出血明显吸收，右眼见约 1PD 大小面积的出血，3PD 大小面积渗出，OCT 示黄斑厚度 257μm。左眼视力 0.1，渗出面积同前，OCT 示黄斑厚度 242μm。方药：上方加车前子、泽泻、制首乌、黄精，服用 60 剂。

三诊：2011 年 6 月 29 日。诉右眼较前清晰，左眼同前。眼科检查：右眼视力 0.12，右眼出血完全吸收，渗出吸收，约 1/5PD 大小，OCT 示黄斑厚度 248μm。左眼视力 0.1，渗出面积同前，OCT 示黄斑厚度 216μm。方药：制首乌、黄精、菟丝子、山萸黄、桑椹、枸杞子、生地黄、熟地黄、丹参、川芎、生黄芪、炙黄芪，服用 30 剂。

四诊：2011 年 7 月 29 日。诉右眼又较前清晰，左眼同前。眼科检查：右眼视力 0.15（矫正至 0.25），左眼 0.1，出血完全吸收，1/6PD 大小面积渗出，病情稳定。

二、治疗视神经萎缩

唐由之常言，由于古代没有眼底检查设备，许多中医眼病病名的描述都来源于患者的主述，在与西医学进行结合论述时，需要中医眼科医生辨证审因，以归纳出中西医间的关系。如视瞻昏渺证，涵盖病因宽泛，难以一一论述。对于视神经萎缩，追溯古文，当属明朝王肯堂《证治准绳·杂病·七窍门》中言，青盲者，瞳神不大不小，无缺无损，仔细观之，瞳神内并无别样色气，俨然与好人一般，只是自看不见，方为此证，若有何气色，即是内障，非青盲也。对青盲之描述确切清楚，为青盲之定义的基础。视神经萎缩是眼科临床极为常见的致盲性眼病，其病因错综复杂，为疾病后期发生的病理改变。临床表现为单眼或双眼视力逐渐下降，患眼前节除瞳孔直接对光反射异常外别无见证，眼底可见视盘颜色变淡和（或）伴随其他病理改变，究其临床表现与青盲之描述，两者符合度较高。

视神经萎缩病情迁延日久，由数月至数年，临床辨证时需要去粗存精、去伪存真。常言"久病多瘀"，"瘀"者却有虚、实之分，虽然"久病多虚"亦常见，但综合起来，却是虚实夹杂、单纯虚证均可见。结合脏腑辨证时，"瘀""虚"简而言之可谓"不通"与"不足"。

"不通"——人体左升右降，肝主升发，脾主升清，肝与脾为气血升发的主力，肝郁不能升发，脾虚不能升清，致目失濡养，神光不能发越，多见于继发性视神经萎缩。"不足"——精、气、血之不足，即原动力和能量不足。视神经是中枢神经系统的一部分，肾主骨生髓，脊髓通于脑，髓聚而成，肾中精气充盈，则"髓海"得养，补肾益精为视路功能运行提供物质基础。从患者的眼底表现上看，视盘苍白或局部颜色偏淡，血管偏细，益气活血亦为要。本病治疗时，中药汤剂化裁当灵活取舍。"不足"为虚，虚则补之，驻景丸、四物五子汤、明目地黄丸是常用的方剂。唐由之在补虚用方中常常兼顾气、血、肾三方面，黄芪、当归、白芍、菟丝子、枸杞子为常用药。"不通"为郁为滞，疏肝健脾，以促升发，小柴胡汤、加味逍遥丸、补中益气汤、益气聪明汤为其主方。唐由之在化瘀用方中，常用桃仁、红花、川芎、鸡血藤、柴胡、郁金等。"不足"与"不通"兼有夹杂者，两类方剂互用，随辨证主次以立君臣。

典型医案：

李某，女，18 岁。2010 年 3 月 5 日就诊。

主诉：双眼视力下降 9 年。患者 9 年前无明显诱因出现双眼视力下降，当地医院诊断为"双眼视神经萎缩"，口服中药、针灸等治疗有好转，近半年自觉视力下降明显。刻下症：双眼视物模糊，无眼红眼痛。纳食可，夜寐安，二便调。

眼科检查：视力右眼 0.2（矫正 0.5），左眼 0.15（矫正 0.8）。双眼前节无明显异常。眼底检查：双眼视盘边界清色苍白，右眼视盘鼻侧稍红润，双眼黄斑中心凹纹理稍紊乱，但中心凹反光可见，视网膜及动静脉血管未见异常。眼压：右眼 13.8mmHg，左眼 15.9mmHg。视野：双眼视敏度降低，右眼为重。

诊断：双眼视神经萎缩。

处方：生地黄 20g，熟地黄 20g，当归 20g，怀山药 15g，茯苓 15g，肉苁蓉 20g，巴戟天 20g，山茱萸 15g，菟丝子 20g，枸杞子 30g，金樱子 20g，楮实子 20g，覆盆子 15g，生黄芪 30g，柴胡 6g。60 剂水煎，每日 1 剂，煎出 400mL，早晚饭后半小时各服 200mL。

二诊：2010 年 11 月 5 日。患者自诉双眼视物较前清晰。视力：右眼 0.2（矫正 0.8），左眼 0.15（矫正 0.6）。眼部其余检查同前。视野检查：右眼视敏度较前稍好转。处方：上方去生、熟地黄，加制首乌 30g，黄精 20g。60 剂水煎，每日 1 剂，煎出 400mL，早晚饭后半小时各服 200mL。

二诊：2011 年 4 月 8 日。患者自述双眼视物无明显不适。视力：右眼 0.2（矫正 0.8+1），左眼 0.15（矫正 0.8+1）。眼部其余检查同前。方药：太子参 12g，西洋参 12g，制首乌 30g，黄精 30g，巴戟天 12g，肉苁蓉 12g，菟丝子 15g，枸杞子 15g，生黄芪 30g，炙黄芪 30g。30 剂水煎，每日 1 剂，煎出 400mL，早晚饭后半小时各服 200mL。视野检查：双眼视敏度明显改善。

该患者病史较长，眼科检查视盘边界清晰，颜色淡白，可明确诊断为视神经萎缩，病因先天发育不良可能性大。此时患者已病九年之久，久病多虚，久病多瘀，当属虚实夹杂之证。该患虽然年轻，全身无虚象之征，但依据眼底视盘颜色淡白，辨其病机以虚为主，治法为补肾益精明目。方中以生地黄、熟地黄、山茱萸、枸杞子、菟丝子、覆盆子众药合力补益肝肾，益精明目，阴阳双补；生黄芪补气固表；柴胡引诸药上达目系。后期制首乌、黄精增加补肝肾、益精血之力，病情明显好转，予以补气、益精、养血收功。本病病程缓慢，注意调理脾胃，以防药物滋腻。

三、治疗青光眼

唐由之认为，青光眼的发病有缓有急，在中医治疗上也应当分阶段，根据疾病所处的不同阶段，有侧重地进行治疗。若患者眼压偏高（高于30mmHg）或发病之初，他常采用清肝火、利水明目法配合西医降眼压药物或手术进行治疗，选用石决明、珍珠母、猪苓、茯苓、泽泻、车前子、丹参等；若患者眼压能控制到基本正常，或发病较久，病势较缓，眼底视盘颜色较淡，杯盘比（C/D）较大者，常采用培补肝肾、养血活血的方法，以促进受损的视功能得到一定程度的恢复。这一阶段也是中医眼科的防治重点，优势所在。根据五轮学说，青光眼属瞳神水轮疾病，在脏属肾；另一方面，肝开窍于目，因此，对于眼压稳定者，只有采用滋补肝肾明目的方法，方能精充目明，促进视神经功能的恢复。在药物的选择上，他常选用滋补肾阴的制何首乌、黄精以及具有补肝肾明目作用的枸杞子等。在此基础上他根据中医气血理论，考虑到久病伤气、伤血，而"肝受血而能视"，长期的高眼压状态必然导致眼局部微循环的障碍，引起眼部血液供应的不足，灵活选用具有养血补血作用的熟地黄、当归，活血行血的丹参、川芎等药物，促进眼局部及全身功能的恢复，常收到意想不到的效果。为更好地控制眼压，唐由之在治疗青光眼的各个阶段均酌情选用具有利水明目作用的药物，如车前子等以协助降低眼内压。对于全身症状明显的患者，其总的诊疗思路是，谨守病机，以局部辨证为主，参照全身，随症加减。如患者情绪较为急躁则加疏肝明目之品蔓荆子、柴胡；若患者大便秘结则加瓜蒌以润肠通便；若纳差便溏则加（炒）白术等。

典型医案：

刘某，男，35岁。患者于2009年6月8日以"左眼胀痛视野缩小2年"为主诉来诊。

2006 年劳累后左眼眼胀、视野中央有暗点，当时测眼压：右眼 15mmHg，左眼 30mmHg，在当地诊断为"左眼无晶状体性青光眼"，未曾系统治疗。

既往史：7 岁时左眼外伤，行白内障摘除手术。

查体：查视力右眼 1.0，左眼 0.5。左眼虹膜部分萎缩，瞳孔强直，晶状体缺如，玻璃体浑浊。眼底：右眼正常，左眼视盘苍白。C/D：0.7，有轻度弧形斑，豹纹状，黄斑检查不清。查房角：双眼房角宽。测眼压：右眼 18.2mmHg，左眼 27.3mmHg。视野：右眼正常，左眼视野缺损。

诊断：左眼开角型青光眼、左眼无晶体眼。

处方：拉坦前列素滴眼液滴眼，每晚 1 次。

中药：生地黄、熟地黄、山药、茯苓、泽泻、当归、丹参、枸杞子、覆盆子、黄芪等。

二诊：2009 年 10 月 23 日。查视力右眼 1.0，左眼 0.6。眼压：右眼 18.8mmHg，左眼 26.9mmHg。其余症状同前，加用 2% 盐酸卡替洛尔滴眼液滴左眼。在上方基础上加牛膝 15g 以引水下行。

三诊：2010 年 1 月 15 日。查视力右眼 1.0，左眼 0.6。眼压：右眼 19.2mmHg，左眼 25.7mmHg。左眼底同前，视野明显改善。原来的滴眼液不变。中医处方：茯苓、泽泻、地肤子、猪苓、熟地黄、当归、丹参、枸杞子、黄芪等。

四诊：2010 年 4 月 23 日。视力右眼 1.0，左眼 0.6+3。眼压：右眼 19.4mmHg，左眼 21.6mmHg。眼底同前。给予中药：制何首乌、黄精、生地黄、熟地黄、丹参、车前子、黄芪等巩固治疗。

首诊时唐由之考虑到患者眼压偏高（27.3mmHg），病程较长（2年），而眼底视神经偏淡，C/D=0.7，从局部辨证来看应当属于气血不足之象，因此采用标本兼治的方法，一方面用盐酸卡替洛尔滴眼观察降眼压效果，另一方面，选用补肝肾、调气血的中药治本。以六味地黄丸减牡丹皮、山茱萸，配合黄芪、当归补气养血，同时选用车前子、地肤子等配合泽泻、茯苓利水明目，以协助西药降低眼内压。治疗4个多月后，患者左眼视力得到一定程度的提高，但眼压下降不甚明显（26.9mmHg），于是增大降眼压的力度，加用2%盐酸卡替洛尔滴眼液，同时增加了具有活血利水作用的牛膝。三诊时，患者的视力达到了0.6，眼压25.7mmHg，视野扩大。唐由之考虑到视野和视力虽得到改善，但是眼压仍偏高，为了取得更好的效果，则调整诊疗思路，在补肝肾明目的基础上，加大了活血利水的力度，选用了茯苓、泽泻、地肤子、猪苓、当归、丹参等大队活血利水药以促进眼压的下降。四诊时，患者的左眼视力又有所提高，左眼压继续降低，基本接近正常，眼底C/D也没有进一步扩大，为了更好地巩固疗效，治疗方案调整为滋补肝肾、补气养血法以促进视功能的恢复，收到了较好的效果。

四、治疗斜视

（一）补脾祛风法为首

《诸病源候论·目病诸候》云："人腑脏虚而风邪入于目，而瞳子被风所射，睛不正则偏视。"《证治准绳·杂病·七窍门》中亦云："目珠不正……乃风热攻脑，筋络被其牵缩紧急，吊偏珠子，是以不能运转。"唐由之在历代医家论述的基础上结合临床经验认为，风牵偏视发生迅速，短则数小时就可致病，与风

邪的致病特点相一致。但风有内外，外风主见于外感，在眼部
表现为目痒、羞明、白睛红赤、黑睛生翳等；内风多源于内虚，
和脾胃密切相关。脾胃为后天之本，气血生化之源。脾虚则运
化水谷精微乏力，气血化生不足，血不荣络，脾胃所主眼外肌
不能得到充分滋养，致血虚化风；一旦被外邪所侵则内外合邪，
引起眼外肌运动失常。在整个发病过程中，脾气虚是其本，外
风侵袭为之标。在治疗上，对于初犯该病的患者应当补气健脾
固本与祛风通络相结合，在牵正散（全蝎、蜈蚣、白附子）的
基础上加健脾益气药（如党参、黄芪、白术等）进行治疗。

（二）疏经通络贯始终

风牵偏视患者以中老年人多见，人至老年全身机能日渐减
退，正如李东垣在《医学发明·中风有三》中记载："中风者，
非外来风邪，乃本气病也。凡人年逾四旬气衰者，多有此疾。
壮岁之际无有也，若肥盛则间有之。亦形盛气衰如此。"正气
虚，推动无力，则血液瘀滞；脾气虚，运化水湿之力减弱，则
痰湿内生，无形之痰留滞经络之间则进一步加重病情。因此，
在整个治疗过程中，酌加祛痰通络药（如橘络、地龙、白僵
蚕）、活血通经药（如丹参、川芎）、祛湿通络药（如伸筋草、
黄松节、木瓜）等，使经络畅达，药到病所。此外，对于有明
显病因（如高血压、糖尿病、甲状腺亢进、眼外伤等）的患
者，应当积极治疗原发病。如高血压引起该病的患者，唐由之
常加入天麻、钩藤、石决明等平肝潜阳药物；眼外伤引起者，
常加水蛭、桃仁、红花等活血化瘀之品；甲状腺亢进引起者加
黄连、黄柏、香附、浙贝母。

典型医案：

患者，男，56 岁。以"晨起后发现向左看时复视 2 个月"为主诉，于 2007 年 3 月 5 日来诊。

查体：视力右眼 1.0，左眼 0.8，33cm 角膜映光 +15°，左眼球向外运动受限，其余眼部检查未见明显异常。患者否认外伤史、大量饮酒史，以及高血压、糖尿病及甲状腺亢进等病史。曾在其他医院静脉滴注甲钴胺注射液，口服维生素类药物效果不明显。血糖 5.1mmol/L，头颅 MRI（－）。全身症见：头晕，乏力，舌淡，脉沉细。唐由之诊查患者后以补气健脾、祛风化痰通络为治则。

处方：黄芪、党参、升麻、柴胡、当归、炒白术、全蝎、白僵蚕、射干、白附子，21 剂，水煎服，日一剂。

二诊：2007 年 3 月 26 日。患者自觉复视、头晕乏力症状较前好转。上方去白附子，加川乌、伸筋草、黄松节，21 剂继服。

三诊：2007 年 5 月 11 日。患者复视头晕症状完全消失，左眼球向左转动基本到位，33cm 角膜映光正位。

该患者已年近六旬，平时工作较为忙碌，有头晕症状，舌淡，脉沉细，伴有乏力，考虑其病机为脾虚中焦运化失常，化湿生痰；气虚推动无力，血液运行不畅，脉络瘀滞。痰、湿、瘀三种病理因素互为影响，阻滞经络，眼外肌得不到精血津液等精微物质的充养，加之引动内风，风邪中络，最终导致眼肌麻痹的发生。

五、治疗干眼症

唐由之认为疾病的治疗应遵从《素问·阴阳应象大论》"察色按脉，先别阴阳"的原则，干眼的病因亦应从阴阳入手。其不适症状多因泪液量不足、泪液蒸发过快或泪液成分异常而成，"肝开窍于目""泪为肝之液"，泪液减少的中医病机主要为阴液不足，肝肾阴虚。而导致阴液不足的原因又应结合临床综合分析，青壮年多因胃火旺盛，煎灼津液，治疗应清胃火，养胃阴；而中老年人则因"年过四十，而阴气自半也"，治疗应以补益肝肾为首选。然而临床上，治疗本病常因重视补阴忽略补阳而疗效不佳，阳不足则阴液无以化生，目为上位，阴液也是需要阳气将其向全身及头面部敷布的，阳虚同样可以致病；若因痰、湿、热阻隔三焦，而导致阳气与阴液敷布的道路不通；或因外感余邪未尽，经络阻滞不通，也会出现干眼。总之唐由之认为，发生干眼的病机有三，即"阴不足""阳不足"和"道不通"，具体病因需临证中仔细辨别，方能取得理想的治疗效果。

唐由之常用方剂：中老年干眼伴有耳鸣、盗汗者多为肝肾阴虚，首选补益肝肾的明目地黄丸；干眼伴口干、咽燥辨证为肺阴虚者，治疗需用清虚热润肺阴的清燥救肺汤；而伴口臭、牙龈肿痛、口腔溃疡者，因胃火亢盛导致的胃阴不足，应以玉女煎治疗；肾阳虚者，常用补益肾阳的金匮肾气丸；脾胃阳虚者则用温中健脾的附子理中丸；外感余邪未除而致者多用桑白皮汤加减；痰、湿、热邪阻隔三焦气机者多用三仁汤。

唐由之常用药物：生地黄、玄参、天冬、麦冬、白芍、丹参、川芎、赤芍、蔓荆子、木贼草、桂枝、葛根、党参、大枣、炙甘草等。生地黄甘寒，滋阴养血；玄参清热养阴，解毒除烦，并可益水以滋肝木而明目；天冬、麦冬养阴生津，润肺清心；党参、大枣、炙甘草养阴生津健脾；蔓荆子、木贼草祛风清肝，明目退翳；桂枝、葛根升阳；丹参凉血散瘀、川芎行气活血、赤芍清热凉血，三药合用清热凉血，以助眼表风邪消散，缓白睛红赤之症。

典型医案一：

黄某，女，45 岁。初诊日期：2008 年 10 月 31 日。

主诉：双眼干涩逐渐加重 15 年。病史：15 年前开始出现双眼干涩，未诊治，逐渐加重，伴全身乏力。既往有"类风湿关节炎"。1 年前在外院诊断为"干眼症"，给予人工泪液、磺胺醋酰钠滴眼液及中药治疗，症状有好转。目前症状：双眼时干涩，身体时有疲劳、乏力。眼部检查：双眼视力 1.0，双眼睑结膜充血，外眦处结膜结石，上睑正中瘢痕形成。角膜下方可见血管翳，角膜中下方荧光素点状着色（＋）。泪液分泌试验：右眼 5mm/5min，左眼 3mm/5min。

诊断：双眼干眼，沙眼。

辨证：肝经风热。

治则：祛风清热，退翳明目。

处方：荆芥 15g，防风 15g，连翘 15g，炒栀子 15g，黄芩 15g，薄荷 6g，赤芍 15g，白及 15g，谷精草 20g，木贼草 15g，炒白术 15g，炒白芍 15g，生黄芪 20g。28 剂，水煎服，每日 1 剂，每次 200mL，早晚饭后半小时温服。继用人工泪液及磺胺醋酰钠滴眼液。

二诊：2008 年 11 月 28 日。诉双眼干涩不适、怕风，疲劳时头晕。眼部检查：双眼角膜仍有点状荧光素染色。处方：天花粉 20g，黄连 10g，连翘 12g，炒栀子 15g，黄柏 10g，黄芩 15g，白菊花 10g，川芎 12g，薄荷 6g，木贼草 15g，谷精草 15g，生黄芪 25g。28 剂，每日 1 剂，煎服法同上。

三诊：2008 年 12 月 28 日。双眼干涩不适较前明显好转，仍怕风。眼部检查：右眼角膜表面分泌物较多，角膜荧光素染色（+）。处方：二诊处方加蝉蜕 6g，地肤子 15g，14 剂。

四诊：2009 年 1 月 12 日。双眼干涩疲劳症状基本消除。眼部检查：双眼角膜无荧光素着色。处方：原方停服。嘱患者服明目地黄丸 1 个月，每日 2 次，每次 1 丸（9g）。饮食清淡，忌辛辣油腻。

该患病程日久，且合并免疫性疾病类风湿关节炎，眼部曾有角膜炎病史。眼部检查伴有沙眼及角膜上皮浅点浸润。治疗以祛风清热、退翳明目为主。角膜上皮下三叉神经末梢分布密集，有上皮浅点浸润，患者眼部不适症状明显，治疗多从肝经风热论治，谷精草、木贼草主治。荆芥、防风、连翘、炒栀子、黄芩、薄荷是常用的清上焦之热的药物。寒凝易血瘀，热结也同样易血瘀，赤芍、白及凉血化瘀，赤芍清肝火，白及散肺郁。患者有乏力体虚，可加白术、白芍、黄芪，以助气血生化之源。患者二诊时症状未明显好转，角膜损害加重，方药中去荆芥、防风、白及伤阴之品，加天花粉清热生津、川芎养血活血，加大生黄芪用量以益气。三诊时患者干涩症状好转，但恶风明显，眼部检查角膜表面分泌物较多，故治疗以原方加蝉蜕、地肤子清热退翳，利湿明目，而取效。

典型医案二：

武某，男，44 岁。初诊日期：2009 年 8 月 3 日。

主述：双眼时有疲劳、干涩感 3 年。病史：患者平素嗜烟酒，3 年前开始出现双眼疲劳、困倦、干涩，在当地医院诊为"双眼干眼、慢性结膜炎"，予人工泪液点眼，已用较长时间均无明显疗效。既往史：高血压病史 7 年，药物控制稳定。目前症状：双眼干涩、疲劳、困倦感，全身伴有口苦口黏，头晕身困，大便时黏滞秽臭，小便发黄，纳差，口不渴，舌淡苔黄腻，较润滑，脉滑。眼科检查：双眼视力1.0，双眼睑球结膜充血（＋），近两眦处可见滤泡增生，角膜透明，眼底检查正常。泪液分泌试验：右眼2mm/5min，左眼0mm/5min。

诊断：双眼结膜炎、双眼干眼。

辨证：中焦湿热。

治则：清热除湿。

处方：杏仁10g，白蔻仁10g，生薏苡仁20g，厚朴10g，白通草15g，滑石20g，竹叶6g，法半夏15g，干姜6g，黄连6g。21剂，水煎服，每日1剂，每次200mL，早晚饭后半小时温服。服药期间饮食清淡，忌辛辣、油腻、烟酒。

二诊：2009年8月24日。患者诉双眼干涩、疲劳明显减轻，口黏口苦，大便黏滞秽臭，头晕身困等均减轻。处方：上方加佩兰10g，藿香6g，21剂水煎，每日1剂，煎出300mL，早午晚饭后半小时各服100mL。

三诊：2009年9月14日。患者双眼干涩、疲劳症状基本消除，全身症状明显改善。眼科检查：双眼视力1.0，双眼睑结膜充血（＋），近两眦处可见乳头和滤泡较前减少，球结膜无充血，角膜透明，眼底检查正常。泪液分泌试验：右眼12mm/5min，左眼15mm/5min。处方：停服汤药。上方制为散剂，早晚各6g口服，共服2个月。

四诊：2009年12月7日。患者诉双眼无明显不适感觉，二便调，饮食睡眠正常，口苦口黏及头晕身重症状消失。嘱患者停药物治疗，避免劳累熬夜，忌烟酒辛辣。

该患中青年男性，因嗜食辛辣烟酒，出现中焦脾胃湿热困着，致上下不通，阳气与津液不能顺畅地上达和敷布，以致出现眼部疲劳、困倦、干涩、头晕，还伴有其他如纳呆、口黏不欲饮、大便黏滞等湿困的症状，故予三仁汤加干姜、黄连。干姜少量破除湿热抟结，黄连苦寒，清热燥湿力强。酌加佩兰、藿香，重点在于除湿，湿祛则热孤。湿祛热除，三焦畅达，气机通畅，阳气与津液敷布头面，则症状改善。此类湿热困阻三焦，除全身症状之外，重点在于舌诊，舌苔白腻或黄腻，水润湿滑者，可为湿热，也可以是寒湿，均可使用以三仁汤为代表的开通三焦、调畅气机的方药。

典型医案三：

张某，女，28 岁。初诊日期：2010 年 5 月 10 日。

主述：双眼干涩、怕光 1 个月。病史：自述 1 个月前，因"感冒"后，开始出现双眼干涩、疲劳、怕光，曾在外院诊断为"干眼症"，予玻璃酸钠滴眼液点眼，未见明显改善。目前症状：双眼干涩、怕光、疲劳，全身伴有汗出、畏风寒、项强，时有便溏，脉浮缓。眼科检查：双眼视力 1.2，双眼前节及眼底检查均未见明显异常。泪液分泌试验：右眼 2mm/5min，左眼 3mm/5min。

诊断：双眼干眼。

辨证：风邪袭表，营卫不和。

治则：祛风升阳，调和营卫。

处方：桂枝 10g，葛根 12g，白芍 10g，大枣 20g，生姜 10g，炙甘草 6g。7 剂，水煎服，每日 1 剂，每次 200mL，早晚饭后半小时温服。服药期间饮食清淡，忌辛辣、油腻、寒凉。

二诊：2010 年 5 月 17 日。患者双眼干涩、怕光、疲劳缓解，汗出、项强、便溏改善，近日口干。处方：上方加天花粉 10g，山药 20g。7 剂，水煎服，每日 1 剂，每次 200mL，早晚饭后半小时温服。

三诊：2010 年 5 月 24 日。患者双眼已无明显干涩、怕光、疲劳症状，畏寒怕风、便溏、项强、口干消除。停中药汤剂内服，参苓白术丸每次 6g，每日 2 次，服 15 天。嘱患者饮食保持清淡、温热。

该患者外感之后出现干眼，汗出、恶风寒、项强，脉浮缓，是典型的太阳中风的桂枝加葛根汤证。足太阳膀胱腑位于下焦，有藏津液、司气化的功能。膀胱的气化功能，主要表现在两个方面：一是膀胱在肾阳的温煦作用下，通过气化，化生阳气，其阳气通过足太阳膀胱经和三焦输布于头面和体表；二是参与水液代谢，通过膀胱的气化作用，一方面可以排出体外为尿，另一方面还可以将一部分水液化生为津液，输布上承，进而润泽全身包括头面，被人体再利用。太阳中风证为太阳膀胱经腑受邪，气化不利，阳气化生不足，不能将津液输布上承，出现双眼干涩、疲劳、怕光等症状。项部为太阳膀胱经走行的部位，经气不畅，气血不利，以致在经脉走行的项部出现筋脉肌肉拘急痉挛，项背强明显者，桂枝汤加葛根，即桂枝加葛根汤。葛根是藤本植物葛的根部，兼入足太阳膀胱经和足阳明胃经，葛根一方面具有很好的疏通经脉的效果，另一方面能升津液，起阴气，鼓舞阳明津液的布达，滋津布燥，能缓解筋脉的拘急痉挛。桂枝加葛根汤同样能鼓舞津液敷布润泽于头面及眼部。这类干眼患者在临床上并不少见，患者眼干涩，伴有自汗、恶风寒、脉浮缓者，均可以用桂枝汤治疗，眼部症状及全身症状都会有明显的改善。葛根兼入足阳明胃经，能升提汲取胃中津液，故易口干，可加天花粉、山药、沙参等。

附：故事事迹

1974 年，毛泽东主席因患白内障，左眼几近失明，右眼也已不能看文件了。经研究确定，由当时广安门医院眼科负责人唐由之主刀，为毛主席做手术。在此之前的 10 余年间，唐由之已经用他创新的针拨术及针拨套出术使数千余例白内障患者重见光明。为主席做手术的第一助手是广安门医院的眼科主治医师高培质，第二助手是北京同仁医院眼科主任张淑芙。手术现场护士是广安门医院的张菊敏和北京同仁医院的张庸敏，解放军总医院心脏专家吴旭东负责现场监护，在各专家的共同协作下，手术非常顺利。唐由之回忆说："我们眼科小组的同志技术精湛、团结协作，大家都很支持我的工作。"

1968 年的一天，唐由之在医院值班，突然遇到一位年轻的电工，其因外伤引起晶体半脱位。由于患者是年轻人，唐由之最终用"针拨套出术"十分小心地将这位患者半脱位的晶体取了出来。这是第一例做套出术的患者，手术十分成功，患者视力恢复得很好。

（杨潮整理，梁丽娜审阅）

第十四章 祁宝玉

第一节 传承谱系

师承眼科名家唐亮臣。

弟子：周剑。

第二节 生平介绍

祁宝玉为中医眼科发展中一位不得不提的大家，其中医底蕴深厚，为人谦和低调，不仅在专业上孜孜不倦，韬奋求知，医德更为我辈之楷模。在对待患者的关系上，祁宝玉认为章太炎大师所言"道不远人，以病者之身为宗师。名不苟得，以疗者之口为依据"是医者如何处理医患关系的警世通言。因为医学，尤其是中医的疗效，是靠患者体现出来的，即疗效结果来源于患者，所以医者应以患者为师，善待患者如亲人是不为过的。祁宝玉经常告诉年轻医生，棘手难治之病取得疗效，其功是患者占七成，医者占三成，不能把功绩归于自身。患者需遵守医嘱，耐心服药，不分寒暑，煎煮汤剂，否则疗效弗得，此乃真仁心仁术也。

祁宝玉教授，生于1933年，天津人，年少时就对文史学情有独钟，1956年高中毕业后受其叔父的影响，考入了北京中医学院。学院虽然办学经验不足，条件简陋，但授课老师都是赫赫有名的学界泰斗，可谓独当一面。其中有内经大家秦伯未，伤寒大家陈慎吾、刘渡舟，温病大家赵绍琴、董建华，医史文献专家任应秋、宋向元，内科专家方鸣谦、印会河，妇科专家王慎轩、马龙伯，针灸专家程莘农、杨甲三，中药本草大家朱颜、颜正华，方剂专家王绵之，正骨大家刘寿山，儿科专家刘弼臣等老前辈。由于诸老的教诲，兼之祁宝玉的天赋和勤奋，其中医基础、临床各科均成绩优良。毕业前被学院派到中医研究院（现中国中医科学院）西苑医院，随眼科名老中医唐亮臣学习10个月之久。毕业后祁宝玉留校。学院当时为了筹备中医眼科教研室及开设眼科门诊，特派他到中医研究院广安门医院眼科进修，此间得以继续随诊唐老，并有机会随名老中医韦文贵学习，并在中西医结合眼科专家杨维周、唐由之指导下，掌握了眼科检查诊断方面的西医技能。在这一年里，由于唐老、韦老闻名遐迩，医技医德双馨，故眼病应诊者每多盈门，其中疑难棘手眼病甚多，很多眼病特别是眼底病变，西医效果不显时，多求治于中医。由于众多患者对二老信任度高，又兼二老态度和蔼可亲，循循善诱，每每多能遵照医嘱，慎调起居，坚持服药，而取得意想不到的疗效。这使初入中医眼科殿堂的祁宝玉，坚定了从事中医眼科的信心。

1963年进修结束后，祁宝玉回到北京中医学院附属东直门医院，与李颖秀医师共同开始了眼科门诊及教研室的筹备工作。这些工作对祁宝玉来说，是人生一个挑战与机遇并存的开始。眼科门诊及临床实习学生的带教工作，促使祁宝玉在中医眼科临床教学上更加勤勉学习，而且也培养锻炼了他阐述中医理论以及运用中医理论来指导临床实践的能力，使其理论基础得到进一步充实，临床应用能力得到进一步提高。到 1985 年，通过 20 多年中医眼科医、教、研工作实践，祁宝玉深切地感到中医眼科是中医学中的重要组成部分，但由于中医教育侧重不同，而造成中医某些专科后继乏人，如不设法解决，恐有断档可能。为此祁宝玉向当时学院领导提出，在高校开设"中医五官科定向班"的倡议，并详述开班的工作程序、课程设置、培养目标等。此倡议很快得到了学院领导的同意，经过简短有序的筹备，在附属医院全体五官科同仁的支持下，即从当时四年级自愿申请的学生中，挑选 12 名，进行后两年的定向学习培养。此间祁宝玉组织了五官科部分骨干成员夜以继日地在短短的两个月的时间里，史无前例地编写了近 200 万字的《中医五官科定向教材》，后装订成册供同学们使用。定向班通过两年的学习，12 名同学均分配到相应的岗位。可惜的是，由于种种原因，定向班仅办了一届即夭折了，而其他中医学院继定向班开班之后，五官科、眼科专业相继获准招生。祁宝玉每每回忆此事连同 200 万字的《中医五官科定向教材》，仍感叹不已。此后祁宝玉一方面投身于临床，刻苦钻研专业知识，另一方面诲人不倦，将所学倾囊相授，传承杏林精神，其学生周剑后成为东方医院眼科主任，成为下一个时代中医眼科学界一位中流砥柱。

第三节 学术思想

祁宝玉曾跟诊学习于唐亮臣。唐老强调眼病论治，必须以全身辨证为基础，眼睛的任何病变都是由于人体脏腑、经络、气血功能失调所致，极力推崇"目之有轮，各应乎脏，脏有所病，必现于轮"之说，诊治处方用药之前必遵守四诊合参，辨明八纲；并善用内外各科通用方剂施于眼病，强调重视七情致病，尤以眼病为甚。唐老的学术思想及见解成为后来祁宝玉形成自己独到的学术心得的启蒙与奠基。

祁宝玉认为眼虽属局部视觉器官，但与全身脏腑经络密不可分，其学术思想核心是：眼是人身整体的一部分，但与内科有别，尤其是引进现代检测仪器，扩大了望诊以后，在处理眼病时，应"辨证与辨病相结合"，不能一味强调"辨证论治"。在用方用药方面，祁宝玉"勤求古训，博采众方"，即不局限在眼科领域中挑方选药，且选方用药力求平和，忌蛮用峻补，也慎用苦寒攻下，总以脾胃为先，因药物全靠脾胃摄取吸收发挥效用。在处理辨病时，即如何汲取现代科技所长方面，祁宝玉"心知其意，不为所囿"，不对号入座。对待继承与创新方面，他遵守"发皇古义，融汇新知"，相信学术是有继承性，而且学术是随着时代发展，知识的进步呈螺旋式上升的。

在祁宝玉中医眼科学术思想形成的过程，有两本眼科专著对其影响甚大，其一是元末明初倪维德所著《原机启微》，其书主导思想是师承李杲，重视调补脾胃，升阳益气。贡献是倪氏把眼病与人体功能和外界环境联系起来，从而改变了认为眼病与整体没有联系的传统看法，跳出了唐宋以来的眼科的思路。为此祁宝玉于1982年撰写《〈原机启微〉对中医眼科的影响》一文发表于《北京中医学院学报》1982年第3期上，于1992年撰文《试论〈原机启微〉的学术思想渊源与影响》，发表于《中国中医眼科杂志》1992年2卷（3期）上。另一本是已故现代中医眼科大师陆南山所著的《眼科临证录》，通过学习此书祁宝玉体会到：没有深厚的中医功底，就不可能当好中医眼科医生，更谈不上医治疑难眼病；中医理论确能指导临床；诊治眼病必须要辨证与辨病相结合。为此祁宝玉还写出读书笔记，制成光盘，为中国中医科学院眼科医师进行了学习《眼科临证录》辅导讲座。

祁宝玉常言"辨证辨病互参，临证医理相促"，认为只有遵循以上12个字，才能使中医乃至中医眼科有所发展和建树，所以祁宝玉的中医学术思想也是沿着这条轨迹逐渐积淀升华而形成的。

对于辨证在中医学中的地位，祁宝玉相当推崇，认为它是中医特色之一，但作为眼科治疗疾病仅靠辨证是不够的，因为眼部病变，特别是内障眼病，外不伤轮廓，内不损瞳神，往往无证可辨，而近代以来特别是改革开放以来大量检测仪器引进中医眼科，使中医在望诊方面得到延伸和扩大。例如，以往眼底血证只依靠患者的主观描述，如《张氏医通·七窍门》在"珠中气动"一条写道："视瞳神深处，有气一道，隐隐袅袅而动……"而依靠现代检查不仅可以确诊为眼底出血，连出血的程度和部位都可以发现和确定。这样再根据中医整体四诊合参，特别是依靠扩大了望诊所得到的病理改变，综合辨证为脾虚不摄，或瘀血阻络，或虚火上炎，或热迫血行，或痰瘀互阻等，而后给以相应的方药。同时还可以根据眼底出血的认知程度，如新旧、色泽，选加不同的药物，如收敛止血，或清热凉血，或益气活血，或温经止血等，参伍在相应的方剂中。尤其值得注意的是，千万不能依据西医对眼底出血的认识对号入座。例如：眼底视网膜静脉栓塞，西医认为瘀血阻络，而不辨血瘀之因，妄用大剂量活血化瘀之品，此举恐难收到理想效果，而应遵照老中医徐衡之之训，即"心知其意，不为所囿"。

"临证"即要多临床，常接触患者，而"医理"即为原汁原味的中医传统理论。它们两者的关系应是从理论出发，胆大心细去实践，从而获得属于自己的实践体会，再回归到理论，完成一次认识的质的飞跃。即中医理论能够指导实践（临证），经过临证实践提炼出心得体会，再上升到理论（医理）。在阅读《眼科临证录》后，祁宝玉深刻地感受到，陆南山之所以能医治很多疑难棘手眼疾，与他深厚的中医功底，以及把这些理论有机联系起来有关。即便是过去中医眼科书籍没有记载的眼病，祁宝玉也能依靠中医理论来进行辨证论治。祁宝玉的经验是凡遇到棘手病证或久治收效不佳者，诊余一定要查阅有关书籍，特别是对有关基础理论进行既有目的性又有针对性的阅读。中医之所以延绵数千年，香火不断，逐渐被世界所承认，核心关键是"疗效"，而疗效的取得靠的就是理论与实践相结合，在理论的指导下实践，在实践的过程里完善理论，这样才能做到"继承与创新"。古代眼科大家倪维德、王肯堂、傅仁宇、黄庭镜、顾养吾，近代的陆南山、唐亮臣、庞赞襄、陈达夫等前辈，不但精通眼科，而且其他诸如经史典籍、针灸经络、本草方剂均精。所以祁宝玉案头《黄帝内经》《伤寒论》《温病条辨》《中华本草精选本》《临床实用中药学》以及《刘渡舟医学全集》、朱良春的《医学微言》、印会河的《中医内科新论》、王永炎主编的《临床中医内科学》等是常备的参阅书籍。反复阅读与思考，无数次的理论与实践相结合之后，培养了祁宝玉在临床中见微知著的能力，面对错综复杂的棘手疾病，处变不惊，从容应对。

一、临证用药经验

祁宝玉首先重视引经药在眼病治疗中的重要作用，曾撰文

《引经理论在眼病治疗中的作用》发表于《中国中医眼科杂志》。其文中谓，眼是人体整体的一部分，与脏腑经络有着密切的关系，内治法与内科无异，通过方药以达到调整脏腑经络、阴阳气血，从而治疗眼病的目的。但由于眼位甚高，组织精细，脉络深邃，恐非易事。似乎应用引经理论，在方剂中配伍用引经药物可将所用药物上达病所，引入目窍而增加疗效……例如补益肝肾药物多为味厚甘润、质地重沉、黏腻难散，便于沉降下焦，而达病所；如果治疗目疾用以上诸品，而不在方剂中选用相应的引经药，恐难上达目窍而取效。所以在治疗目疾中无论外障或内障祁宝玉均有意识地伍用引经药。

其次，治疗内障及久病者祁宝玉主张用药平和，慎用峻补苦寒、兴阳助火之品，此点是受唐亮臣的影响。此外，内障眼病患者用药需耐心服以时日，取速效则不达，祁宝玉常于补益药中酌加枳壳、陈皮、白蔻，助以宣畅气机；滋腻方中加砂仁、木香以助其运化；补阳药中选加黄芩、地骨皮防其火气上炎；寒凉剂中酌加少量肉桂、干姜，缓其凉遏之弊；服药日久者可加神曲、麦芽以消导和中。不知者以为用药杂乱没有章法，事实上其中含义深远，不可不知。陆南山所著《眼科临证录》通篇治疗用药也同样体现了上述观点。

下面浅谈一些祁宝玉在中药分类用药中自己独到的见解。

1. 祛风药

祛风药在眼科功用为：

（1）引经报使，疏肝解郁

眼位至高，内服剂中伍用风药，取其升散，使药力直达病所，而发挥作用；另则凡患眼病，皆可致肝气闭郁，不能通达于外，目力即损，而风药大多有疏肝解郁之功。外障方中不必待言，内障方中也多配伍祛风药，如《太平惠民和剂局方》之明睛地黄丸中之防风；李东垣益阴肾气丸之柴胡；倪维德之石斛夜光丸中之防风；傅仁宇之生熟地黄丸中之防风、羌活，滋阴地黄丸中有柴胡。诸方中伍用风药恐不只单取其祛风之用，而意在引经、解郁。

（2）疏风解毒，祛痒止泪

风为百病之长，其性属阳，易侵乎上。故眼病尤其是外障之因多责之风邪作祟。《一草亭目科全书》在外障治法中云："世谓眼病属火，然非外受风邪，眼必不病，因腠理为风邪所束，内火不得外泄，夹肝木而上奔眼窍，血随火行，故患赤眼……外障者，风凝热积血滞也，法当除风散热，活血明目，须用加减金液汤主之。"该方药味组成为前胡、桔梗、防风、独活、芍药、知母、荆芥穗、薄荷、蔓荆子、柴胡、黄芩。据上所述外障眼病病因以风邪为主，故治疗外障方剂中多用风药即在情理之中。同时风邪可乘外伤之隙加害于目，如《原机启微》在"为物所伤之病"所论其治用"除风益损汤"，该方中即有前胡、防风、藁本，目前应用此方治疗外伤眼病的报道屡见不鲜。

（3）疏风退翳，活血解毒

曾有作者对从晋至清的50部眼科著作进行统计，其黑睛病变中属新翳者在治疗方剂中风药所占比重最大。246张方剂中防风出现113次，羌活76次，荆芥63次，菊花95次。另有学者还对目前5个西医单位及4个中医单位治疗新翳的各10张方子进行分析统计，风药也占较大比重。至于宿翳治疗方中，蝉蜕、白蒺藜、木贼、谷精草、密蒙花、青葙子等亦为多用。上述药物分类，虽属明目退翳，但其功能主治也都有疏散风热之功，亦可归属风药之中。

（4）升清降浊，益气助阳

风药的这种功能，充分体现在李东垣用于治疗眼病的方剂中。其中有9首被《原机启微》引用，这9张方子主治眼病虽有不同，但都有风药伍用其中，如助阳活血汤中有防风、柴胡；冲和养胃汤中有柴胡、葛根与防风；泻热黄连汤有升麻、柴胡；益气聪明汤中有升麻、葛根；其他5首也是如此。

2. 温里药

对温里药，祁宝玉也有独树一帜的见解。在眼科临床，温里药可以通过不同配伍，广泛用于脾肾阳虚或风寒入络所致的诸多眼病，如目珠偏斜、脉络暗紫、白睛结节、黑睛边缘生翳、云雾移睛、视网膜渗出水肿、视网膜色素变性、视神经萎缩等。应用时，如外寒内侵，有表证者应配伍解表药，寒凝气滞者配伍理气药，寒湿阻滞者配伍健脾化湿药，脾肾阳虚者配伍温补脾肾药，气脱亡阳者配伍补气药。温里药多辛温燥烈，而伤津耗液，凡属热证及阴虚患者，应忌用或慎用。天气炎热时或素体火旺，当减少用量，孕妇慎用。

3. 理气药

由于"眼病多郁"，而本类药物多具行气解郁作用，故眼科方剂使用本类药物相对较多，如青风内障、绿风内障、视瞻昏渺、暴盲、眉棱骨痛等；又因本类药物尚可理气健脾利湿，故对脾虚湿困所致视瞻昏渺、云雾移睛等，也多选用。此外，由于痰湿蕴结而致的痰核、结节及视网膜陈旧渗出物、机化物、增殖性改变等也常用本类配伍相应方剂中。使用本类药物，须针对病证选择相应功效的药物，故气阴不足者慎用。陈皮当为理气之首选，其药性辛、苦，温。归脾、肺经。功能理气健脾，燥湿化痰。李时珍在《本草纲目》中谓：陈皮同补药则补，同泻药则泻，用升药则升，同降药则降。故本品在临床各科用之甚广，眼科亦不例外。除此，祁宝玉学习唐亮臣使用补益肝肾、气血之法治疗慢性眼疾时，每多将陈皮伍用于相应方剂中，以防止黏腻厚重之品伤胃而有碍药力发挥及吸收，有时还将陈皮与青皮一起使用以增强理气散结之力（但青皮性较峻烈，行气力猛，苦泄下行，偏入肝胆，能疏肝破气，散结止痛，消积化滞，故脾虚气弱者勿用，且不宜久用）。有缘于此，眼科临证每多用之。

4. 软坚散结药

软坚散结法是中医眼科消法中主要组成部分。清代程钟龄之《医学心悟》对消法论之甚详，谓："消者，去其壅也，脏腑、经络、肌肉之间，本无此物，而忽有之，必为消散，乃得其平。"消法在眼科中的应用，在古籍眼病内治法中记载不多，仅在胞生痰核中见到，如化坚二陈汤、防风散结汤（虽曰散结，实为活血为主），而其他眼病，尤其是内障几乎很少用之。

新中国成立后高等中医药院校教材第三版《中医眼科学》没将此法列入，祁宝玉根据随诊唐亮臣的经历，认为唐亮臣在治疗某些眼病中，应用此法有较好疗效。故祁宝玉在参加四版教材编写时，提出是否将此法编入，当时得到其他编委的共识，故而此法得以编入眼科内治法中，到第五版教材时改为软坚散结法。

为了让同道使用方便，特将祁宝玉于1987年发表在《中国医药学报》第6期《消法治疗眼病的体会》一文归纳如下，以便参考。

消法常可用于下列情况：

（1）眼部疮疡疖肿尚未成脓之初期

可使毒消邪散，减少成脓，免于手术之苦。如睑生偷针，睑弦赤烂，胞肿如桃，漏睛疮等。常在清热解毒之剂中加入此类药物，如防风、白芷、花粉、浙贝母、皂角刺、穿山甲（用代用品）等。

（2）反复发作或久治不愈的睑腺炎、睑板腺囊肿

常用于调理脾胃方中，加山楂、神曲、莱菔子、鸡内金、陈皮、连翘、防风等。

（3）眼底的某些病变或黄斑前膜

①糖尿病性视网膜炎及视网膜硬性渗出，以及视网膜增殖性改变或黄斑前膜等。祁宝玉和多数学者认为，上述病变多与痰湿蕴结或痰瘀有关，其治在治本的基础上加入制半夏、浙贝母、瓜蒌皮、枳壳、鸡内金、海藻、昆布、海浮石等，但治疗此类疾病时，不能操之过急，以免造成机化条索急剧牵拉而发生视网膜脱离。②视网膜血管阻塞性疾病。治疗此类疾病，在考虑造成血管阻塞原因时，须知血管阻塞之物，恐非纯属瘀血所致，痰浊也不能排除，故不能一味活血化瘀，而应在治疗方剂中，伍用软坚散结之品。③眼底某些退行性病变。如视网膜色素变性、老年黄斑变性、视神经萎缩、视网膜动脉硬化等眼底改变，以及眼底陈旧性改变也可根据在辨证与辨病的前提下，伍用软坚散结药物往往会增加疗效，其原因是眼底退行性病变较多，眼内组织得不到气血津液之供养而致，但其病变前期大多有血脉络道狭窄或闭塞，以及炎症变性的病理改变，故在补益方剂中加入消散化结之品是在情理之中。如加茺蔚子、王不留行、毛冬青、玄参、鳖甲、漏芦、牡蛎、夏枯草等。

二、经验方及医案赏析

（一）经验方

1. 睑板腺囊肿经验方

组成：山楂、神曲、莱菔子、鸡内金、连翘、防风、清半夏。

用法：水煎，早晚饭后温服（应视小儿年龄以适合剂量和汤液量）。

本方主治胞生痰核即睑板腺囊肿，不论初发、多发、反复发作，只要形成肉芽息肉、继发感染，术后形成瘢痕者，皆可应用此方加减而获治。细思组方思路，其一是根据"五轮学说"，该病发于上下眼睑，其部分为五轮中的肉轮，内应脾胃，故脾胃功能失常，尤其是儿童，常可罹患本病。眼科古籍即载有此病，《原机启微》中称为"血气不分混而遂结之病"，主张手术后口服防风散结汤；《审视瑶函》称为"脾生质核"，包括在"目疣"一节中，用防风散结汤及清胃汤治之；教材称之为"胞生痰核"，用化坚二陈汤治之，而核大者主张手术治疗。

祁宝玉认为睑板腺囊肿系小儿常患之目疾，每可自行消散，而大者不消者，可以手术切除，实小疾也。但常有反复发作者，其病眼胞睑痰核环生，且手术不能防止再发，甚者手术多次，亦再有复发者为手术所不及，致使家长无奈，小儿苦痛，且有碍容颜，故不可小觑。经过临床观察询问病史，结合五轮学说，其发病多与脾胃运化功能失调有关。因病位上胞下睑，内应脾胃，即为痰核，亦应责之脾胃。或过食肥甘厚味滋养过度，或过食生冷，致使脾胃蕴热或呆滞不化，湿热蕴结成痰，上乘胞睑，气血经络受阻，而酿成此疾，故治当消食导滞化痰之法，仿化坚二陈汤和保和丸组成该方。但另有脾胃素弱而过食肥甘生冷而致者，则宜于上方酌加太子参、茯苓、白术、炒砂仁等；如痰核较大，日久酿发息肉者，可原方加僵蚕、浙贝、皂角刺以增化结软坚之力；如痰核皮色红赤肿痛者，此乃继发感染，则原方加清热解毒之品，如银花、白芷、地丁等，慎用苦寒以防伤胃致使痰核僵化；如单纯痰核皮色红赤不痛者，则原方加三七（冲服）、海浮石等。但必须叮嘱家长一定要节制患儿饮食，谨防过度营养，忌食辛辣及甜甘厚味。总之本病重在调整脾胃功能，注重辨证施治，兼以培养患儿正确饮食习惯及结构，而手术乃治标之策，不可以此为主。

2. 清肺退赤丸

组成：桑皮、黄芩、山栀、连翘、牛蒡子、花粉、桔梗、生甘草、丹皮、生地黄、赤芍、归尾。

清肺退赤丸为东直门医院眼科院内制剂，研制于20世纪60年代，至今已逾60年。该方系由《审视瑶函·目疣》中金疳的主治方泻肺汤加味而来，主要用来治疗白睛中的病变，如慢性结膜炎（白涩症）、疱疹性结膜炎（金疳）、浅层巩膜炎（火疳）、球结膜下出血（白睛溢血）等。而泻肺汤源于钱乙《小儿药证直诀》的泻白散（又名泻肺散）。其组成为地骨皮、炒桑白皮各一两，炙甘草一钱，为粗末加粳米一撮水煎，食前服。功能清泻肺热，止咳平喘。治疗肺热咳嗽，甚则气喘，皮肤蒸热，午后尤甚，舌红，苔黄，脉细数。《审视瑶函》泻肺汤仿其方义，于方中加黄芩以增清泻肺热之力，热盛则伤阴，故加麦冬、知母，而桔梗伍入可引药上行于目。

祁宝玉发现，使用此方治疗儿童泡性结膜炎确有疗效，但治疗成人患者，特别是病情严重者，如巨大疱疹或浅层巩膜炎而效果往往不显。究其原因恐方中泻肺清热之力不足，故在泻肺汤中加用桑白皮；由于肺气不利则血滞不行，故加丹皮、生地黄、赤芍、归尾以增行滞退赤之功；金火二疳，白睛病生颗粒结节，非佐化结软坚不足以消散，故加连翘、牛蒡子、花粉；而加入栀子、生甘草则可清利三焦导热下行，使邪排有出路，全方共奏清肺利气、散结退赤之功，从而扩大了治疗病种，并提高了疗效。如若将此丸剂处方变成汤剂，则可视病情辨证加减，如用于小儿泡性结膜炎，则可酌加杏仁、麦冬，减去山栀子、牛蒡子、归尾。

　　祁宝玉回忆，曾经其给西学中眼科医生讲用此方治疗疱疹性结膜炎后，因当时可的松眼药水货源紧张，有时断档，无碍只得开具此方，患者经服药后效果往往不错。尔后有的医生见到泡性结膜炎，不论有无可的松眼药水，统统加减应用此方。如系泡性结膜炎（白膜侵睛）可加决明子、白蒺藜以清肝退翳。若金疳反复发作或病情缠绵难愈，颗粒淡红不实，疼痛较轻者，此系肺脾功能不足，卫外失职而致，其治不宜套用此方，应用培土生金之法，酌加杏仁、防风、桔梗即可收效。若系火疳结节高隆，瘀赤痛甚者，可加葶苈子、桃仁、红花、夏枯草、炮山甲（用代用品）、生石膏，以增泻肺清热、祛瘀散结之力。若因剧烈咳嗽而致白睛溢血，亦可用此方，去归尾、赤芍、花粉、山栀，加杏仁、紫菀、款冬花、蝉蜕、紫草即可。若便秘而致者，可原方去归尾、赤芍，加熟大黄、决明子以泻大肠之结热。总之，凡由肺气不利，郁热而致白睛疾患，均可根据辨证与辨病原则使用本方加减进行治疗。

3. 止劄饮

组成：防风、天麻、僵蚕、焦三仙、茯苓、木瓜、白芍。

目劄（同目眨）乃指眼睑频频眨动，不能自主为主要症状的眼病，以儿童为多见。此病在《审视瑶函》一书中论述较详，如谓："目劄者，肝有风也，风入于目，上下左右如风吹，不轻不重而不能任，故目连劄也。此恙有四：两目连劄，或色赤，或时拭眉，此胆经风热，欲作肝疳也，用四味肥儿丸加龙胆草而瘥。有雀目眼劄，服煮肝饮兼四味肥儿丸而明目不劄也。有发搐目劄，属肝胆经风热，先用柴胡清肝散治，兼六味地黄丸，补其肾而愈，因受惊眼劄或搐，先用加味小柴胡汤，加芜荑、黄连以清肝热，兼六味地黄丸以滋肾生肝而痊。"教材目劄一节，在沿袭以上论述外还增加了如下内容："目劄只是一个症状，必有其原发病。若由沙眼、慢性结膜炎、浅层点状角膜炎等引起者，经治疗一般预后良好。若系角膜软化症，失治则预后不良，若习惯不良者，只要注意教育使其纠正即成。"

产生此病的原因主要是近年来生活条件明显改善，饮食不节，荣养过剩，受环境污染和电子产品影响，以及学习时使用目力不当。祁宝玉认为目劄其病多显形于外，但其病则藏于内，病位在脾与肝，因眼睑为肉轮内应于脾，劄者乃为"风掉"之列，属风甚，其脏在肝。病机是饮食不节则伤脾，过度使用目力则伤肝。治则为健脾柔肝，用焦三仙、茯苓，若便溏体弱者加山药、白术、炒薏苡仁；便秘，苔黄，加焦槟榔、枳壳；养肝用白芍、木瓜；血虚脉弱者加当归、柴胡；息风解痉用防风、天麻、僵蚕；目劄兼有抽动者加钩藤、伸筋草；若起病急，目劄兼有抽动者为肝风夹痰，可加法半夏、天竺黄；如有抽鼻者可加辛夷、牛蒡子以疏风通窍。在治疗过程中，纠正饮食不节及省用目力等调护工作也属必要。

4. 软坠散结方

组成: 防风 10g, 陈皮 8g, 清半夏 10g, 茯苓 12g, 连翘 10g, 杏仁 10g, 焦三仙各 6g, 牡蛎 15g (先煎), 浙贝母 10g, 白术 10g, 香附 10g, 川芎 8g。

用法: 水煎服, 早晚饭后各服一次。

本方是在继承的基础上结合具体实践而逐渐形成的, 其渊源与枳实导滞汤、香砂枳术丸、保和丸、六郁汤有关。本方在二陈汤基础上加白术, 其旨在健脾燥湿化痰; 再加理气之香附、川芎, 因欲求其散, 必通其气; 连翘、杏仁、焦三仙、浙贝母、牡蛎乃为散结软坚之品。全方共奏散结软坚之功。

散结软坚之法主治有关眼病甚多, 将其治疗加减择其要者分述如下: 眼部疮疡肿疖, 可加荆芥、白芷、天花粉、鱼腥草、金银花; 泡性结膜炎及巩膜炎者可加黄芩、瓜蒌皮、牛蒡子、夏枯草; 眼底增殖性改变及硬性渗出者可加瓜蒌皮、天花粉、海藻、海浮石、鸡内金; 视网膜血管阻塞性疾病在前病基础上加活血化瘀之品; 眼底某些退行性眼病可加茺蔚子、王不留行、玄参、鳖甲、毛冬青、漏芦; 眼底钝挫伤后期可加泽兰、三七、地龙、槟榔等。

(二) 医案

1. 医案一

患儿朱某, 女, 4 岁半。2001 年 3 月 20 日患儿陪同祖母来就诊求治白内障, 祁宝玉见该患儿双睑上下痰核环生, 特询问其祖母为何不予治疗。其祖母谓患儿曾在某医院做过 3 次手术, 至今仍接二连三患生睑板腺囊肿, 其父母无暇为她看病, 谓反正不影响视力，不愿再施手术。问之该患儿素好肥食，少进菜蔬，平素大便秘结，且嗜饮可乐。祁宝玉观其面色红赤，体形丰满，两胞上下痰核环生，苔黄稍干，脉数有力。祁宝玉为患儿开具下方，并嘱少食肥甘，停饮可乐，按时服药，可随其祖母来诊，不收诊费，其祖母甚悦。

处方：防风6g，焦三仙各4g，鸡内金4g，连翘6g，黄连3g，清半夏4g，莱菔子5g，僵蚕5g，共7剂，日二次，水煎服。

二诊：患儿随其祖母再诊白内障，祖母谓按医嘱调整饮食并服上方。检查患眼痰核明显缩小，眼睑皮色略红，再服上方5剂。

三诊：因其祖母住院做白内障手术，其母带患儿就诊，查看其双眼痰核均消，大便已正常，嘱患儿千万要注意饮食及眼部卫生，可用焦三仙煮水代茶饮。

2. 医案二

患儿黄某，男，5岁。于2002年4月15日来诊。其父谓患儿右眼上下胞睑患生睑板腺囊肿已经月余，左下睑半月前手术切除，至今仍未全消。某医院建议右眼手术治疗，邻居建议服中药，特来诊。视患儿面色不荣，脉细，苔白质淡。右上下胞睑生痰核如绿豆许，其父述患儿饮食不旺，且不食蔬菜，大便不成形。此为脾胃虚弱，湿邪停滞蕴积成痰，上乘胞睑，予以健胃醒脾，运湿化痰。

处方：防风5g，砂仁3g，茯苓8g，太子参6g，白术5g，炒砂仁10g，陈皮4g，清半夏4g，共7剂，日二次，水煎服。

二诊：其父述患儿诊后，饮食较前增进，便已成形，检视痰核已明显缩小，左睑术后残留肿块已无，上方加浙贝母5g，连翘 5g，7 剂，水煎服。

三诊：患儿饮食大便均属正常，左眼肿核已消，嘱可早晚饭后口服参苓白术丸半袋，少进肥甘黏腻之品，多食蔬菜以全其功。

3. 医案三

患儿付某，男，9 岁。2003 年 10 月 15 日就诊。右上睑霰粒已有时日，近日突发肿赤疼痛。检视右上睑红赤肿痛，相应睑内微突且紫赤，此系痰热蕴结复感风邪所致，予以下方加以清热解毒散结。

处方：焦三仙各 5g，防风 8g，鸡内金 5g，连翘 8g，清半夏 5g，黄连 4g，赤芍 8g，皂角刺 10g，白芷 8g，枳壳 5g，花粉 6g，5 剂，水煎服。

二诊：右上睑红肿已消，唯留痰核，予前方去黄连、白芷、赤芍，7 剂，水煎服，以促痰核消散。

4. 医案四

患者王某，男，45 岁。1974 年 6 月就诊。主诉左眼胀痛，外眦肿赤 3 天。经医务室给予氯霉素滴眼液、红霉素眼膏治疗无效，故来就诊。检查：视力右眼 1.0，左眼 0.8，眼压正常，右眼前节（–），左眼上睑轻度水肿，外眦部表层巩膜及其相应球结膜局限性充血及水肿，色紫红，其巩膜表层血管迂曲扩张，局部明显压痛，角膜前房瞳孔检查均未见异常。诊断为单纯性巩膜外层炎（火疳）。询问病史，患者回忆多年前左眼也曾有过类似病变，具体治疗不详。无风湿及过敏疾患引发的诱因。仅因近日备课熬夜紧张，食、睡、便均可，脉细稍滑，苔薄白质正常，此系肺气不利郁而上熏白睛而致，予以清肺利气兼以退赤散结，清肺退赤汤兼配可的松眼液滴眼。

处方：桑白皮 10g，黄芩 10g，山栀子 10g，连翘 12g，牛蒡子 10g，花粉 10g，桔梗 6g，生甘草 6g，丹皮 10g，生地黄 12g，赤芍 10g，归尾 10g，5 剂。

二诊：服药后，自觉有所减轻，检查患眼红肿减半，压痛大减，效不更方，再予 5 剂。

三诊：服药后肿痛已无，自觉眼部轻松如常，检视患眼，火疳基本平复，脉细苔薄白，上方减山栀子、归尾、牛蒡子，加沙参、百合以润肺阴。

处方：桑白皮 10g，黄芩 10g，连翘 10g，花粉 10g，桔梗 6g，生甘草 6g，丹皮 10g，生地黄 10g，赤芍 10g，百合 15g，沙参 10g，5 剂。嘱服药后如无不适，可不再诊。

5. 医案五

患者吕某，女，62 岁。2008 年 6 月初就诊。主诉右眼白睛反复出血已近 2 个月。西医院诊治，血压、血糖均正常，无便秘、咳嗽及外伤，仅给予消炎药水，至今出血仍不吸收，且有所加重。检查：视力双眼 1.0，眼压正常，右眼偏内眦及下方结膜下成片状鲜红色出血，下方部分呈橙黄色，角膜前房瞳孔均正常，小瞳孔眼底乳头正常，可见视网膜动脉细，反光增强，压迫征不明显，诊为右眼结膜下反复出血。询问全身情况，得知患者耳聋，但能言语且表达清楚，故用书写代言，得知该眼以前也曾出过血，但一般一周即可自行消退。此次出血 2 个月不吸收且反复，诱因不明。饮食清淡不食辛辣厚味，大便乃习惯性便秘，脉细稍弦，苔薄黄质偏红。此系肺气不利，郁热上扰，兼以年老脉络脆弱所致，予以清肺利气兼以润燥为治。仿《审视瑶函》泻肺汤加减以治之。

处方：桑白皮 10g，黄芩 8g，麦冬 12g，知母 6g，百合

12g, 阿胶 6g (烊化), 紫草 10g, 桔梗 6g, 7 剂。

二诊: 服药后, 白睛出血已大部分吸收, 全身舌脉同前, 原方 5 剂, 每剂分 2 日服。

三诊: 右眼出血全部吸收, 嘱原方再进 5 剂 (仍 2 日服一剂)。无再出血可不用服药。

6. 医案六

患者, 女, 29 岁。主诉右上眼患睑板腺囊肿已月余, 近日发现上睑缘边际, 高出一舌状肉芽, 自觉疼痛, 按之有血性分泌物。就诊于某医院给以眼药膏外涂, 待炎症消失后手术治疗, 但需从外眼睑施术, 患者因怕术后留有瘢痕影响美容, 希望服药消散免于手术, 故求治于中医。检查: 双眼视力 1.2, 右上睑偏外可触及圆形质较硬囊状肿物不与皮肤粘连, 无压痛, 相应睑结膜呈蓝色, 上睑缘偏鼻侧有舌状呈肉芽状肿物, 皮肤呈红色, 尖端有血痂附着, 压痛 (+), 肉芽根部隐见囊样结节。诊断右上睑边睑板腺囊肿继发肉芽肿, 轻度继发感染。全身无明显不适, 脉稍滑, 苔薄黄质偏红, 此系胞生痰核兼风热外邪侵扰而致, 予以散风清热解毒局部熏洗方治之。

处方: 黄连 8g, 防风 10g, 硼砂 2g, 桔梗 6g, 赤芍 10g, 银花 15g, 皂角刺 12g, 生甘草 6g, 5 剂, 煎汤熏洗, 每日 2 次, 忌食辛辣。

二诊: 熏洗后患部痛除, 肿消, 检查患眼红肿消退, 仍有轻度压痛, 闭眼外观几乎如常, 上方加花粉以增散结之力, 继续熏洗湿热敷。

三诊: 右眼边肉芽根部硬结已缩小, 外侧之囊肿同前, 继续煎汤作湿热敷。

7. 医案七

李某，男，75 岁。主诉近一周来，双眼沙涩，灼热不适，且分泌物呈脓样，揩之又生，稍久即将上下睑粘连而致目睛难开，用氧氟沙星水及膏连续三日，病情不减，眼眵有增多之势。检查：双视力 0.6，双睑缘明显黏稠脓性分泌物附着，结膜囊有黄色黏稠分泌物，双眼睑结膜充血（++），球结膜周边充血（+），角膜透明，前房及瞳孔（−），瞳孔区隐见晶状体纱幕样浑浊，双指测眼压正像，诊断双卡他性结膜炎，双老年性白内障（初期）。询问得老人近日自觉上火，喜饮，便秘溲黄，脉数稍滑，苔黄舌质偏红，系肺胃湿热上扰而致。缘由"眵多热结肺气实"，予以熏洗通用方加黄芩、滑石，先口服后熏洗。

处方：黄连 6g，防风 10g，硼砂 2g，桔梗 6g，赤芍 8g，蝉蜕 6g，银花 15g，生甘草 6g，黄芩 10g，滑石 10g，3 剂水煎后，食后口服一次，继则用所剩药渣再煎过滤后先熏后洗，忌食辛辣烟酒厚味。

二诊：经上述治疗后目眵已无，自觉痛热及异物感消失，且便已爽，甚喜。嘱上方再进 3 剂，服后熏洗同前，饮食宜忌同前。

8. 医案八

患者张某，女，58 岁。于 2007 年 10 月 9 日门诊就诊。主诉右眼红痛伴畏光流泪且反复发作已近二年多，近日又发作，曾于多家医院就诊，点用多种眼药水效果不佳，品种不详。询问复发诱因，谓多与劳累或感冒有关，此次发作即感冒后发作，检查右眼视力眼前指数，上睑缘有秃睫及倒睫，睑结膜充血（++），球结膜混合充血（++），角膜染色呈弥漫地图样着色，角膜知觉下降及斑翳形成，有血管侵入，隐见瞳孔，经美多丽散瞳可散大。左眼视力 1.0，外眼（－）。诊断右眼单纯疱疹性角膜炎，右眼角膜斑翳，右眼睑倒睫。大便略干，余无不适，脉数，苔薄白，此系风热之邪上扰，诱发余毒致，予以熏洗通用方 3 剂熏洗外用，局部点更昔洛韦眼用凝胶日 3 次，氧氟沙星眼药水及眼膏，美多丽滴眼液散瞳，电解倒睫，嘱忌食辛辣油腻。

处方：黄连 10g，防风 10g，白蒺藜 10g，密蒙花 10g，桔梗 6g，硼砂 2g，金银花 20g，赤芍 10g，3 剂，水煎熏洗。

二诊：经治疗，眼部疼痛及刺激症状明显减轻，检查眼球结膜充血（＋），角膜染色较前减少，瞳孔散大（药物性），全身脉舌色同前，效不更方，原方 5 剂熏洗同前，外用点药照用。

三诊：诉眼部疼痛已无且视物较前清楚（视力 0.1），眼球结膜充血（－），角膜染色仅有散在浅着色，新生血管亦减少。上方加生甘草 6g，木贼 10g，生薏苡仁 20g，白术 4g，10 剂，嘱煎后先服再用药渣熏洗患眼，外用滴剂继点，一周后递减。

1 个月后因右上睑有睫毛倒入，再诊请拔睫毛。检查，视力 0.15，除上睑有两根细小睫毛倒入，余无明显炎症表现。

9. 医案九

患儿孙某，男，8 岁。家长诉近两周来发现患儿双目眨频繁。曾于某医院诊为慢性结膜炎，点妥布霉素及重组人表皮生长因子衍生物滴眼液，一周症状不减，且伴有抽鼻扭颈现象。患儿易急躁，检查视力双眼 1.0，睑结膜两眦有少许滤泡，球结膜（－），角膜（－），眼压指压正常，诊断为"目劄"。询问得知近日饮食欠规律，有挑食习惯，大便日一行，脉弦细，苔薄白质偏红，此系饮食不节，因放假在家看电视及玩游戏过多，过度用目而致脾失健运，肝血失养，予以止劄饮内服，配以调节饮食，不看电脑为治。

处方：防风 10g，天麻 5g，僵蚕 5g，焦三仙各 4g，茯苓 8g，木瓜 6g，白芍 8g，柴胡 5g，钩藤 10g，伸筋草 6g，7 剂，水煎服，局部可继续点用妥布霉素及重组人表皮生长因子衍生物滴眼液。

二诊：经治疗，目劄大为减轻，有时仍有，效不更方，再进 5 剂，余则同前。

（杨玥整理，祁宝玉审阅）

第十五章 高健生

第一节 传承谱系

师从眼科名家唐亮臣。弟子不详。

第二节 生平介绍

高健生，1937 年 8 月 7 日出生，汉族，江苏省大丰人，中共党员。研究员，二级主任医师，博士生导师和博士后合作导师，享受国务院政府特殊津贴。1963 年本科毕业于上海中医学院，之后到中国中医研究院工作。曾先后师从唐亮臣、唐由之等名老中医，私淑韦文贵、庞赞襄等名老中医，并参加了中国中医研究院第一届研究生班的理论课程学习，长期从事中医、中西医结合眼科工作。历任广安门医院副院长、眼科医院院长。曾任卫生部第六届药典委员会委员、国家中药品种保护审评委员会委员、国家自然科学基金委员会评审专家、中华中医药学会眼科分会主任委员、北京中医药学会眼科专业委员会主任委员。现任中国中医科学院专家委员会委员，眼科医院眼科国际会诊中心高级专家。兼任第四、五批全国老中医药专家学术经验继承工作指导教师，国家中医药管理局第一批中医药传承博士后合作导师、《中国中医眼科杂志》副主编、河南省中医院与河南中医药大学第二附属医院眼科导师及客座教授、上海市中医紧缺专科临床人才班眼科导师（上海市卫生局）、河北省中医眼科研究所与河北省眼科医院中医眼科学术带头人。编著和参加编著的著作有《金针拨障术大师黄庭镜》《中医症状鉴别诊断学》《中医眼科全书》等27部。在科研工作方面，曾经参加"白内障针拨套出术的研究"，1985年获国家科技进步二等奖。还先后主持多项国家级课题，并多次获奖。2009年"高健生名医工作室"被评为全国先进名医工作站，2012年获中国中医科学院"岐黄中医药传承发展奖"。

第三节　学术思想

一、眼表疾病

（一）过敏性结膜炎

过敏性眼病是最常见的眼表疾病之一，据统计，世界上有5%以上的人因过敏性眼病就诊，而其中过敏性结膜炎的比例超过50%。近年来，由于眼部化妆品使用、配戴隐形眼镜、空气污染加重等因素，过敏性结膜炎发病率进一步上升。过敏性结膜炎是由于接触过敏性抗原引起的结膜过敏反应，它主要是由IgE介导的Ⅰ型变态反应，常伴有过敏性鼻炎等。季节性发作或常年患病季节性加重。奇痒难忍是大多数过敏性结膜炎患者的症状，常伴结膜充血、水肿，黏液性分泌物，眼睑皮肤红肿等症状，属于中医"时复症""目痒""奇痒难忍症"。

对于外眼病的治疗，历代医家多认为是火邪上攻于目，或实火或虚火，逐渐形成了"眼病治火"的潜在规则。对于过敏性结膜炎，并没有太多的火热之征，应用清热凉血之剂疗效并不佳。高健生根据多年的临床经验，认为其病机为脏腑经络先有蓄热，热闭于内，于春夏或夏秋之交，腠理疏松之际，外感风寒，热为寒郁，气不得通，久之寒亦化热。其本质为"寒包火"，日久寒热相持，故病情复杂难治。治疗上受到刘完素"夫治诸痢者，莫若以辛苦寒药治之，或微加辛热佐之则可"的治疗思路的启示，在祛风清热滋阴的同时，加用一味川椒，取得了满意的疗效。

《本草蒙筌》概括了川椒的功用："蜀椒，味辛，气温、大热……上退两目翳膜，下驱六腑沉寒……"临床中川椒对于过敏性哮喘有很好的疗效，高健生善于灵活变通，认为目痒证病位在白睛，哮喘病位在肺，根据五轮学说，白睛相应的脏腑恰恰是肺，白睛疾病可以从肺论治，川椒可以入肺止咳逆，相应地也可以作用于白睛病。且川椒确有止痒明目之功，广大重明汤中亦用到川椒等煎汤外洗来治疗眼睑奇痒。验于临床，颇有成效。

（二）干眼

干眼是指任何原因引起的泪液的量或质的异常及动力学异常导致的泪膜稳定性下降，并伴有眼部不适，导致眼表组织病变为特征的多种疾病的总称。干眼包括干眼症和干眼病。仅有症状而无眼表损害者为干眼症，既有症状又有体征者为干眼病。干眼最常见的症状是视疲劳、异物感、烧灼感、眼胀、眼痛、畏光、眼红等。本病属中医眼科中的白涩症、干涩昏花、神水将枯等病证范畴。临床中常将其分为蒸发过强型干眼、水液缺乏型干眼、黏蛋白缺乏型干眼、泪液动力学异常型干眼以及混合型干眼等。

高健生认为干眼的患者要根据其患病年龄及病因不同，采取不同的治疗方法。用电脑或手机时间过长、生活不规律、长期熬夜等导致的干眼，由于久视伤血，夜卧血归于肝，肝开窍于目，因此常常以补肝血、滋肝阴为主；而更年期干眼症常伴有烦躁易怒、烘热汗出等更年期症状，治疗以解肝郁、温肾阳为主。常用方四物五子汤、逍遥散、二仙汤、生脉饮、六味地黄丸等。

（三）病毒性角膜炎

单纯疱疹病毒性角膜炎是由单纯疱疹病毒引起的角膜感染，为临床常见病，常单眼发病，少数患者双眼发病。此病秋冬季节多见，复发率高，常因反复发作，角膜浑浊逐渐加重而失明。在我国角膜病已成为第二大致盲眼病，而角膜病致盲原因中占首位的是单纯疱疹病毒性角膜炎，占 42.8%。其复发多在身体抵抗力下降时发生，如感冒、疲劳、月经来潮等。目前尚无控制复发的有效药物，西医治疗以抗病毒药物为主。

此病与中医学的"聚星障""混睛障""花翳白陷"相似。高健生学习《秘传眼科龙木论·卷之九》时，发现"诸方辨论药性"中"淫羊藿"经验方治疮毒入眼，便受此启发。

高健生认为本病人体正气不足为本，邪气盛为标。《黄帝内经》云："正气存内，邪不可干""邪之所凑，其气必虚"。在治疗此类疾病时，常常以扶正为主，通过扶正而祛邪，特别是反复发作久治不愈的角膜溃疡，高健生采用益气固表、补肾托毒法治疗，常能取得较好的疗效。

二、视网膜疾病之糖尿病视网膜病变

糖尿病视网膜病变是糖尿病并发症中最为常见和严重的微血管病变之一。糖尿病病程越长，本病发病率越高。糖尿病病程5年以上者65%发生视网膜病变，15年以上者80%患病，30年以上者患病率高达95.5%。主要表现为眼底微血管瘤、出血（严重者可致玻璃体积血）、渗出、黄斑水肿、增殖性玻璃体视网膜病变、视网膜脱离等。依视力下降程度轻重，属中医"视瞻昏渺""暴盲"范畴。高健生治疗糖尿病视网膜病变形成了新观念。

（一）运用交泰丸

高健生据其长期临床经验，认为糖尿病视网膜病变的病机变化应该与糖尿病的发生发展过程一同考虑。糖尿病视网膜病变多在糖尿病发病5年之后逐渐发生发展，这期间多数患者已经得到不同程度的干预治疗，或随着病情的发展，病机已经发生转化，大多数已不属于阴虚燥热的证型，而逐步过渡到气阴两虚、肝肾不足，甚至继续发展为阴阳两虚。而血行不畅、目络瘀阻在糖尿病视网膜病变临床前期就已发生，并且是进行性发展加重。以上说明糖尿病视网膜病变的发生是在糖尿病中后期渐进发展而成的，病机表现错综复杂，往往阴损及阳、寒热交错、虚实夹杂。故多数患者出现疲劳、自汗（多为头汗明显）、大便秘结或稀溏、小便频数、手足逆冷、四肢麻木疼痛、畏寒等全身症状。眼底则出现微血管瘤、小出血点、黄白色硬性渗出和棉絮斑，新生血管形成引起反复出血，纤维增生、机化牵拉视网膜脱离等。因此在辨证治疗中就出现了凉血止血法抑制新生血管的生长和纤维组织增生，与温阳化气法改善视网膜微循环促进视网膜无灌注区的血管新生之间的矛盾。如何正确处理好这一辨证与治疗的矛盾，要求我们必须应用中医辨证思维原则指导研究，探索新思路新方法。

临床治疗过程中，早期应用黄连素口服控制血糖对部分患者确实有效，并且简便价廉，但在应用中发现一部分患者出现腹胀、腹痛、腹泻。这是由于黄连性味大苦大寒，损伤了该部分患者脾胃阳气所致。同样，临床采用肉桂单味煎水或肉桂粉装胶囊服用降血糖，对部分患者亦有效，而有的患者出现失眠、烦渴、便秘等热性症状。此乃肉桂大辛大热，伤阴助火所致。

总结经验教训，单味药的应用也须辨病治疗。当其与辨证论治相矛盾的时候，常会出现不良反应或副作用；而将黄连、肉桂二药合用，则可以相畏相杀，优势互补，相得益彰。可见交泰丸中黄连、肉桂合用蕴涵了深刻的辨证法哲理。黄连、肉桂，一寒一热，一清一补，正好切中糖尿病和糖尿病视网膜病变患者多久病及肾、阴损及阳，虚实夹杂，寒热交错的证候特点。黄连之苦寒，可防肉桂燥热伤阴之弊；肉桂之温热能消黄连寒遏凝滞之弊，且肉桂能温通血脉，解除气滞血凝，与黄连配合有阴阳相佐、寒热并用、去性取用之妙义，共奏水火既济、交通心肾之功。

从另一个角度来说，交泰丸本是交通心肾，主治心肾不交所致心悸、不寐之方。由于目为心使，且心主血脉，眼底一切血管病变均可从心论治，糖尿病视网膜病变主要是视网膜血管的病变，可以认为糖尿病视网膜病变是肾阳虚气化功能不足，肾水不能上行以抑心火，导致心火独亢，上扰目窍血脉所致。

因此交泰丸方用黄连泻心火，配以肉桂温其肾阳，引火归原，使心火得降，肾阳得复，心肾相交。心火不亢，则邪不犯目，目内血脉自安。因此，又可以认为糖尿病视网膜病变除了具备从阴虚向气阴两虚再向阴阳两虚转化的证候演变特点、全身兼有血瘀证外，心肾不交、心火上亢扰目也是糖尿病视网膜病变不容忽视的重要病机之一。

（二）运用密蒙花

高健生根据中医传统理论并结合西医学知识，认为视网膜新生血管属于"赤脉""赤膜"或"血翳"的范围。在研究古文献中发现，应用密蒙花治疗"赤脉"的记载见于多部专著中，如《开宝本草》谓其主治"青盲，肤翳，赤涩，多眵泪，消目中赤脉……"《外科证治全生集》强调："目中赤脉，加密蒙花。"高健生在其长期临床治疗中观察到密蒙花对外眼病确有退赤脉的作用，对于一些反复性出血性眼底病变加入密蒙花亦有促进出血吸收的协同作用。

在传统中医眼科理论和辨证法思想的指导下，高健生从其长期的临床经验出发，创制了与糖尿病视网膜病变复杂证候相应的含有交泰丸和密蒙花的中医方药——密蒙花方，在临床应用中取得了良好疗效。该方加减可适用于增殖前期的患者，不仅改善视力，减少眼底出血、渗出，而且全身诸多症状如手脚凉、麻、痛，便秘，失眠等也大为改善；多年临床观察，该方可改善眼底病变，阻止病情进展，使病情保持稳定。

三、神经眼科疾病

（一）重症肌无力眼肌型

重症肌无力（myasthenia gravis，MG）是由神经肌肉接头处可利用的乙酰胆碱（acetylcholine，ACh）受体数目减少引起的、以骨骼肌无力及易疲劳为临床特征的一种疾病。80%～90%的MG患者血清中可以检测到ACh受体抗体，或降解抗体，或封闭受体。还有大约9%的MG患者血清抗ACh受体抗体和抗肌肉特异性激酶抗体均呈阴性，这种血清双抗体阴性的MG患者往往仅表现为单纯眼肌型MG。重症肌无力属于慢性自身免疫性疾病，主要特征是受累之横纹肌极易疲劳，经休息或睡眠后有一定程度恢复。本病类似于中医学的"上胞下垂""睑废"。

目前治疗重症肌无力眼肌型大都从脾论治，而高健生治疗重症肌无力眼肌型多从脾肾论治。MG眼肌型的两大特征：①上睑下垂晨轻午重。日为阳，夜为阴，上午为阳中之阳，下午为阳中之阴，患者早晨阳气充足，上睑可以正常（或接近正常）上举，午后自身阳气虚弱，上睑下垂加重。②劳累后神疲乏力，症状加重。肾为先天之本，肾阳虚，不能鼓舞精神，则神疲乏力；脾为后天之本，中医五轮学说中眼睑属脾。患者脾气虚弱，运化失司，清阳不升，精气不能上达，肌肉筋脉失于濡养，故出现眼睑下垂，隐涩难开。高健生常用的方剂有益气聪明汤、补中益气汤等，同时加用鹿角霜、淫羊藿、附子、川草乌等温补肾阳之药。

（二）Meige 综合征

Meige 综合征是一组锥体外系疾患，1910 年由法国神经病学家 Henry Meige 首次报告，当时被认为是面神经错误的继发性再生造成，称为"面中部痉挛"，因而常被误诊和误治。1912 年这类病证的诊断特征及治疗才被全面阐述，并命名为 Meige 综合征。本病神经科相对多见，而眼科认识此病是近几年才开始的。

Meige 综合征属于成人多动症，根据累及部位可将其划分为三个类型：①眼睑痉挛型；②口下颌肌张力障碍型；③眼睑痉挛合并口下颌肌张力障碍型。前两型为不完全型，后一型为完全型。本病患者以 40 ～ 70 岁居多，男女比为 1 ：（2 ～ 3）。通常缓慢起病，发病前有单眼或双眼刺激感或不舒服感、羞明及眨眼频度增加、眼干，以后发展成眼睑痉挛。睑痉挛可在强光下、疲劳、紧张、行走、注视、阅读和看电视时诱发或加重，在讲话、唱歌、打呵欠、张口等精神集中于非眼睑痉挛的其他事物时减轻，睡眠时消失。部分患者从眼睑痉挛开始逐渐向下面部发展，表现口下颌肌肉对称性不规则多动收缩，下颌肌紧张可妨碍咀嚼、吞咽和说话，侵犯喉肌和呼吸肌时可有痉挛性发音障碍和呼吸困难，眼睑痉挛严重时可导致功能性失明。

目前该病以对症治疗为主。治疗方法有口服药物、手术治疗、A 型肉毒毒素局部注射治疗等。口服药物包括：①多巴胺受体拮抗剂，如氟哌啶醇、泰必利等；②γ- 氨基丁酸类药，如佳静安定、丙戊酸钠等；③抗胆碱能药，如安坦等；④安定类药，如安定、氯硝安定等；⑤抗抑郁药，如阿米替林等。手术治疗风险较大，多数学者不主张采用。但无论用什么方法治疗，都难以解除患者的所有症状。

近年来 Meige 综合征发病率有逐渐增高的趋势，高健生认为中医眼科在治疗中既要注意局部，更要重视整体，治疗此病常从脾胃论治，采用益气升阳举陷法，获得了很好的疗效。五轮学说中，胞睑由脾所主，因此眼睑肌肉痉挛当责之于脾胃。患者患病时大多都在中年，工作紧张劳累，精神压力大，生活不规律，饮食不节，导致脾胃功能失调，清阳不升，浊阴不降。土者万物之母，若饥困劳倦，伤其脾胃，则众体无以滋气而生。《灵枢·大惑论》曰："五脏六腑之精气皆上注于目而为之精，精之窠为眼，骨之精为瞳子，筋之精为黑眼，血之精为络，其窠气之精为白眼，肌肉之精为约束……"《兰室秘藏·眼耳鼻门》载："夫五脏六腑之精气皆禀受于脾，上贯于目……故脾虚则五脏之精气皆失所司，不能归明于目矣"；又言："凡医者，不理脾胃及养血安神，治标不治本，是不明正理也"。高健生常用的方剂有益气聪明汤、丹栀逍遥散、六味地黄丸等。常在方中加入温肾通络药物，如川乌、草乌、淫羊藿、蜈蚣、全蝎等。

（三）前部缺血性视神经病变

缺血性视神经病变是指由于营养视神经的小血管发生缺血性改变，导致视神经局部供血不足而引起的视神经的病理改变。依据缺血发生的部位在筛板前或筛板后分为前部缺血性视神经病变和后部缺血性视神经病变，临床上前者较为常见。

前部缺血性视神经病变发病年龄可以从 11 岁到 90 岁，高峰期在 55～70 岁。临床上急性期表现为视力下降、瞳孔对光反应迟钝，眼底视盘轻度水肿，边界模糊，可有少量出血；后期出现视神经萎缩。视野改变在本病诊断中具有重要的意义，与生理盲点相连的下半视野缺损为其典型表现，亦可表现为象限性或上方视野相对性或绝对性缺损。

高健生根据本病患者发病年龄，致病原因及常伴有高血压、糖尿病等，认为本病病机以气虚为主：①劳累过度，使元气耗损；②饮食失调，使元气生成匮乏；③年老体弱，脏腑机能衰退而元气自衰。气虚生化不足，导致营亏、血虚或长期患慢性病，伤精耗气，使化血之源枯竭而致本病。"气行血行""气为血帅，血为气母"，治疗强调益气为主，补虚助气血运行，同时养血通络。盖目主气血，气血盛则玄府得利，出入升降而明，虚则玄府无以出入升降而昏。常用方剂补阳还五汤、血府逐瘀汤、参芪四物汤等，在此基础上加用虫类药物息风通络。

（四）多发性硬化

多发性硬化（Multiple Sclerosis，MS）是一种病因未明的中枢神经系统白质脱髓鞘病变，具有时间多发、空间多灶的特点，多发于青壮年，尤以女性为多。西医多采用激素或免疫疗法，因不能有效预防复发，副作用较大，尚未取得满意疗效。高健生在中医药治疗 MS 方面积累了丰富的临床经验，特别是在改善症状，防止复发方面见解独到。

高健生认为，虽然 MS 临床表现有别，但正气不足是其根本病因，即所谓"气所虚处，邪必凑之"；正虚为本，邪实为标，虚实夹杂，正邪相搏，是本病的根本病机；肺、脾、肾为主，五脏皆可受累。肺为五脏之天，主气司呼吸，肺气一伤，多见发热、咳嗽、反复外感等，常诱发本病；脾为百骸之母，气血生化之源，脾脏虚弱，气血生化乏源，不能上荣于目，则视物模糊；气虚则麻，血虚则木，故周身皮肤感觉障碍、肢体乏力；肾脏乃先天之本，藏精、生髓、主骨，若病久及肾，致肾不藏精，精亏致头目失养，则萎靡不振；骨髓乏源，则肢体瘫软无力；脾肾受损后，更易复发。肝主疏泄，喜条达而恶抑郁，若精神过于紧张、压抑或情绪不宁，六欲、七情皆可化火，热气怫郁，玄府密闭，便成为发病的诱因。

MS 的治疗，高健生首先按其发病过程分为三期：急性期、缓解期、恢复期，主张分阶段论治，但均需予玉屏风散扶正固表，以未病先防，已病防变。急性期以邪实为主，重在祛邪，辅以扶正，常用丹栀逍遥散、玉屏风散加减；缓解期虚实夹杂，扶正祛邪兼顾，以益气聪明汤加减；恢复期以正虚为主，重在扶正，防止复发，以六味地黄丸加味。

高健生在治疗 MS 的全过程中，始终注意患者的饮食调摄和情志因素，并予以指导。《黄帝内经》认为，大毒治病，十去其六，常毒治病，十去其七，小毒治病，十去其八，无毒治病，十去其九，谷肉果菜，食养尽之，无使过之，伤其正也。俗语也有"三分治，七分养"之说。情志伤人是本病的潜在因素，危害尤重。若终日情绪紧张，过于激动或抑郁焦虑，病则易进而不易退。一定要保持心情舒畅，豁达乐观。如《黄帝内经》云："恬惔虚无，真气从之，精神内守，病安从来。"因此注意日常生活起居，饮食调摄，乐观开朗，可以缓解病情或防止复发。

（五）视神经脊髓炎

视神经脊髓炎又称 Devic 病，是视神经和脊髓同时或相继受累的急性或亚急性脱髓鞘病变。其临床特征为急性或亚急性起病，病情进展迅速，单眼或双眼失明，其前或其后数周伴发横贯性或上升性脊髓炎。

视神经脊髓炎的临床特征为视力下降和截瘫，分别由前部视觉通路以及脊髓的病变导致。中心暗点是最多见的视野缺损形式。目前尚无针对视神经脊髓炎的特异性治疗。高健生认为，本病与多发性硬化病机基本相同，正虚为本，虚实夹杂，治疗也大同小异。

（六）视神经萎缩

视神经萎缩是视神经纤维在不同病因作用下发生的退行性变性和传导功能障碍。任何年龄都可以发生。本病常常是多种眼病最后的结果，如各种视神经炎、青光眼、视网膜色素变性及颅内肿瘤等。

其临床特点以视力下降或失明、视野缺损、眼底视乳头颜色变淡或苍白为主要特征。轻者属于"视瞻昏渺"，重者属于中医"青盲"范畴。诊断依据：①视力逐渐下降。②眼底视盘边界清楚，颜色淡白、灰白或蜡黄，血管正常或变细。③色觉变化：早期红色觉减退，晚期绿色觉也减退。④眼视觉电生理检查，P100波传导延迟，可有振幅降低。

"益精生阴敛聚法"是治疗视神经萎缩的大法。脏腑中轻清之血，经过玄府正常的升降功能到达眼部，起到营养作用，保障功能的发挥；其他如精或气，亦属轻清者，方可升运于目。因此，应用"补血""益气""填精"之治法，必须考虑选用少许能够协助升运精、气、血上行清窍功能的药物，如升麻、葛根可升发阴精。兼有瞳神散大者，可稍加入收敛精气、敛聚瞳神的药物。因此形成了独具特色的疏利玄府、益精生阴、敛聚明目治法。

临床上经常会遇到一些视神经萎缩的患者，体壮无疾，六脉平和，而唯独双目不见人物影动，全身无证可寻，无证可辨。此类患者实非肝肾虚羸，精亏血少，乃人体升运之机失常，精血在经络玄府中往来通路之机不足，升降失和所致；治疗需疏利玄府，升阴以养目。而另外一类确属肝肾不足，无精血升运营养头目，致目昏不见；治疗原则为补益肝肾中轻清之精血，使其上达头目。

常用于益精生阴的方剂有杞菊地黄丸、明睛地黄丸、明眼生熟地黄丸、明目地黄丸及菊睛丸。而疏利玄府则依病机不同，治法方药也异：①精血不足，治以养血益精，用四物五子汤、五子衍宗丸等。②脉络阻滞，治以化瘀导滞，用通窍活血汤、补阳还五汤、血府逐瘀汤、涤痰汤、天麻钩藤饮等。常用于升发阴精的药物有防风、柴胡、升麻、葛根、蔓荆子等；敛聚阴精常用的药物有山茱萸、五味子、覆盆子、白芍等酸味药物；疏利玄府常用的芳香开窍类药物有冰片、麝香、石菖蒲等。

（七）青光眼视神经保护治疗

青光眼是因玄府闭塞，珠内气血津液不行而引发的目系眼病。《医林改错》载"精汁之清者，化而为髓，由脊骨上行入脑，名曰脑髓……两目即脑汁所生，两目系如线，长于脑，所见之物归于脑"，因此认为"玄府闭塞、精血不足、髓海失养"应该是青光眼视神经损害的主要病机；而"疏利玄府、补益肝肾"则是青光眼视神经保护的主要治则。临床工作中将"益精升阴敛聚"思想贯穿于青光眼治疗的始终，随辨证进行加减，如遇肝郁气滞者加疏肝解郁中药，气虚血瘀者加益气补血散瘀中药，临床往往取得较好疗效。

四、眼科临床用药拾零

（一）运用密蒙花的经验

密蒙花为马钱科醉鱼草属植物密蒙花的花蕾及花序。味甘，微寒，归肝经。功效为祛风清热，润肝明目，退翳。主治目赤肿痛，羞明多眵多泪，翳障遮目，眼目昏暗，视物不清。高健生取其"消目中赤脉"之功，结合临床检查所见糖尿病视网膜病变后期眼底视网膜新生血管和虹膜新生血管的产生，犹如肉眼所见外障眼病中"目中赤脉""赤膜"和"血翳"，常用于出血性眼底病变。如治疗糖尿病视网膜病变时常配伍黄连，寒以清热，消赤脉；高健生又取其轻清上浮之性，用于治疗肝肾不足所致目昏等病，在运用补益肝肾药时佐以密蒙花，引诸药直达病所，使下焦肝肾之精血升腾，达耳目聪明之效。

（二）运用银柴胡的经验

银柴胡为石竹科多年生草本银柴胡的干燥根，主产于宁夏、甘肃、内蒙古等地。性味归经为甘、微寒，归肝、胃经。功效为清虚热，除疳热。常用于虚劳发热，骨蒸劳热，小儿疳热。高健生在查阅资料时发现，银柴胡除了清虚热、除疳热外，还具有明目益精之功。如《本经逢原》载："银柴胡，甘微寒，无毒……行足阳明、少阴，其性味与石斛不甚相远，不独清热兼能凉血。和剂局方治上下诸血，龙脑鸡苏丸中用之，凡入虚劳方中，惟银州者（银柴胡）为宜。若用北柴胡升动虚阳，发热喘嗽，愈无宁宇，可不辨而混用乎！按：柴胡条下，《本经》推陈致新，明目益精，皆指银夏者而言。非北柴胡所能也。"据此，高健生认为逍遥散用于治疗阴虚内热，发自骨髓，以银柴胡为宜。临床常用于热病伤阴而热入玄府；或因暴怒忿郁，忧伤过度，肝郁气滞玄府闭塞，因郁而热，因郁而耗伤阴血所致暴盲或青盲早期最为适用，常与丹皮、栀子配合。

（三）运用川椒的经验

川椒又名花椒，为芸香科花椒属植物花椒、青椒的果皮。味辛性温，归脾、胃、肾经，能温中止痛，杀虫止痒。临床有川椒治咳逆、定痰喘的报道，现代研究显示，花椒超临界萃取物能减少豚鼠咳嗽次数、延长豚鼠咳嗽潜伏期和增加小鼠气管酚红分泌量、抑制大鼠棉球肉芽肿重量，有平喘、止咳祛痰及抗炎作用。由于变应性结膜炎与哮喘均由Ⅰ型变态反应引起，高健生取其止痒明目之功，常将本品运用于变态反应性结膜炎，疗效确切。高健生说：川椒，味辛，气温，大热，又是药食两用，临床可以放心大胆运用，尤其是脾肺阳虚，效果神奇。临床一般用量为3g。

（四）运用淫羊藿的经验

淫羊藿又名仙灵脾，为小檗科淫羊藿属植物淫羊藿、箭叶淫羊藿、朝鲜淫羊藿、柔毛淫羊藿等的茎叶，味辛、甘，性温，归肝、肾经。能补肾壮阳，强筋健骨，祛风除湿。常用于阳痿遗精，虚冷不育，尿频失禁，肾虚喘咳，腰膝酸软，风湿痹痛等病证。高健生受淫羊藿治疗"疮毒入内罨"的启发，常用于单纯疱疹病毒性角膜炎，尤其是多年反复发作而难痊愈者，运用淫羊藿"补肾托毒"效果理想。在此基础上，高健生总结出淫羊藿方治疗单纯疱疹病毒性角膜炎。临床一般用量为12g。

（五）经验方介绍

密蒙花经验方

药物组成：黄芪、黄连、肉桂、乌梅、益母草、女贞子、密蒙花。

服法：水煎服，每日 1 剂，一天 2 次口服。

功效：益气养阴，交通心肾。

主治：糖尿病视网膜病变。

方解：本方适用于糖尿病日久所致的虚实兼见，气阴两虚，渐及阳虚，寒热错杂，目络瘀滞之证。

黄芪为君药，甘，微温，入脾、肺经，取其补气固表，利水消肿之功。主要针对糖尿病视网膜病变早期以气虚为主的基本病机。其一，止消渴，自汗，倦怠乏力等气虚症状；其二，助阳气，温经脉，消除气虚向阳虚转化所致的手脚凉麻之症；其三，可补气助血解瘀滞，又可利水以治疗气虚血滞、血溢脉外所致的眼底出血、渗出、水肿等症。

黄连、肉桂、乌梅为臣药。黄连：苦，寒，归心、脾、胃、胆、大肠经，具泻火除湿、解毒、杀虫之效。其一，为治目病及痢疾之要药；其二，亦为治消渴病降糖主药之一；其三，治诸多血症亦常用之。肉桂：辛、甘，热。入肾、脾、膀胱经。补元阳，暖脾胃，能温经宣导百脉，益精明目，可止消渴、止自汗、消瘀血、渗泄。肉桂与益气养阴药同用，能阳生阴长，与寒凉药同用，能阴从阳化。与黄连相合为经典方交泰丸，阴阳相济，交通心肾，引火归原。乌梅：酸、涩，平，入肝、脾、肺三经，功能收敛生津，上能治消渴除烦，止自汗，下能治便泻，多种血症，兼可利筋去痹。三味相伍，极苦、极辛、极酸，制方承乌梅丸之妙，治糖尿病寒热错杂，虚实兼见之证极为对证。

益母草、女贞子为佐药。益母草辛、苦，凉。归心、肝、膀胱经。功能活血化瘀，利水消肿，为调妇人科良药，《本草汇言》谓其"行血而不伤新血，养血而不滞瘀血，诚为血家之圣药……眼目科以之治血灌瞳仁及头风眼病，以功能行血而祛风也"。女贞子苦、甘，平，归肝、肾经，治阴虚内热，止虚汗，治消渴及诸多血症，可明目止泪，治须发早白等。二药相合助君臣之药治消渴、虚汗、目内出血、水肿诸症，共为佐药。

密蒙花甘、凉，入肝经。消目中赤脉，治青盲，赤涩多眵泪。《外科证治全书》强调："目中赤脉，加密蒙花。"其花性轻扬，可引诸药上行目窍。与肉桂敛虚阳浮越，引火归原，共同使本方内治目中渗出、出血、水肿，外解消渴、自汗、手足凉麻等症，共奏其佐使之功。

2010 年该方入选北京市中医管理局"十病十方"。

（张楠整理，高健生审阅）

第十六章　庄曾渊

第一节　传承谱系

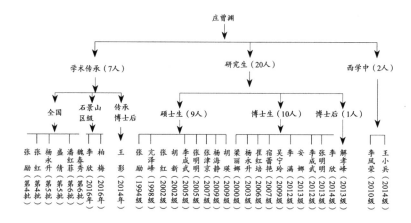

第二节　生平介绍

庄曾渊，男，1939年5月出生，中共党员，主任医师，研究员，博士研究生导师，第四批、第五批、第六批全国老中医药专家学术经验继承工作指导老师，现任中国中西医结合学会眼科专业委员会名誉主任委员，《中国中医眼科杂志》名誉主编。《中国中西医结合杂志》《世界科学技术－中医药现代化》

编委，享受国务院特殊津贴专家。1963 年毕业于上海中医学院，后到广安门医院眼科工作，拜唐亮臣为师，后在韦文贵、唐由之、韦玉英、高培质、刘孝书等老师的指导下学习工作。1973 年 7 月～1974 年 7 月在协和医院眼科进修，1981 年 6 月～1983 年 6 月在日本大阪大学医学部作为访问学者，研修葡萄膜炎免疫病理学。开展了眼科免疫性疾病和眼底退行性疾病的临床研究，重点对白塞综合征、春季角结膜炎、视网膜色素变性、老年性黄斑变性、高度近视、眼底病变和缺血性视神经病变等疾病进行了长期观察。先后承担国家自然科学基金课题"血虚证视功能和视网膜血循环的研究""视网膜色素变性基因型和临床证候的相关性研究""活血中药对视网膜脉络膜血流及平滑肌细胞舒缩影响的分子机制研究"等多项。1999 年获得北京市卫生系统先进个人荣誉称号，2000 年被评为中央国家机关优秀共产党员。参编行标《中医病证诊断疗效标准》、国标《中医临床诊疗术语系列标准》，2006 年获中国标准创新贡献奖三等奖。

第三节　学术思想

一、确立以病证结合为基础，以中医思维、辨证论治为主体的临证思路

对单病种，利用病证结合的平台，依据疾病不同时期的临床表现，研讨中医病机和证候演变规律，使辨证论治更加精确，发挥中西医之长，提高临床疗效，临证中分六步进行。

（一）明确西医诊断

整体把握疾病的基本病机。

诊断的目的是要确定患者是否患病，患的是什么病或哪一类疾病。全面细致掌握临床资料和具备系统的临床思维能力与临床经验是获得正确诊断的前提。在病证结合临证过程中不但要能整体把握疾病的基本病理改变，还要注意区分发展阶段（分期）中的特异性症状、体征的病理基础。这样才能和疾病的不同阶段出现的主证，做相关性观察，逐步做理论深化病证结合的研究。

（二）完善中医辨证

分析四诊资料，分析病因、病性、病位，确认证型。

在明确疾病诊断的基础上，对四诊资料（含现代仪器检测结果）进行病机分析，从对疾病的感性认识（症状）上升到理性认识（证候），根据证素（病因、病性、病位）辨证，完成辨证过程。眼病主证的病机分析有全身、局部两条途径。当某些眼病以眼部表现为主时，可取眼部症状体征为主症，分析病机进行辨证。

（三）注重结合现代影像检查和理化检查结果

明确其与临床表现的相关性，逐步导入辨证体系，探讨微观与宏观结合，充实辨证内容。例如，探讨白塞综合征眼底血管造影和中医证的相关性。急性发作期，视力明显减退，玻璃体浑浊，眼底可见视网膜血管扩张，眼底荧光素血管造影（FFA）可见视网膜毛细血管及静脉荧光素渗漏，中医病机为热入营血，邪热伤络。后期 FFA 提示视网膜毛细血管缺损或无灌注区，中医病机为气虚血瘀，络脉失荣。FFA 和体征是一致的，更加形象地反映了病变的征象。

（四）病证鉴别

辨明主病、主证、类证、兼证。

在辨证论治中，除把握基本病机及分期辨证论治外，也要重视证的鉴别。在眼科疑难性眼病中，可见多种疾病同时出现，增加了辨证的难度和复杂性。当多种病因在某种疾病中同时出现时，应按发病先后、主次和相互关系，从整体分析病机（确定主证），进行病证鉴别。

（五）在病证鉴别中也要注意病机演变的问题

病位相同、病性不同。同一疾病在不同病期，症状变了，主症也不同，要注意证的传变。疾病的鉴别以症状体征为主体依据，也要综合流行病学和影像检查的资料，将患者的临床表现和可能有类似症状体征的疾病的诊断标准进行比对，做出判断。

在中医理论指导下，根据不同对象选择辨证方法，在完成辨证之后即进入论治过程。首先要明确治疗方向、治疗原则，解除存在的临床问题。根据证的病因、病位、病机、病势等属性决定治法。立法之后组方用药或结合其他疗法综合治疗。

每一种病都有其特定的临床表现和发展规律。证候是症的有规则的集合。这个规则即是病机，所以证候是在病机统领下的系列症状。很多慢性疑难性疾病，临床表现错综复杂，往往既要辨证论治，还得兼顾主证以外的症状，复方多靶点论治。同一疾病发生在不同个体，因为体质的差异，证候也会不完全相同。即所谓同病异治。由于基本病机相同，可认作类证，应用主方加减。不同疾病的证候，不可避免会受到各自基本病理变化和演变规律的制约和影响。因而，异病同证，亦存在着内在的差别，在治疗上亦应有所体现。可以结合专病专方进行加减。疾病的过程是动态的，一病一方对慢性病、退行性病变或自身免疫性眼病有失偏颇，必须根据用药后病证的变化，辨证用药。

（六）补充辨证论治，组方用药

现代中药药理学在近几十年内取得了显著进展，积累了大批成果。在研究中药、中药复方药效的物质基础和作用机制的同时，发现一些中药来源活性成分对某些疾病有确切疗效，开发为新药应用于临床，含这些活性成分的中药饮片，被加入中药复方中，以求提高疗效。在眼底病的防治中，免疫调节、活血化瘀、补益类中药最受关注，是专病专药研究的重点。

"血虚证视功能和视网膜血循环的研究"（国家自然科学基金资助项目）发现，益气养血活血方（黄芪、当归、葛根、枸杞子）干预血虚证动物模型，结果治疗组视网膜病理损伤较对照组轻。应用于治疗原发性视网膜色素变性，临床观察30例，结果视力视野部分改善。在"活血中药对视网膜脉络膜血流及平滑肌细胞舒缩影响的分子机制研究"（国家自然科学基金资助项目）中观察了葛根素和银杏叶提取物改变视网膜脉络膜血流的机制，发现葛根素在一定条件下可以促进人脉络膜血管内皮细胞增殖，表现出具有保护作用，可收到维持血管舒缩平衡，扩张血管，改善微循环，增加组织灌注的效果，而脉络膜内皮细胞损伤是引起老年性黄斑变性、病理性近视的始动因子。对始动因子进行防治为缺血性、退行性病变的治疗提供了新的途径。

在上述实践基础上，不断总结、改进，形成中西医优势互补，在不同阶段，不同环节，药物治疗多靶点互相协同，形成最合理的治疗方案。

中西医结合取中医、西医之长，优势互补。在不同阶段、不同治疗环节和药物作用靶点上寻找中西医结合点，形成最合理的诊断、治疗方案和疗效评价体系。

二、建立应用六气辨证和精气血津液辨证为主要辨证方法的外障、内障辨证体系

（一）外障眼病

多因六淫外袭或外伤引起，即使有积热、痰湿等因素存在，亦多内外合邪发病且以红肿热痛，泪、眵、翳为主，适合于六气辨证。

眼表，是指上、下睑缘之间包括的眼表组织，主要是结膜和角膜。由于泪腺、泪道和泪膜是维持眼表组织健康的重要组成部分，所以，眼表疾病包括结膜、角膜和泪器、泪膜的疾病，而以结膜病、角膜病最常见、最重要。

眼表疾病相当于中医外障眼病。中医对外障眼病的辨证方法多种多样，有病因辨证、卫气营血辨证、六经辨证和脏腑辨证等。各种辨证方法都有其自身的内涵和适用对象，相互之间既有联系，又有差别。但是用于同一种疾病或诊治同一个患者，就可能出现证候诊断名称不同，定位不一，治法方药有差别等情况，这种差别实际上反映了对疾病认识上的差异，不同的方药会影响临床疗效。目前正在开展制定中医诊疗常见病标准方案的研究，从诊断方法、临床药物、医疗技术等方面形成统一

的规范，并向社会推广使用，这项研究必将全面提升中医诊疗水平，但是要在现有的基础上集各家之长整合优化为统一的规范，有很多工作要做，而关键是要形成能被广泛认同的辨证思维和建立能涵盖以往多种辨证方法的辨证体系。

病证结合诊疗模式，目前临床普遍应用。在做西医辨病和中医辨证双重诊断时，把握"病"和"证"的关系，优势互补，提高诊疗水平，病证结合，也有助于证候规范化研究。对于诊断已经明确的病种，可以借鉴对疾病全过程的病理改变规律的认识，抓住主要症状及其动态变化，在中医基础理论指导下，分析病程中各个阶段机体的整体反应，研究疾病各阶段证候特点和演变规律，形成单病种疾病诊断、证候诊断规范化方案，逐步构筑病证结合的辨证体系。

建立眼表疾病辨证体系，重点研究的内容有：

1. 临床上首先要确定患者主症，分析其在"病""证"诊断中的意义。

2. 通过辨证，辨别病位、病性等证候要素，确定证名。

3. 病证结合，以病为经，以证为纬，构成辨证体系。

4. 与辨证体系相应，认定与证候相应的治法、方药，适时反馈临床疗效，验证该体系的可行性、科学性，不断改进、完善。

临床诊断的第一步是辨主症（症状和体征）。主症是疾病的主要临床表现，是发病后病理状态的外在表现。主症是中医辨证的关键，是证候诊断的主要依据。主症往往是患者主诉或主诉的一部分。以主症为中心，对其性质、程度、发病过程和治疗反应进行辨析，可对病证做出初步的判断。在辨析主症的基础上进一步参照其他症状和相关检查结果，才能对病或证做出诊断。如结膜充血、多眵对结膜炎的诊断具有确定意义，结合其他症状和检查结果，可进一步确定结膜炎的类型，选择敏感的治疗用药。同样白睛红赤，眵多黄黏属白睛热毒证。所以抓主症，无论中医、西医都是十分重要的。

（二）内障眼病

表现为眼底充血、水肿、渗出、出血、缺血、萎缩，一般归咎于气血津液的不足或郁滞，应用精气血津液辨证可以解释这些病变的病机，而且由于精气血津液和脏腑功能的相互关系，精气血津液辨证结果亦能综合反映脏腑功能，实际上包含了脏腑辨证的内涵。

辨证论治是中医理论的核心，是中医临床医学的精髓。多数学者认为证候是对疾病状态下人体生理病理整体反应的概括，是疾病发生和演变过程中某阶段本质的反映，它以某些相关的脉症，不同程度地揭示病因、病位、病性、病势等。

中医眼科学在千余年的发展中，不断总结经验，逐步形成了具有专科特色的辨证方法，五轮学说、八廓学说、六经辨证等形成了眼科临床辨证的理论基础。但由于时代的限制，各种辨证体系存在一定的局限性。姚芳蔚认为五轮学说存在三个方面缺点：一为过分强调单一的轮脏关系，忽视了眼与脏腑间的整体关系；二为强调内在因素而忽略了外界因素；三为对水轮论述不清，目系又未提及。对八廓学说历来存在着肯定与否定的观点，而六经辨证中，对外眼疾病的认识描述较为详细，对内眼疾患缺乏细致深入的探讨，描述较为笼统。由此可见，眼底病辨证体系的研究亟待规范和深入，以便更好地指导临床实践。

近年来，随着与西医学的不断交融，中医眼科借助现代科学仪器设备扩大了望诊的范围，影像检查、生化检测提供了许多眼底病的病理生理学、分子生物学信息，这些资料在整体辨证的前提下，可在更深的层次，为"证候"诊断提供新的内涵，这些技术进步必然影响临诊思维。传统辨证方法包容不了这些内容，多模式的辨证方法应运而生，辨病与辨证结合、宏观辨证与微观辨证结合已经在中医临床诊疗广泛应用。但是要将微观指标从病的病理背景下分离出来而赋以病机的含义，作为证候诊断的依据还有很大困难，缺乏充分的根据。如能利用现代分析方法如系统综述，Meta 分析和应用数学方法［包括结构方程模型、层次分析法（AHP）、logistic 回归分析等］，并在以往辨证方法的基础上吸纳现代研究成果，结合临床实际，论证眼底症状及微观指标的辨证意义，将会使眼底病的辨证水平进一步提高。

中医辨内障多责七情过伤，劳倦过度等致，精气耗伤，血脉阻滞，气血失调而起。眼病的发生、发展是邪正斗争及其盛衰变化的过程。精气血津液是"证"的反映，是任何辨证方法所得眼底病证候中不可或缺的一个主要方面，是必然具备的证候要素。分析精、气血、津液致病的证候要素和病证组合规律，形成以精、气血、津液辨证为主线的眼底病规范化辨证体系，是可行的，必将提高中医对眼底病的疗效，使中西医结合治疗眼底病居世界领先地位。

研讨精气血津液在眼底病辨证中的作用主要表现在其本身的改变和与脏腑功能、眼部病损的关系上。①精气血津液是构成眼和维持眼的代谢和功能的基本物质，精气血津液功能或运行异常是眼底病发生的主要病因，也是眼底病证候演变的主要病机。②精气血津液关联脏腑功能。精气血津液是脏腑生理活动的产物，而脏腑又赖精气血津液的濡养，所以精气血津液和脏腑关系密切，精气血津液失调是不同脏腑功能失调的反映。脏腑功能失调也可表现内生五邪。③络脉及其周围组织是精气血津液功能活动的载体。"目者，宗脉之所聚也"，眼是络脉最丰富的器官，精气血津液通过络脉运行，濡养眼部组织，若气血津液运行障碍则组织发生病变，而组织病变又能加重络脉病变，其中"痰""瘀""郁火"可是络病的产物，又可成为二次病因。所以，精、气血、津液的盛衰和循行状态，能反映脏腑功能，亦决定了眼部脉络的盈亏和是否通调，是眼病虚实、寒热病情的重要标志，是贯穿疾病始终辨证的主线。

眼底病根据临床表现、全身症状的多寡，可以分为两大类：一类是全身病的眼部并发症，如糖尿病性视网膜病变，或综合征的眼病变如眼型白塞综合征，这类眼病全身症状明显，是脏腑功能失调、气血津液升降失司引起的眼底病变。另一类是仅眼部发生的病变，全身症状较少，以眼部体征和症状为主，如原发性视网膜色素变性、先天精气不足、脉络失养，与体质有关但无全身症状出现。在病位的界定上，前一类定在脏腑，后者定在眼脉络及其周围组织，如视衣、目系。在病性、病位这两个证素认定之后，就形成了一条主线，上下两个层面的辨证框架。

在此框架内病位证素包括心（小肠）、肝（胆）、脾（胃）、肺（大肠）、肾（膀胱）、视衣、目系脉络和玄府。病性证素主要有内生五邪（内风、内寒、内湿、内燥、内火）、气虚、气滞、气逆、血虚、血瘀、血热、精亏、津伤、痰湿、郁火等。

眼底病辨证方法的研究离不开临床，因其对象是具体的患者，而研究的最终目的是提高临床疗效，所以必须密切结合临床，从单病种的证候诊断及其演变着眼，探讨证候发生和演变规律，并通过流行病学调查、数据挖掘等方法，融合影像检查、生化检查等微观指标，充实辨证内容，在形成眼底病精气血津液辨证方法框架后，广泛征求同行意见，整理出单病种的证候要素和组合规律。再从单病种扩大到同一类疾病，反复验证，逐步形成眼底病的精气血津液辨证体系。

三、治法上提出眼科组方用药"三宜三忌、重视权衡"的观点

（一）宜轻升，忌沉降

目为清窍居上，唯清阳之气运于目才能视物，故七情五贼饥饱劳倦一类眼病宜用柴胡、羌活、防风等风药升举。而忌用苦寒沉降，即使有阴火亦只能少用。

眼位居高，因风邪致病者十分常见，辛散疏解是治疗外障眼病的常用治法，或辛凉透热或辛温发散，均以发散风邪祛邪外出为治疗目的。常用方有羌活胜风汤、金液汤等，若夹热，用芍药清肝散。

李东垣创益气升阳、升阳散火、引经报使学说以来，升散药在眼科应用更加广泛。如用于升发阳气，治疗中气不足、清阳不升、九窍不通的助阳活血汤，用蔓荆子、防风、升麻、柴胡使阳气升而九窍通利，治疗服寒药太过，其气不能通九窍，眼睑无力、常欲垂闭、隐涩难开诸症。

功可发散郁火，治疗元气不足、阴火亢盛、火乘上位、圆翳内障的冲和养胃汤，升麻、柴胡、葛根升阳，羌活、防风散

上焦郁遏之火，发散以伸阳气。

引药上行，可选羌、防之类辛散轻扬。李时珍谓"酸咸无升，辛甘无降，寒无浮，热无沉"，羌、防之类不但自身归经走头目，而且能引药上行。当归养荣汤中白芷、羌活、防风引药入胃经、膀胱经，治眼珠痛不可忍。

治外障眼病咸寒沉降滋腻性药物慎用，意在防外邪不得发散，入里化热，加重病情。

（二）宜清润，忌助火

目珠清脆，包含膏液，即所谓"血养水，水养膏，膏护瞳神"，眼底病常见干涩昏花，久病生郁，郁热伤阴，所以眼底病阴虚、阴虚有风、阴虚火旺多见，治宜清润，六味地黄丸、一贯煎、石斛夜光丸滋补肝肾，过用辛温发散或甘温补气均有耗阴之虑，当注意配伍。

基于中医眼科目圆而长，有坚壳数重，中则清脆包含膏液，内包黑稠神膏，膏外有黏稠神水，血以滋水，水以滋膏的认识，以及一肾水配五脏火，火常有余，水常不足的理论，认为目中肾水亏者多，盈者少。《审视瑶函》指出："水衰则有火盛燥暴之患，水竭则有目轮大小之疾，耗涩则有昏渺之危。"

凡见肾水不足，脏腑燥热之证，治当补肾滋阴、壮水制火，肾阴充则五脏得濡，主要方剂有一贯煎、六味地黄丸、左归丸等，滋阴药一般偏于滋腻，故应用时要注意行气。一贯煎养阴药中配川楝子，使肝阴得养又肝气调达。六味地黄丸三补配三泻，补中寓泻、通调水道，补而不滞。基于阴阳互根的原理，左归丸滋补阴精配鹿角胶温补填精，使阴得阳升而泉源不竭。至于"补不可过用参术以助其火"的所谓火表现在两个方面，一为热，心烦口渴，牙龈肿胀，二为升，眩晕耳鸣，步态不稳，可用玄参、天花粉、炒黄柏、炒知母解参、芪之热，用牛膝、代赭石、柏子仁解参、芪之升，益气聪明汤中应用黄柏即是实例。为预防八味丸中附子、肉桂伤阴，《一草亭眼科全书》温阳剂中不用八味丸而用还少丹代之，谓滋补肾水、温养少火，寓有深意。另眼科名方石斛夜光丸有 25 味药组成，粗看貌似庞杂不易分析方义，然而细细读来，从肝肾特性着眼就好理解了。目病肾水亏多盈少，肝肾同源，阴血不足，方中生地黄、天冬、麦冬、五味子、石斛养阴生水以资肝肾；枸杞子、熟地黄补肝肾，养阴血；肉苁蓉、菟丝子补肾益精，从阳化阴，使肝血充沛为治本；人参、山药、茯苓、甘草健脾益气，后天之本滋生化源；犀角（用代用品）、羚羊角、黄连解气血郁热；菊花、青葙子、决明子、白蒺藜平肝息风，郁热、肝风皆因肝血不足、肝气郁滞而生，此治标；牛膝、川芎、杏仁、枳壳、防风调畅气血，既为佐使治已病，亦能防止气血郁滞而治未病。所以配伍周正，保证了本方补益肝肾、滋阴养血的主要功能，并且对主证衍生的其他病证亦能兼顾，成为眼科应用最广的方剂。本方亦是眼病宜清润防助火思想的又一例证。

（三）宜消散，忌克伐

目窍精细，易损难复，脉络幽深，病邪易入难出，治疗目病当因势利导，祛邪透达，或扶助正气祛邪外出，若过于攻伐，伤正气损形体，视力难复。本观点是针对积滞而言。眼科多见于因气、血、痰、水运行不畅，日久结聚而继发的病证。《审视瑶函》谓："泻不可过用硝黄龙胆，以凝其血。惟用发散消滞之类，药用当，则目自愈。"即是指这类病势缓又难治的眼病。因眼的结构精细，投鼠忌器，慢性内障眼病虚实夹杂，治疗宜渐消缓散，不宜过烈泻下逐水以免伤正难复。

眼科有形之积大致见于肿块、翳膜、瘢痕增生等均适用消法。消法意味消瘢散结，而这种结果都是通过祛除郁结之邪气和疏通阻滞之气血来实现的，所以消法实际上是行气、活血、清热、化痰、利湿诸多具体治法的综合运用。

睑板腺囊肿（胞生痰核）胞睑皮下痰核隆起或有红肿，上睑沉重系痰火郁滞所致，治宜清热化痰，方用化坚二陈汤合清胃散。

角膜斑翳、宿翳见斑翳光滑，边界清楚，不伴有眼睛磨痛、畏光流泪、眼睑痉挛等刺激症状，系邪热已除，而气血凝滞，宜行气活血，退翳明目，用如消翳汤（木贼草、密蒙花、当归尾、生地黄、蔓荆子、羌活、川芎、柴胡、甘草、荆芥、防风）。

视网膜瘢痕增生可因曾经出血或渗出引发，如老年性黄斑变性、病理性近视黄斑病变均属本虚标实，老年人阴精常亏，病理性近视脉络失养，气血不足，分别应在补益肝肾或益气养血的基础上软坚散积，加生姜黄、炒蒲黄、连翘、浙贝、三七等。

血有形凝而成积宜消，气无形聚而为结宜散。"肝气通于目"，肝气从肝胆发源，通过脉络空窍到目中，成为目经络中往来之真气。若情志不遂，肝气不畅，疏泄失职，可引起气机郁结，又可继发火郁、痰郁、血郁。

格雷夫斯眼病，眼部酸胀，眼睑水肿、退缩、迟落，眼球突出，好发于有甲状腺功能亢进的青年女性，常有情绪抑郁、焦虑忧思、劳倦过度等诱因，致肝脾不调，气机不畅，聚湿成痰，气液失调，阻于络脉，郁久生热，结膜充血，宜行气解郁，化痰散结。治疗可用逍遥散加夏枯草、玄参、生牡蛎、浙贝母、川芎、香附，有热加牡丹皮、山栀子。《证治准绳·目肿胀》载："大凡目珠觉胀急而不赤者，火尚微，在气分之间。痛者重，重则变赤，痛胀急重者，有瘀塞之患。疼滞甚而胀急，珠觉起者，防鹘眼之祸。"本病轻症相当于中医神珠自胀，其重症即鹘眼凝睛。

偏头痛、血管神经性头痛，往往情绪紧张，精神刺激能诱发其发作。中医谓气眼证。《证治准绳·目痛》载"才怒气则目疼"。怒则气上，动火生痰，气不宣畅，气滞而痛。治气眼方：石决明、决明子、楮实子、香附、木贼、蝉蜕、川芎、甘草，功效平肝、行气、活血通络。急性闭角型青光眼，情绪刺激，过于激动引起急性发作，头痛眼痛，视物模糊、恶心呕吐，系气机逆乱，风火上僭，气结水停，宜清肝息风，调气利水，方用绿风羚羊饮加减。

（四）重视权衡

三宜三忌，"忌"更多的是具有"慎"的意思，而不是废而不用。其实质在于提示在组方用药时，一是要注意眼病的发病特点，二是要注意药物性味和治法、病机的对应。眼病亦有寒热虚实，治有温清补泻，八法各有所主，有是证用是法。若见寒证，当以温法，寒邪束表或寒中筋骨，宜温散，如四味大发散。命门火衰，阳气不足，宜温补，如右归丸、还少丹。阳气不足致气滞、血瘀、津凝，宜温通。温煦行气选黄芪桂枝五物汤、四逆散。温经祛瘀选当归四逆汤、补阳还五汤。温阳利水选五苓散、苓桂术甘汤、金匮肾气丸。若见热证，当以清法：外感六淫六气化火或内有积聚日久化热成实热证，宜清热解毒，予黄连解毒汤、五味消毒饮。五脏皆可化火，肝胆实火，予龙胆泻肝汤；心火旺，予泻心汤；肺热盛，予济生桑白皮汤；脾胃积热，予清胃散、泻黄散。眼科还有伴见便秘溲赤的热结重症，在清热解毒的基础上，加大黄芒硝清泻实火，如眼科专方菊花通平散、眼珠灌脓方。总之目病寒证当温，然温补不可过用辛热而助火伤气。热证当清，然苦寒不能久用，以防损伤胃气，清热后宜滋阴再补气以利康复。

四、医案

典型医案一：

刘某，男，61 岁。初诊于 2013 年 2 月 21 日。左眼视物变形 3 天。右眼患湿性晚期老年性黄斑变性（AMD）。

眼科检查：左眼视力 0.8，矫正不提高，黄斑区局灶灰白色浑浊。OCT 提示左眼黄斑区神经上皮脱离。脉数、苔薄，纳食可。

辨证：气滞水停证。

治法：疏畅三焦，行气利水。

处方：柴苓汤加减。柴胡 10g，黄芩 12g，党参 10g，姜半夏 10g，生甘草 10g，当归 10g，川芎 10g，茯苓 12g，泽泻 10g，猪苓 15g，生白术 10g，羌活 10g，连翘 10g。

服用 28 剂后复查，左眼视物不变形，视力提高。查左眼视力 1.0，黄斑区灰白色浑浊灶消退。复查 OCT：左眼黄斑区神经上皮脱离消失。

2013 年 5 月 2 日复诊，查 OCT 左眼神经上皮脱离未见复发。

典型医案二：

郭某，男，80 岁。初诊于 2013 年 9 月 17 日。双眼视物不清 10 余年。

眼科检查：右眼视力 0.3，矫正不提高，晶体轻度浑浊，黄斑区散在黄白色斑点。左眼视力 0.06，矫正不提高，晶体轻度浑浊，黄斑区色素紊乱呈片状灰黄色斑，其间有结晶样小点。OCT 提示右眼玻璃膜疣、左眼黄斑区萎缩。脉弦苔薄，纳食二便正常，有时耳鸣，睡眠好。

辨证：精气亏损。

治法：补肾填精明目。

处方：杞菊地黄丸加减。枸杞子 10g，白菊 10g，熟地黄 15g，山茱萸 10g，黄精 10g，制首乌 10g，泽泻 10g，茯苓 10g，远志 10g，石菖蒲 6g，女贞子 10g，旱莲草 10g，丹参 10g。

随症加减治疗 1 年余，视力稳定，眼底无著变。

典型医案三：

贺某，男，67 岁。初诊于 2012 年 9 月 6 日。右眼视力下降 1 周。

眼科检查：右眼视力 0.3，矫正不提高。黄斑区见大量视网膜及视网膜下出血。脉细，苔薄，饮食不慎易腹泻。

辨证：络伤血溢。

治法：凉血止血。

处方：生蒲黄 12g，炒蒲黄 12g，女贞子 10g，旱莲草 15g，丹参 10g，槐花 10g，生地榆 10g，连翘 10g，栀子 10g，生白术 10g，山药 15g，薏苡仁 20g，陈皮 10g，车前子 10g。

服药 28 剂后复诊，查右眼视力 0.4，黄斑区出血部分吸收。脉细，苔薄，口干，有时胃部不适。在原方基础上酌情加减。

再服 28 剂后复诊，查右眼视力 0.6，黄斑区出血基本吸收。

典型医案四：

郝某，女，58 岁。初诊于 2013 年 12 月 19 日。右眼视物模糊变形 2 年，黑影扩大 1 周。

既往诊断右眼湿性 AMD，反复出血多次，曾玻璃体腔注射抗新生血管药物及行光动力疗法。高血压 3 年药物控制。

眼科检查：右眼视力 0.15，矫正不提高，左眼视力 1.0。右眼黄斑区渗出边缘出血。OCT：右眼 CNV 伴神经上皮水肿、出血，神经上皮浅脱离。脉细苔薄舌红，口干，夜寐差。

辨证：络伤血溢。

治法：凉血止血。

处方：生地黄 20g，黄连 10g，茯苓 15g，生甘草 10g，淡竹叶 10g，大蓟 10g，生侧柏叶 10g，丹皮 10g，白及 10g，黄芪 30g，山茱萸 10g，五味子 10g，防风 10g，三七粉 3g。

二诊：2013 年 12 月 30 日。查体：右眼视力 0.15，左眼视力 1.0。右眼黄斑区渗出边缘出血。脉细苔薄舌红，口干饮不多，夜寐有时欠安。

处方：生地黄 20g，黄连 10g，茯苓 15g，当归 10g，生甘草 6g，玄参 10g，丹皮 10g，青蒿 15g，连翘 10g，槐花 10g，远志 10g，生黄芪 30g，炒枣仁 15g，生蒲黄 12g，三七粉 3g。

三诊：2014 年 1 月 13 日。查体：右眼视力 0.15，左眼视力 1.0。右眼黄斑区渗出边缘出血。脉细苔薄舌红，口干减，夜寐改善。

处方：生蒲黄 12g，炒蒲黄 12g，生地黄 20g，丹皮 10g，女贞子 10g，旱莲草 10g，赤芍 10g，荆芥炭 10g，黄芩炭 10g，仙鹤草 15g，炒白术 10g，枳壳 10g，小蓟 12g，三七粉 3g。

四诊：2014 年 3 月 24 日。查体：右眼视力 0.15，左眼视力 1.0。右眼黄斑区渗出边缘出血有所吸收。脉细苔薄舌红，胃脘不适。

处方：生蒲黄 12g，炒蒲黄 12g，生地黄 20g，丹皮 10g，女贞子 10g，旱莲草 10g，赤芍 10g，黄芩炭 10g，仙鹤草 15g，炒白术 10g，枳壳 10g，车前子 10g，茯苓 15g，砂仁 5g。

五诊：2014 年 5 月 5 日。查体：右眼视力 0.15，左眼视力 1.0。右眼黄斑区中央灰色斑，周围出血吸收。OCT 提示 CNV 伴神经上皮水肿。脉细苔薄，大便不成形。辨证属痰瘀互结，治以凉血祛瘀，化痰利湿。

处方：生蒲黄 12g，炒蒲黄 12g，荆芥 10g，栀子 8g，僵蚕 10g，片姜黄 10g，蝉蜕 6g，苍术 10g，车前子 10g，茯苓 15g，砂仁 5g，白豆蔻 6g。

典型医案五：

李某，男，75 岁。初诊于 2015 年 9 月 29 日。左眼视物不清 3 年，加重半年。外院诊断老年性黄斑变性，于 2015 年 5～7 月双眼注射抗新生血管药物各 2 次，但病情无明显改善。

右眼既往患视网膜分支静脉阻塞，失明。

眼科检查：左眼视力 0.04，矫正不提高。晶状体轻度浑浊，玻璃体浑浊，眼底视盘色红边清，黄斑区渗出呈球形伴水肿。OCT 提示左眼视网膜色素上皮脱离伴神经上皮脱离，视网膜水肿。脉细苔薄，纳食可，晨起如厕，便溏不伴有腹痛，心烦，夜寐易醒。

辨证：气滞水停。

治法：行气利水。

处方：柴胡 10g，党参 12g，姜半夏 10g，黄芩 10g，炙甘草 10g，茯苓 15g，猪苓 15g，泽泻 10g，桂枝 10g，生白术 10g，天花粉 10g，煅龙骨 20g，煅牡蛎 20g，补骨脂 10g，五味子 8g，防风 8g。

二诊：2015 年 10 月 19 日。视力及眼症大致同前。脉细苔薄，纳食可，晨起如厕，便溏不伴有腹痛。

处方：上方加苍术 8g，肉豆蔻 6g，乌梅 10g。

三诊：2015 年 11 月 26 日。左眼视力稍有提高。左眼视力 0.06，眼症大致同前。脉细苔薄舌质红，纳食可，有时心悸怕冷，大便溏不伴有腹痛。

处方：柴胡 12g，党参 15g，姜半夏 10g，黄芩 10g，炙甘草 6g，茯苓 15g，猪苓 15g，泽泻 10g，桂枝 10g，生白术 10g，天花粉 10g，炮姜炭 8g，乌梅 10g，五味子 8g，防风 10g。

四诊：2015 年 12 月 21 日。视力及眼症大致同前。脉细苔薄，怕冷、大便溏好转。

处方：柴胡 12g，党参 15g，姜半夏 10g，黄芩 10g，炙甘草 6g，茯苓 15g，当归 10g，白芍 10g，生白术 10g，槐花 10g，煅龙骨 20g，煅牡蛎 20g，干姜 6g，炒蒲黄 15g，铁皮石斛 6g。

五诊：2016 年 1 月 18 日。左眼前黑影减少。左眼视力 0.06。复查 OCT：左眼视网膜色素上皮及神经上皮脱离消失，视网膜水肿。脉弦苔薄舌质红，有时口干，夜寐欠佳，怕冷减，大便黏而不爽。

处方：上方去当归，加车前子 10g。

1 个月后复诊，复查 OCT：左眼视网膜色素上皮及神经上皮未见脱离。

五、经验方

(一）启明丸

组成：人参、茯苓、山药、远志、石菖蒲、黄精、丹参、郁金。

功效：益心定志，开窍明目。

主治：心气不足，神光不能发越，视近怯远。弱视及退行性眼底病变，视力昏暗等属心阳虚，心气不足者。

方义：方中人参补心气，安神定志。茯苓益气健脾，且能交心气于肾，远志、石菖蒲、郁金化痰开窍，开启神光通道，远志、石菖蒲交通心肾，宁心安神。丹参养血安神，黄精既能补肾益精，又能补脾益气，山药健脾胃、益肾气，合而培元，滋补脾肾，使神光化生不歇，发越于外。

临床应用：

1. 屈光性近视

因屈光力大于正常引起的近视，为青少年用眼过度，睫状肌调节痉挛引起的近视或代谢性近视，糖尿病血糖升高，房水渗入晶状体，使之变凸，屈光度增加，发生突发性近视。

2. 遗传性或退行性眼底病

视力下降，证属心气虚，精血不足，神光不能发越者。

本方由定志丸加丹参、郁金、黄精、山药组成。定志丸在中医眼科治"能近怯远症"，症状分析相当于近视，对能近怯远的病机，一般认为是阳气不足，阴气有余，王海藏曰："目能近视，责其有水，不能远视，责其无火，法宜补心。"故用定志丸补心气，宁心神。《眼科金镜》创加味定志丸即定志丸加苁蓉、龟甲，治疗同前。启明丸长于气血双补，阴阳调和，治在心肾，补心血养心气，填肾精，生神光，使神光外越，视觉改善。

《审视瑶函·能近怯远症》提出："此症非谓禀受生成近觑之病不治者，盖言平昔无病能远视，忽目患能近视而不能远视者。"所以能近怯远症不包括轴性病理性近视，但不能排除其他眼病引起的近视症状。

"神光者，谓目中自然能视之精华"，说明神光代表了人体之视觉，基于启明丸益气养血、滋肾健脾、养心宁神，使精气充实，玄府络脉通畅，神光恢复，故亦用于弱视和内障眼病。

（二）目舒丸

组成：熟地黄、当归、川芎、白芍、紫河车、延胡索、天麻、全蝎。

功效：养血活血，解痉止痛。

主治：精血亏虚，筋脉失养，眼珠隐痛，头额闷痛，不能久视，视物模糊，常欲闭目等症。

方义：熟地黄、当归、白芍养血补血，柔肝舒筋；紫河车血肉有情之品，既能益气养血，又可补肾精，为补虚佳品；延胡索行气活血，散瘀止痛；天麻平肝潜阳，息风止痛；全蝎息风止痉，通络止痛；川芎入血分，血中气药，治头目诸痛。全方标本兼治，共奏养血和血、解痉止痛之功。

临床应用：屈光不正，近视，远视，老视未作矫治，过度调节等出现视矇，复视，眼痛等。眼外肌不平衡，部分肌肉过度紧张引起隐痛不适，以及调节异常，集合力不足，调节和融合不协调引起的视疲劳。

肝藏血，调节血量，濡养全身脏腑、官窍，"久视伤血"，竭视劳倦，耗伤阴血，致目中气血不足，"肝在体合筋"，筋膜失养，伸缩乏力，易感疲劳，故肝有"罢极之本"之称，所以养血补肝为治本第一要素，络脉血虚，络虚而痛，其痛势缠绵，喜温喜按，用眼后加重，属虚损疼痛；血虚生风，筋膜挛缩引起头痛，眉棱骨痛，眼痛等，宜养血通络，解痉止痛，本方针对发病机制，多靶点，多因素，标本兼治，疗效可靠。

对于长期应用计算机工作引起的视屏终端综合征，症见眼酸，眼痛，视物模糊，视力疲劳，调节延迟，眼睑沉重，无力常欲闭目，畏光不适或兼见心烦多梦，心悸汗出，纳呆恶心，口干，口苦等症，证属阴血不足，虚阳上扰者亦很适用。

（三）清解合剂

组成：麻黄、辛夷、生石膏、生甘草、桑白皮、黄芩、荆芥、防风、地肤子、五味子、枳壳、炒麦芽。

功效：祛风宣解，清解伏热。

主治：春季结膜炎之外感风热脾胃伏热证。

方义：麻黄、辛夷，辛温发散开腠理，荆芥、防风疏风，配桑白皮、黄芩清肺热，石膏辛凉清胃，使肺胃伏热得解。辛温发表配寒凉清热相伍而成辛凉透达清热之剂。地肤子止痒，五味子收敛正气。枳壳、炒麦芽、生甘草和中健胃。儿童服药尤当保护胃气。

临床应用：

1. 春季结膜炎

无论是球结膜型、睑结膜型，还是混合型，凡符合上述病机者均可应用。若畏光磨痛，刺激症状加重，有角膜损伤者加石决明、决明子、夏枯草、黄连。若眼红眼肿加重，眵多色黄加蒲公英、金银花、连翘。

2. 季节性过敏性结膜炎

适用于眼睑水肿，结膜充血水肿，浆液性分泌物，眼痒伴烧灼感，证属风热外袭者。胞睑水肿透亮，结膜水肿明显加连翘、赤小豆。

春季结膜炎是一种季节性、变态反应性角结膜炎。发则眼红眼肿，有黏丝状分泌物，眼痒，痒极难忍，畏光羞明流泪。本病春季发病，夏天加剧，秋凉后逐渐好转。故和时邪有关。春季风气当令，易外感风邪，夏季暑热当令，易患湿热。而其每年至期而发，则是卫气不足，内有伏热之故。《黄帝内经》谓："盖无虚，故邪不能独伤人。此必因虚邪之风，与其身形，两虚相得，乃客其形。"新感遂能袭人。所谓伏热是当年秋凉病退时，病邪亦未清除，潜藏在肺胃二经。冬令受寒气郁遏，郁久化热。春天阳气开泄，又受新感引动，于是发病。治疗应针对新感风邪（多数夹热）、伏热（肺胃伏热）和体虚（卫气不足）三个发病要素。

（四）柴芍汤

组成：柴胡、黄芩、半夏、人参、炙甘草、茯苓、泽泻、生白术、当归、白芍、川芎。

功效：调畅气机，活血行气。

主治：气机郁滞，三焦气化不利，津液停滞，血行不利，以致气液郁滞形成水肿、浆液性眼病一类眼底病变。

方义：本方由小柴胡汤合当归芍药散组成。柴胡疏肝，利肝胆之气；半夏、黄芩清肝胆郁热，利痰湿；人参、甘草和中健脾；当归、白芍、川芎养血疏肝和营；茯苓、泽泻、白术健脾燥湿祛水气。共奏调畅气机、活血行水之功。运用于气机不畅、气化不利、血行郁滞、水湿内阻病证。

临床应用：

1．老年性黄斑变性

神经上皮脱离，色素上皮脱离属于水湿内阻者。

2．中心性浆液性脉络膜视网膜病变

神经上皮浆液性脱离，伴肝郁气滞、脾运失健者。

3．糖尿病视网膜病变

气阴两虚、血瘀水停的黄斑水肿。

小柴胡汤出自《伤寒论》，其原方为和解少阳，治少阳证往来寒热，胸胁苦满，嘿嘿不欲饮食，心烦喜呕，口苦，咽干等症。基于其清泻胆热，宣畅三焦的作用，眼科用于治疗气液运行失常所致的病证。当归芍药散为《金匮要略》治妊娠腹中疼痛及妇人腹中诸疾病方。其组成可分为养血活血、疏肝止痛和健脾燥湿、行气利水两部分。方中重用芍药和泽泻也正体现了本方调血、渗湿的功用。与小柴胡汤相配，从调气、活血、渗湿，三组药物相互协调，标本兼治，很适合眼底病水湿内停的治疗。老年性黄斑变性或中心性浆液性脉络膜视网膜病变，前者因老年体虚，后者因七情所伤或劳倦过度，都有气机不畅、气化不利的基础存在，一旦在内外环境的诱发后出现郁热或痰湿引起气液、气血循环障碍即易发生水肿、肿满等病证，柴芍汤对此比较适用。

柴芍汤和柴苓汤（小柴胡汤、五苓散合方）比较，在宣畅气机、津液自复、行气化湿同时，前者川芎活血，芍药配泽泻散瘀行水，加强了活血利水作用。后者桂枝温通配茯苓温阳利水。所以前者偏于清化，运用于肝胆积热较明显者，而后者偏

温化，气机不畅又兼脾阳不振者用之较佳。

（五）温阳散结汤

组成：当归、桂枝、细辛、炙甘草、桃仁、红花、赤芍、法半夏、制胆南星、三棱、莪术、肉苁蓉、巴戟天、小茴香、土茯苓、半枝莲。

功效：温阳通络，化痰散结。

主治：温煦不足、营气不通、痰瘀阻络积聚成形，出现包块或非炎性眼球突出，眼眶胀痛、复视、眩晕或有恶心呕吐，肢冷恶风等症。

方义：方中当归甘温、养血和血；桂枝辛温、温通血脉；细辛温经散寒且善通络，助当归、桂枝散寒通脉；桃仁、红花、赤芍、三棱、莪术活血化瘀，消瘀散结；半夏、南星、土茯苓化痰湿，行气机，散结滞；小茴香、巴戟天、肉苁蓉补命门、益火之源助气血流通，消寒凝瘀阻；半枝莲反佐除邪郁生热。诸药相伍共奏温通脉络、化痰散结功效。

临床应用：

1. 慢性眼眶炎性假瘤

数月或数年逐渐加重，眼睑肿胀，眼球轻度突出，视力下降、复视而无红肿，伴神疲乏力、四肢怕凉，证属阳虚瘀滞者。

2. 慢性泪腺炎

双眼上睑外侧肿胀，轻度下垂，该处眶缘下可触及分叶状无痛性包块，质软，翻转上睑在上穹隆处可见肿胀之泪腺，注视外上方出现复视，病程迁延，包块久不消退。

本方为治阳气不足、痰瘀互结，结而成形，出现包块肿物而立。"阳化气、阴成形"，阳气不足、气化功能薄弱，引发津、血运行障碍，瘀结成形。肾阳为人身生化之源，温肾培元，振奋肾阳，则从源头解决阳气不足、阴郁内结的病证，这是本方组方的特色。所以本方治疗对象一般具备发病慢、病程久、包块质软、红痛不重等特点，而且整体表现为神色倦怠、肢体怕冷怕风等偏于虚寒的证候，与急性发病局部出现红、肿、疼痛，整体口渴心烦实热证呈显明对比。

本方可理解为当归四逆汤、桃红四物汤和导痰汤合方加减组成。当归四逆温经散寒，养血通脉；桃红四物汤活血化瘀，加三棱、莪术逐瘀化积；导痰汤燥湿化痰，行气开郁。方中用土茯苓，是用其淡渗利湿，并能清热解毒，消肿止痛。针对气血痰瘀多个环节加以干预。而小茴香、肉苁蓉、巴戟天补命门、温肾阳是益火之源可以治本。而且小茴香除暖肝温肾以外，尚可理气和胃，有开胃进食之功。巴戟天、肉苁蓉补肾助阳，性较温润，无燥热助火之弊。对慢性眼病久病及肾，阳虚患者比较合适，常服亦较安全。如眼科菊睛丸（菊花、巴戟天、肉苁蓉、枸杞子）治肝肾不足、无时冷泪（泪囊功能不全、无张力性流泪）是补肾药在眼科的典型用例。

（六）益精活血汤

组成：熟地黄、当归、川芎、白芍、枸杞子、菟丝子、覆盆子、五味子、丹参、木瓜、三七粉、砂仁、车前子。

功效：补肾益精，活血明目。

主治：高度近视黄斑出血，视网膜退行性病，视神经萎缩属精血不足，脉络失养者。

方义：枸杞子、菟丝子、覆盆子、五味子补肾益精，唯精气足才能视物清。车前子利水明目，五子相配，补中有泻。熟地黄、当归、白芍、川芎养肝补血，与补肾益精药相伍，精血互补，相得益彰。丹参、三七加强活血功能，有助推陈出新。砂仁悦脾，既能解诸多滋补药黏腻之虑，又使脾运活跃，生生不息，充养后天之精。木瓜舒筋，可使昏花紧涩疲劳症状得以缓解。

临床应用：

1. 病理性近视眼底病变

高度近视出现眼底病理性改变，尤其是黄斑部病变如出血、萎缩、福克斯斑、视物模糊、视物变形属于血虚精亏者。若反复出血，心烦口渴，阴虚火旺加知母、黄柏。

2. 视神经萎缩

Leber 遗传性视神经病变，其他原因引起的视神经萎缩，干涩昏花，头晕耳鸣，腰膝酸痛，面色萎黄属肝肾两虚，精血不足者。

本方系济生方四物五子丸加减而成。去地肤子加五味子、丹参、三七、木瓜，目的在于加强补血益精作用。五味子补气涩精、宁心安神，丹参活血养血，三七活血止血。丹参、三七相配养血活血相须相使。木瓜舒筋解痉。本方此四物五子功效更强。

病理性近视可见豹纹状眼底，漆裂纹，巩膜后葡萄肿等眼底退行性改变，患者干涩、昏花、视疲劳、眼痛或牵掣不适。刘完素《素问玄机原病式》谓"诸涩枯涸，干劲皴揭，皆属于燥"，上诉眼部主症正合精血不足燥证所为。而黄斑病变常伴视物变形和眼前固定性暗影，中医属妄见、视惑范围，归咎于神劳志乱，精散视误。本方益精、补血、宁神，方证对应，适合于病理性近视眼底病变的治疗。

中医眼科历来有用子类明目的传统。本方所用五子均入肝肾，专擅明目。子即籽，含先天之精，可以补肾，充养眼中真精，精充目明。朱丹溪创五子衍宗丸治精亏早泄不育，功效亦在补肾益精，与眼科益精明目有异曲同工之妙。基于补肾益精、活血明目的功效，临床上可广泛应用于眼底营养障碍和变性类病变，如原发性视网膜色素变性、周边视网膜变性、遗传性黄斑营养障碍的辨证治疗，对 Leber 遗传性视神经病变确有较好疗效。

（张楠整理，庄曾渊审阅）

第十七章　燕京韦氏眼科

第一节　学术渊源及传承

　　江浙一带山清水秀，人杰地灵，自古名医辈出，金元四大家之一的朱丹溪就是出生于浙江义乌。而从明末清初到光绪的200年中，以张卿子为开山祖的钱塘医派（今杭州），其杰出医家众多，为中国医学史上历代学术流派所罕见。钱塘医派在讲学、研经、临床和传承诸方面为祖国中医药学发展做出了较大贡献。韦氏中医眼科虽然是相对独立的中医专科，但受江南地域文化和时代背景的影响，其承上启下的中医传授风格，尊医经、重整体的临证特点离不开钱塘医派的医论医理。同时明、清大量医家学术著作，尤其是诸多中医眼科著作内丰富的医理和对各种眼病从全身到眼局部辨治的精辟又各具特色的论述，奠定了韦氏眼科学术思想和临证特色形成的基础。清朝后期到民国动荡的时代变化和战乱，导致众多害眼病的贫苦百姓因得不到及时救治而失明。民族责任心促使韦氏几代医家勤学苦练基本功，娴熟地掌握内治和外治结合治疗眼病的技术，从而也有了立足社会的生存本领。韦氏眼科几代从学术思想到临证特色的形成，秉承着杏林精神，从而代代传承，发扬光大，造福于广大眼病患者。

燕京韦氏眼科起源于浙江东阳白火墙村,先祖韦德生及其子韦尚林先生擅长内治外治结合治疗各种眼病,韦尚林在清朝任职苏州太医局十余年,侍医于清宫贵胄。民国前后韦尚林携家眷到杭州市中山中路676号自开"文明眼科医院"。其治疗多种眼病的独特学术专长和高超的"金针拨障"技术使众多濒临失明的眼病患者重见光明,声誉名扬江南。韦文轩和韦文贵兄弟分别于1913年和1914年随父到杭州,其父安排他们边念书边侍诊左右干些杂活,体验学医的艰难。1922年,21岁的韦文轩在杭州里仁坊开设"老文明眼科医局"。1924年,韦文贵独立挂牌应诊,其间先租用原老义大参店开设眼科诊所,后在该店对面自立"复明眼科医院"。兄弟两人开设的医院都各建有6~8张简易病房,并在杭州报刊上通告"为顾念远道病者往来不便,一宿二餐不取分文",以解决江浙县、乡重病患者暂住,这在当时私家行医是极罕见的。后因抗日战争爆发,杭州沦陷,韦文轩和韦文贵分别将医局和诊所迁至绍兴和东阳继续行医。韦文贵在东阳期间,长女韦玉英高中毕业后(1941年)随父学医,白天见习抄方、观摩病例,业余空闲跟随当地知名秀才韦保茂叔公学习古文3年,于1944年8月在东阳南乡韦氏眼科诊所开始独立行医。1946年抗战胜利,兄弟两人又先后举家回迁到杭州市内不同地段分别挂牌成立"老文明眼科医局"和"复明眼科医院",独立行医,为江南眼病患者服务至新中国成立初期。直到1955年11月应卫生部聘请,韦文贵和韦玉英父女同时调到北京中医研究院眼科任职。

1991年韦企平作为国务院两部一局批准的首批全国老中医药专家学术经验继承人拜母亲韦玉英为师,从而成为韦氏中医眼科第五代学术继承人。韦企平曾任北京中医药大学东方医院眼科主任、视神经疾病诊疗中心主任，中华中医药学会眼科分会副主任委员，北京中医药学会眼科专业委员会主任委员。现兼任世界中医药学会联合会眼科专业委员会副会长，中国中医药研究促进会眼科分会会长及《中国中医眼科杂志》副主编等职，并承担北京中医药大学系统附属医院及北京及外地多家中医和西医医院的眼科会诊工作。现为第五批和第六批全国老中医药专家学术经验继承工作指导老师。韦氏眼科在治疗角膜病和眼底病等方面独树一帜，韦企平总结家族学术思想，结合自身临床经验，将这一优势病种治疗发扬光大，继而担任国家中医药管理局"十一五"重点专病眼科协作组青盲协作分组负责人。韦企平自身刻苦学习，同时长期从事临床工作积累了大量的宝贵心得，他将自己所学倾囊相授，成为博士及硕士研究生导师，桃李满天下。韦企平擅长中西医结合诊疗多种疑难眼病及青光眼，尤其采用针药结合治疗各种视神经疾病独具特色和疗效。

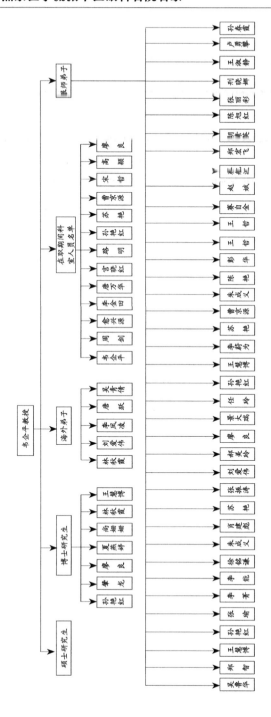

第二节 学术思想

韦氏眼科强调眼疾统一整体观，万万不可孤立机械地看待眼科疾病，而应辨证地树立整体与局部的思维体系，逐渐便可见微知著，事半功倍。韦文贵、韦玉英认为眼科诸病，虽然疾患表现于目，但其根本是因全身脏腑经络气血失调所致，治眼病断不可对全身情况置于不顾而单纯治眼，认识目疾，不能单以两眼的局部症状为依据，必须结合全身症状表现，综合分析，审证求因，追源溯本，运用辨证方法，抓住事物的本质，才能施治无误，这一观点在他们的学术思想和医疗实践活动中处处可以体现出来。他们坚信人体是一个有机的统一整体，各脏腑之间有着相互依赖、相互制约的密切联系。在正常状态下，以气血运动的形式维持其相互间的联系，眼睛之所以能视万物、辨五色，全赖五脏六腑精气上行灌输营养。《灵枢·大惑论》说："五脏六腑之精气皆上注于目而为之精，精之窠为眼，骨之精为瞳子，筋之精为黑眼，血之精为络。其窠气之精为白眼，肌肉之精为约束，裹撷筋骨血气之精而与脉并为系，上属于脑，后出于项中。"又说："目者，五脏六腑之精也。"说明双眼正常的视功能和五脏六腑的正常运行息息相关。

韦企平提出，临证眼科疾病应与时俱进，中、西医优势互补，将以病理生理为基础的西医辨病和以病机为核心的中医辨证相结合，以病理生理机制为审证求因的线索，将西医检查作为中医四诊的延伸。如眼底病，借助现代设备眼底检查明确辨病，再通过全身辨证，据其虚、实、寒、热、痰、瘀等明确证型，组方用药，形成"中西互参、病证结合"的诊疗思路。中西医结合治疗过程中，全面考虑西医用药对中医证型的影响，根据病情和证型变化适时加用中药治疗以增效减毒。韦企平始终强调，治疗眼病应以人为本，在诊治过程中重视整体、精神、环境等多方面因素对病情和治疗的影响，遵循"双眼→全身→心理→社会"的诊疗思维模式。例如：长期糖皮质激素治疗视神经炎后应滋阴清热、壮水制火为法，用增液地黄汤随证加减，以"凉血止血、活血化瘀、补虚养血活血、痰瘀并治"等法分期辨证论治视网膜静脉阻塞；局部辨证、不拘成方，以清热凉血、软坚散结的对药治疗眼型格雷夫斯眼病；自拟经验方益气升阳、补血填精明目，先、后天并补治疗视网膜色素变性；中西并重，个体化治疗青光眼和青光眼性视神经萎缩；治病求本，以目舒丸化裁，养血祛风法治疗视疲劳；以化坚二陈汤加减，健脾化痰散结治疗儿童睑板腺囊肿反复发作；顾护后天，固本祛邪以治疗单纯疱疹病毒性角膜炎；扶正固表治疗久病或久药后反复感冒；解郁和血宁心治疗失眠；疏肝和胃理气治疗胃癌；益气健脾润下治疗气虚便秘；活用子类明目药治疗眼病。

第三节　临床经验特点

一、善用子仁类药

古人认为"诸子明目"，多种子仁类药可入目以疗目疾。在《千金要方》中，孙思邈常用的治疗眼病药百余种，子仁类药就占 21 种。代表方剂有补肝、治眼漠漠不明的瓜子散方，又名十子散方。《本草纲目》卷四，治昏盲所列中药，其中"草部"46 味，明确记载可明目的子类药 10 味。收辑明代以前医籍 150 多种加以汇编成书的《医方类聚》，其眼门类中，有九子丸治疗久患风毒眼赤，日夜昏暗；槐子丸治疗肝虚风邪所致目偏视等方。

双眼雀目夜盲则用决明子、地肤子两味治之。以子类药冠称治疗多种眼病的丸散汤剂也很多，如青葙子丸、茺蔚子丸、决明子丸、车前子散、五味子丸、蔓荆子汤等，至于加用子类明目药的眼病专方更是不胜枚举。

韦玉英老师认为临床应用这类药应注意两点：

首先，子类明目药应辨证组方，并非眼病均可随意加之，尤其多味子类药组方必须以法统方，药随证加。如顾锡所著《银海指南》中，治疗青盲和圆翳内障的方剂常多种子类药并用。卷三所载加减驻景丸、四物五子丸、六味五子丸及田氏五子饮等治疗肾亏血少，视物模糊，均以数种子类药合用以达补虚明目之效。《审视瑶函》中以三仁五子丸治疗体弱眼昏，内障生花，不计近远的视瞻昏渺症，主证必有肝肾不足所致诸证，其效才佳。常用四物五子汤治疗心肾不足，肝肾阴虚的多种内眼病，四物活血养血，五子补益肝肾，但不必拘泥，可少则三子、四子，多则七子、八子，总随证候而变通。如治疗一例视网膜中央静脉阻塞患者，53岁，女性，眼底出血吸收后视力仅0.2，不能矫正，经裂隙灯前置镜和荧光眼底血管造影，证实为早期黄斑囊样变性。有的医家认为视力不可能提高，韦玉英老师结合患者年龄，全身情况，辨证属肝肾阴亏，以四物五子汤为主补肾养肝，加子类明目药和活血理气药，坚持服汤剂40剂后，患者视力增至1.0。另外，枸杞子甘平，入肝、肾、肺三经，凡肝肾阴虚所致视力减退，头晕目眩的内障为患均可加用。青葙子则通过清泄肝火，退翳明目取效。《秘传眼科七十二症全书》将中药分门别类，其中子类药按其归经功效分属专列的明目要药11味中，子类药占5味之多。

韦氏认为子类药明目大致可分三类。一类性味甘苦偏寒凉，以清泄为主，如车前子、地肤子、决明子、青葙子、茺蔚子、牛蒡子、槐角子、蔓荆子、葶苈子，再按归经各司其主。地肤子凉血利膀胱热，清热利水明目；牛蒡子疏散肺经风热，祛翳明目；蔓荆子散肝经风热，清利头目，止痛明目；茺蔚子活血化瘀，清心凉肝明目。一类性味甘平以滋补肝肾为重，如菟丝子、枸杞子、女贞子、桑椹子、楮实子，多入肝肾二经，补益肝肾之阴而明目。但女贞子为清补之品，补而不腻，唯性偏凉，脾胃虚寒之体久用时应佐以温补之品。另一类味甘酸涩，性温或平，收涩固脱以取效。如五味子、金樱子、覆盆子、莲子。其中五味子收敛肺气而滋肾水，补虚缩瞳明目；莲子养心益肾，补中收涩，通过适当配伍可交通心肾，清心安神明目，或补脾止泻，使气血生化有源，目得荣濡而明；金樱子、覆盆子益肾固精缩尿，肾精充沛，血有所化，目有所养而能视。所举三种子类明目药，四气五味归经有别，治疗眼病殊途同归以达明目之效。

其次，子类药根据药性既可并用，加强药效，也可单用各取所需。眼病兼有风热头痛，头沉昏闷，目睛内痛可加蔓荆子，疗风止痛；视网膜脱离或中焦湿热水肿，中心性视网膜病变，黄斑盘状变性等，辨病常一目了然，十分明确，但一些远离黄斑区的隐蔽病变，经验不足者常易忽视，如周边部色素膜炎，视网膜早期周边脱离，视网膜血管炎，外伤或术后长期低眼压，球后肿瘤压迫眼球，甚至全身性疾病，均可不同程度波及黄斑而致视物变形，故辨病应全面细致，避免漏诊。一旦辨病正确，又当审证论治，中医眼科常把各种视物变形，如"视直如曲""视大为小""视小为大""视正反斜"等统归于"视惑"或"妄见"范畴内，根据古代文献记载和韦氏临证经验，视物变形分型施治，疗效可靠。肝肾阴虚型，多由房劳伤精，神劳伤血，精血亏损，不能上充清窍所致，治宜补益肝肾，方选杞菊地黄汤或明目地黄丸；若阴虚火旺者，治宜滋阴降火，养血活血，方选滋阴降火汤或知柏地黄汤加减；肝气郁结型，多由精神刺激，情志抑郁，肝气不疏，目窍失养所致，治宜疏肝解郁，方选丹栀逍遥散去生姜，酌加茺蔚子、决明子；脾虚气弱型，多由脾运失健，水湿不化，清阳下陷，浊阴乘虚凝聚目窍，或水湿上泛于目所致，治宜益气升阳，调脾健胃，方选补中益气汤或香砂六君子汤加炒薏苡仁健脾利湿；心脾两虚型，多由劳伤心脾，气血亏损，脉络空虚，血不养睛所致，治宜补益心脾，方选归脾汤加减，或助阳活血汤加减；气滞血瘀型，多由外伤或久病，脉络气滞、血行不畅，不通则痛，一般病程较长，治宜活血破瘀，方选血府逐瘀汤，酌加夏枯草、三棱、莪术等软坚散结之品，若余邪未尽，正气未复，可加党参、太子参、生黄芪等益气活血，扶正祛邪。另有湿热熏蒸，头风痰火、肝阳上扰等不同证型，不一一列举。总之，视物变形虽仅四字，所含内容却十分丰富，孤立辨病，忽视整体，不能发挥中医全身调理的优势，只重全身，辨病不慎，又漏失局部病因，造成误治失治。故辨证毋忘结合辨病实为治疗视物变形等多种眼病的可靠途径。

二、韦氏经验方

韦文贵老中医几十年来，在长期医疗实践中，摸索出一些有效的经验方，有些是根据前人经验成方，通过临床实践，化裁增减，删繁就简，使之取精用宏，扩大了治疗范围。韦玉英主任医师幼承庭训，将先父诸多经验方归纳分类，融为己见，验之临床，又在继承的基础上有所创新、发展，总结出独具特色的有效经验方，现一并编集两代医师的经验方及常用方，分内服与外用两大类。内服方药中，为了便于临床参考，又大致归纳为疏风、清热、泻下、祛痰、利水祛湿、疏肝、平肝、理血、补气、补血、温中、滋阴、和解、治疳、退翳、宣窍等十六种常用治法。

1. 逍遥散验方

组成：当归身 9g，焦白术 6g，甘草 3g，柴胡 6g，丹皮 6g，茯苓 12g，焦山栀 6g，白菊 6g，白芍 9g，枸杞子 9g，石菖蒲 10g。

功用：疏肝解郁，清热养血，平补肝肾。

主治：七情内伤所致肝郁气滞，或温热病后，玄府郁闭而致双眼失明，如球后视神经炎、视神经萎缩、皮质盲（近似中医青盲），或突然失明如视网膜中央动脉阻塞、缺血性视神经病变、视网膜中央静脉血栓形成、视网膜静脉周围炎所致玻璃体出血（近似中医暴盲）。韦氏在古方"丹栀逍遥散"的基础上，去生姜，加枸杞子、菊花、石菖蒲化裁增减，扩大治疗范围。这是中医"异病同治"的特点。特别是儿童急性热病后视神经炎、视神经萎缩、皮质盲临床表现为"血虚肝郁型"者，均可用本方治疗，疗效十分显著。若表邪已解，亦无低烧，可去薄荷；药后大便溏稀者，可去栀子、菊花，加党参益气健脾，而扶其正。

方义：柴胡疏肝解郁；当归身、白芍养血柔肝而和脾；茯苓、白术、甘草健脾燥湿和中；丹皮、栀子清热凉血而泻郁火；菊花平肝明目；枸杞子清肝、益肾明目；石菖蒲芳香开窍明目。韦企平认为，本方应用于眼科上述疾患，不但有疏肝行气解郁之功，且有平肝、益肾明目之效。"木郁达之"，玄府通利，则目得濡养而神光充沛。

2. 止痛散

组成：瓜蒌根（即天花粉）10g，柴胡 10g，甘草 10g，生地黄 12g，黄芩 10g，生姜 2 片，大枣 5 枚。

功用：疏肝清热，滋阴润燥，生津止痛。

主治：肝郁气滞，久而化火，伤阴生燥；或肝火上炎，而犯清窍，症见头额部痛、眼胀痛，或目赤疼痛之虹膜睫状体炎、巩膜炎等。

方义：柴胡疏肝解郁，配合黄芩能清肝火而止痛；生地黄、天花粉滋阴生津而润燥；大枣和脾健中；生姜散寒止痛。原方止痛散来自《保命集》，韦企平认为方中少量生姜已有辛散温热作用，故将原方中味辛性温、有养血活血作用的当归减去，以消肝郁化火之势。

3. 和胃止呕方

组成：柴胡 5g，姜半夏 10g，川朴 6g，淡豆豉 10g，黄芩 5g。

功用：疏肝，和胃，止呕。

主治：肝气犯胃，胸膈苦满，作逆呕吐。可用本方治疗妊娠呕吐和肝胃不和、浊阴上逆之青光眼、视网膜玻璃体出血及小儿温热病后，肝强胃弱所致呕吐。

方义：柴胡、黄芩疏肝清热，和胃止吐，为本方主药。川朴化湿而除胸腹之胀满；豆豉解表除烦；姜半夏降逆止呕。古人有半夏"堕胎"和厚朴孕妇慎用的理论，韦氏用于妊娠恶阻的眼病患者，均和砂仁配用，因砂仁有行气和中、止痛安胎之功，故服后无损胎儿。

4. 双目干痛方

组成：柴胡 6g，荆芥 5g，香附 3g，车前子 6g，防风 5g，焦栀子 9g，青皮 5g，川芎 6g。

功用：疏肝理气，祛风清热。

主治：肝气郁结，风邪乘虚外侵所致双眼干痛症。韦氏常用本方治疗情志不遂、肝郁气滞或产后哭泣而致双目无病干痛者。

方义：柴胡、青皮疏肝理气，解郁；香附理气解郁，调经止痛，能除三焦气滞和通行经脉，是本方主药。栀子清热降火；车前子清热利水，而有明目之效，是辅助药。川芎活血行瘀止痛；防风、荆芥散风清热止痛。

5. 慢性青光眼方

组成：防风 5g，羌活 5g，细辛 3g，蝉蜕 3g，石决明 24g，菊花 5g，密蒙花 9g，生地黄 15g，川芎 5g，石斛 9g，僵蚕 6g。

功用：祛风平肝，滋阴活血，清热化痰。

主治：肝阳上亢，风邪外侵，兼有痰湿内蕴之偏正头风，适用于治疗慢性单纯性青光眼，兼有上述症状者。

方义：防风、羌活、细辛祛风邪而止痛；密蒙花、菊花、蝉蜕平肝散风，退翳明目；生地黄、石斛、川芎滋阴生津，活血祛风；石决明平肝降压明目；肝热生风故用僵蚕平肝息风，清热化痰。

6. 平肝退翳明目方

组成：白蒺藜 9g，青葙子 9g，蔓荆子 9g，珍珠母 15g，谷精草 10g，夜明砂 10g（包煎），山药 10g，川芎 6g，菊花 9g。

功用：平肝活血，退翳明目。

主治：角膜溃疡后视物不清，眼球疼痛。

方义：黑睛留有云翳，故用白蒺藜、青葙子、珍珠母、谷精草、夜明砂平肝清肝，退翳明目；肝热生瘀，脉络受阻，血不养睛而视物模糊、睛珠疼痛，用川芎活血行瘀止痛；蔓荆子散风止痛；山药健脾益气扶正；菊花平肝明目。

7. 平肝养血明目方

组成：当归身 10g，白芍 10g，茯苓 10g，谷精草 15g，夜明砂 15g，石决明 20g，蔓荆子 10g，黄柏 6g，枸杞子 12g，甘草 10g。

功用：平肝退翳，养血明目。

主治：肝虚血少，血不养睛之双眼隐痛；或阴虚肝旺，视物昏暗至晚尤甚的维生素 A 缺乏性夜盲症以及视网膜色素变性、早期白内障等。

方义：石决明、夜明砂（合称决明夜灵散），有平肝退翳、益精明目之功，是本方主药。血不养睛而视物昏暗，睛珠疼痛，故用当归身、白芍养血、活血、止痛而明目，是本方辅助药。谷精草、枸杞子清肝益肾明目；蔓荆子祛头面之风邪而治眼球痛；茯苓、甘草补脾宁心和中；阴虚而生热，因热而化火，故以黄柏清热降火。本方对角膜炎、角膜溃疡愈后视力久不恢复者，亦有促进视力恢复、退翳明目作用。

8. 养阴平肝止痛方

组成：炙鳖甲 24g（先煎），炙龟甲 24g（先煎），石决明 24g（先煎），桑叶 10g，野菊花 10g，沙苑蒺藜（盐水炒）10g，天麻 3g，白芷 5g，蝉蜕 5g，川芎 6g，制女贞子 10g。

功用：清热养阴，平肝息风，祛风止痛。

主治：阴虚肝旺，兼夹风邪之头痛眼胀，如急性闭角型青光眼、慢性单纯性青光眼为上述证型者。

方义：肝阴虚则阳亢，肝阳上亢则头痛眼痛，故用鳖甲、龟甲滋阴潜阳；以石决明平肝潜阳而止痛；桑叶、野菊花平肝清热，散风止痛；天麻平肝息风而止痛；川芎活血化瘀而止痛，古人有"肝虚不足者宜天麻、川芎以补之，更疗风热头痛"的记载；沙苑蒺藜、女贞子补益肝肾而明目；白芷祛风化湿而止痛。因此本方既有育阴潜阳、平肝息风之力，又有祛风止痛之效，内外兼顾，标本兼施。

9. 平肝息风止痛方

组成：石决明24g，菊花10g，桑叶10g，天麻3g，蝉蜕3g，茯苓12g，陈皮5g，谷精草10g，女贞子10g，生谷芽12g，熟谷芽12g。

功用：平肝清热，息风止痛。

主治：阴虚肝旺兼有风热之角膜炎、角膜溃疡、患者有头晕头痛等证候。

方义：石决明、菊花、桑叶平肝息风而散头面风热，兼能退翳明目；天麻平肝息风，为治阴虚肝旺眩晕之主药；蝉蜕、谷精草清肝明目，祛风消翳；陈皮、茯苓理气化痰；生熟谷芽调脾健胃；女贞子滋阴，益肾明目。故本方对肝热头痛及虚风眩晕均有疗效。

10. 平肝息风降压方

组成：生地黄15g，制首乌15g，女贞子9g，明天麻5g，钩藤5g，僵蚕6g，白蒺藜10g，蔓荆子10g，冬虫夏草6g，决明子12g，川芎5g，神曲12g。

功用：滋阴潜阳，息风止痛。

主治：肝阳偏亢的头痛头晕和眼胀，或痰湿内困的头痛头晕，临床应用于阴虚肝旺的慢性单纯性青光眼。

方义：生地黄、白蒺藜、嫩钩藤、明天麻滋阴平肝息风，根据韦氏的经验，对有高血压的青光眼患者效佳，上述四味是本方之主药。蔓荆子、川芎祛风止痛，活血行瘀；决明子清肝明目，都是辅助药。首乌、女贞子、冬虫夏草滋阴益肾明目，韦氏认为冬虫夏草兼有化痰降压的作用；神曲行气消食，健脾开胃。

11. 泻火破瘀退赤方

组成：归尾9g，赤芍6g，桃仁3g，炒山栀5g，黄芩5g，木贼草9g，石决明24g，甘草3g，白菊6g，生地黄15g。

功用：活血破瘀，滋阴降火，平肝退赤。

主治：翼状胬肉手术后，球结膜充血水肿尚有炎症者。

方义：桃仁、归尾、赤芍活血破瘀而退赤；生地黄、栀子凉血清热，泻火消肿退赤；黄芩泻肺火；石决明、菊花、木贼草平肝退赤，祛风消翳；甘草和中。

12. 活血芩连汤

组成：生地黄15g，赤芍6g，丹皮5g，归尾6g，黄芩5g，黄连3g，木通5g，焦栀子6g，甘草梢3g。

功用：清热泻火，活血破瘀。

主治：肝胆火旺的抱轮红赤，赤丝虬脉。韦氏常用本方治疗巩膜炎、角膜炎、角膜溃疡之睫状充血久而不退者。

方义：黄芩、黄连、焦山栀清热泻火；丹皮凉血化瘀，平肝；生地黄、赤芍、归尾活血破瘀；木通导热下行；甘草梢清热泻火。

13. 丹栀四物汤

组成：丹皮9g，炒栀子9g，生地黄15g，赤芍15g，白芍15g，当归9g，川芎6g。

功用：凉血活血，清热降火。

主治：阴虚肝旺，迫血妄行之眼底出血早期，如中心性渗出性脉络膜视网膜炎、老年黄斑变性及高度近视眼底出血。

方义：丹皮凉血散瘀；栀子清热降火；生地黄滋阴凉血、止血；赤白芍、当归、川芎养血活血。

14 滋阴降火汤

组成：生地黄 15g，熟地黄 15g，白芍 10g，当归 10g，川芎 6g，炒知母 10g，炒黄柏 10g，麦冬 10g，黄芩 6g，柴胡 6g，甘草梢 5g。

功用：滋阴降火，养血活血。

主治：阴虚火旺，血热妄行之眼底出血，如前方所列眼病。

方义：炒知柏、生熟地、麦冬滋阴生津而降火；白芍、当归、川芎活血养血；黄芩、柴胡清肝疏肝；甘草梢清热泻火。

15. 滋阴降火四物汤

组成：炒知母 9g，炒黄柏 9g，玄参 15g，丹参 10g，黄芩 9g，生地黄 15g，赤芍 10g，全当归 9g，川芎 6g，淡竹叶 5g，木通 5g。

功用：滋阴降火，活血散瘀，养血明目。

主治：阴虚火动，迫血妄行，脉络受阻，血瘀气滞之眼底出血兼有口干，小便赤涩。

方义：炒知柏、玄参、淡竹叶、木通滋阴降火而导热下行；丹参、赤芍、川芎活血散瘀，通脉络、解瘀滞；全当归养血活血而明目；生地黄滋阴凉血；黄芩清肝明目。

16. 活血祛风止痒方

组成：当归尾 10g，川芎 3g，薄荷 3g，甘草 3g，生大黄 12g，生地黄 12g，羌活 3g，焦栀子 9g，防风 5g，龙胆草 6g，地肤子 10g。

功用：祛风泻火，活血止痒。

主治：肝肺郁热，复感风邪，眵泪较多，痒涩难开，怕日羞明。适用于风热偏盛兼有湿热之春季卡他性结膜炎、沙眼性结膜炎。

方义：薄荷、羌活祛风清热；焦栀子、龙胆草泻火解毒；大黄泻热祛瘀；当归尾、川芎活血破瘀；生地黄滋阴凉血；甘草调和诸药；地肤子祛风利湿止痒。

17. 加味定志汤

组成：石菖蒲 6g，党参 3g，远志 6g，白茯神 10g，枸杞子 10g，五味子 9g，菟丝子 9g，石决明 24g（先煎）。

功用：益气养心，补益肝肾。

主治：心脾两虚，肝肾不足之近视眼。

方义：党参益气健脾；远志、茯神养心定志；菖蒲芳香开窍而明目；枸杞子、五味子、菟丝子补肾益精；石决明平肝益精明目。

18. 补气养血方

组成：黄芪 15g，白术 10g，川芎 9g，熟地黄 15g，知母 9g，川朴 6g，赤芍 9g，党参 12g，全当归 10g，陈皮 9g，甘草 3g，茯苓 12g。

功用：补气养血，滋阴和胃。

主治：气血不足的视神经萎缩患者。对外伤后眼压偏低有睫状体脱离或早期眼球萎缩者亦可试用。

方义：黄芪、白术、川芎、熟地黄、党参、赤芍、当归、茯苓、甘草大补气血；川朴、陈皮理气和胃化湿；知母滋阴清热。

19. 平肝镇惊安神方

组成：白菊 10g，枸杞子 10g，远志 6g，石菖蒲 10g，飞辰砂 1g（另包分冲），麦冬 12g。

功用：平肝清热，润肺清心，镇惊安神。

主治：心肺有热，脉络瘀滞或心火上炎之早期翼状胬肉。常用此方控制翼状胬肉的发展；或手术后服用防止复发；小儿温热病后，双目青盲，夜寐不安者亦可服此方，剂量酌减。

方义：白菊、枸杞子平肝清热而明目；远志、石菖蒲安神定心，芳香开窍；辰砂安神镇惊；麦冬润肺清心。上方因有辰砂最多服 7 剂。

20．眼底出血二方

组成：生地黄 15g，三七粉 3g（另包分吞），党参 12g，白术 10g，茺蔚子 10g，玄参 10g，车前子 9g（包煎），炒火麻仁 10g，五味子 6g，淡竹叶 6g。

功用：活血化瘀，凉血止血，滋阴降火。

主治：积血不化，久瘀生热化火，眼底出血未能控制者，韦氏常用本方破瘀生新。

方义：三七、茺蔚子活血化瘀而达止血目的，为主药；生地黄、玄参凉血止血而滋阴；党参益气扶正而摄血；火麻仁、淡竹叶清热降火；车前子泄热利尿，与火麻仁、淡竹叶均为上病下治引热下行之药。

21．眼底出血三方

组成：炒荆芥 9g，三七粉 3g（另包分吞），茺蔚子 9g，珍珠母 25g，生地黄 15g，焦白术 9g，玄参 12g，薄荷 5g，青葙子 9g，党参 12g，白蒺藜 10g，火麻仁 15g。

功用：活血行瘀，滋阴益气，平肝明目。

主治：气虚血瘀，阴虚肝旺，眼底反复出血者。

方义：三七粉、茺蔚子活血行瘀而止血；生地黄滋阴凉血止血；党参、白术益气健脾而扶正，都是主药。珍珠母、白蒺藜、青葙子平肝、清肝明目，是辅助药。炒荆芥入血分，散血中之风，助止血之功；薄荷散风解表，散头面风热；玄参、火麻仁生津润燥通便，使热邪下泻，从而腑气畅行，使百脉和顺，血逆可平。

22. 青盲方

组成：制首乌 12g，蔓荆子 9g，天麻 5g，天冬 9g，麦冬 9g，桑叶 6g，制女贞子 9g，茺蔚子 9g，龟甲 15g，山茱萸 5g，滁菊 6g，熟地黄 24g，藁本 5g，当归身 9g，荆芥 5g，杜仲 6g。

功用：平肝息风，滋补肝肾，祛风止痛。

主治：慢性单纯性青光眼、慢性闭角型青光眼或青光眼术后，眼压基本控制，但仍有眼胀眼痛者；球后视神经炎，阴虚肝旺之其他眼底病，伴有头晕眼胀者。

方义：当归、首乌养血；熟地黄、龟甲、天冬、麦冬滋阴；女贞子、山茱萸、杜仲补肝益肾；菊花、桑叶、天麻平肝息风止痛；荆芥、藁本祛风止痛；茺蔚子、蔓荆子破瘀散风而消眼胀。

韦氏经验：遇有年高体弱者，若无头风可去天麻、藁本、荆芥。

23. 瞳仁散大方

组成：熟地黄 24g，丹皮 6g，薄荷 5g，山药 9g，山茱萸 6g，茯苓 9g，白菊 9g，泽泻 9g，五味子 9g，灵磁石 30g（打，先煎）。

功用：镇肝益肾，滋阴明目，活血祛风。

主治：麻痹性瞳孔散大、外伤性瞳孔散大以及急性热病后双目青盲、肝风上扰之瞳孔散大。

方义：方以六味地黄汤加薄荷、菊花，重用熟地黄之滋阴补肾，"取其阴虚而神散，非熟地之守，不足以聚之"；薄荷清轻凉散上清风热，疏肝而不伤阴，下解郁滞而通玄府；菊花平肝祛风明目。兼有头痛眼痛则加羌活、防风；眉棱骨痛加蔓荆子、白芷；遇妇人月经不调可加香附、泽兰；痛经加艾叶、木香。常加五味子以收敛耗散之精气；用磁石以重镇安神，平肝明目。二者同用，有镇肝益肾滋阴缩瞳之效。

24．养阴清热明目方

组成：熟地黄 30g，生地黄 15g，当归身 9g，熟川军 9g，羌活 6g，黄芩 3g，木通 3g，防风 3g，玄参 6g，木贼草 6g，炙甘草 3g，谷精草 15g。

功用：滋阴养血，清热祛风，平肝明目。

主治：各种白内障手术后或其他内眼术后前房出血或玻璃体出血者。

方义：熟地黄滋阴血，填精髓，阴虚而火升者，非重用熟地黄，不足以降火，阴虚而刚者，以熟地黄之甘足以缓之；生地黄合玄参滋阴清热，凉血止血；川军破瘀泻火，都是主药。木通、黄芩泻心肝之火，以助川军之力；内眼手术后风邪乘隙而入，用羌活、防风散头面之风邪而止痛；木贼草、谷精草祛风清肝，退翳明目；当归身有益血补虚、润燥通便之功，用以扶正。若术后出血多，可去熟地黄，重用生地黄，适加丹皮、赤芍凉血散瘀。

25．沙参饮

组成：沙参 10g，苦杏仁 9g，玉竹 10g，川贝母 6g，石斛 10g，薏苡仁 12g。

功用：润肺止咳，生津养胃。

主治：肺阴不足，肺火亢盛，肺热燥咳，胃阴不足，咽干口燥之泡性结膜炎、角膜炎和束状角膜炎等。

方义：北沙参、玉竹、石斛养阴润肺，生津止渴，对温热病后阴亏津少，咽干口燥或肺胃阴虚燥热者适用，但不宜早用，有恋邪助湿之弊；杏仁宣肺润肠，止咳平喘；川贝母润肺散结除热；薏苡仁健脾补肺，利湿消肿。

26. 降压明目汤

组成：生地黄、熟地黄、怀山药、丹皮、茯苓、泽泻、山茱萸、蔓荆子各 10g，车前子 15g（包煎），石决明 15g（先煎）。

功用：健脾利湿，补肾明目。

主治：各种类型青光眼，手术后或病程日久，已有青光眼性视神经萎缩，证属脾虚有湿，兼有肾阴不足者。眼压仍偏高者，可在配合西药控制眼压的基础上，服用本方。

方义：六味地黄汤中三补三泻等量并重，共为主药，取其健脾利湿、泻肾降浊、补肾明目之义。蔓荆子辛凉，体轻而浮，疏风散热，清利头目，尤其适宜头部两侧近太阳穴区的头痛及热邪引起的目红肿痛，在此辅助主药治疗本病，可缓解症状；车前子消水肿，益肝肾，既可用于肝肾阴虚所致两目昏暗，视力减退，又能利湿消肿，有利眼压缓降；石决明平肝潜阳，清热明目，对肾阴不足，风阳上扰清窍之头痛目胀，常配伍应用。本方对眼压控制理想，但双眼常胀闷不适，头痛头晕者可隔日1 剂长期服用，或制成丸药服用。

27. 眼球震颤方

组成：天麻、全蝎各 3g，僵蚕、木瓜、伸筋草各 6g，钩藤6g（后下）。小儿剂量均减。

功用：平肝息风定惊。

主治：各种病因所致眼球震颤，中医称"辘轳转关"或

"目睛瞤动"。以肝风内动者疗效好，因血虚生风或脾虚生风者应以本方为基础，适当加用益气、养血药。

方义：天麻甘、平，入肝经，可平肝息风，祛痰止痉；全蝎为虫类药中息风止痉力强者，能引导各种风药直达病所，共为主药。钩藤息风镇痉，舒筋通络；僵蚕祛风解痉，消痰散结；伸筋草、木瓜舒筋活络且能化湿，同为筋脉拘挛要药，四药共助主药。全方药效集中，又不过峻猛，为多种病因所致肝风内动，眼球颤动不止的基础方。因血虚生风者宜加当归、阿胶养血活血祛风，先天禀赋不足或久病肝肾阴亏者应加生地黄、熟地黄、山茱萸、女贞子等，风痰上扰者可与温胆汤合方化裁，热留经络所致眼颤不止者适加丹皮、栀子、夏枯草等清热凉血之品。

28. 清热消脓方

组成：金银花、野菊花、防风各 20g，生石膏 20g（碎后先煎），生大黄 15g（后下），全瓜蒌、天花粉、夏枯草、赤石脂各 15g，黄芩 10g。

功用：泻火解毒，清热消脓。

主治：大便燥结，小便短赤，苔黄脉实，属邪盛正实的角膜溃疡合并前房积脓者。

方义：大黄性寒味苦，生用泻下力猛，可攻下泻火，推陈致新。加金银花、野菊花、夏枯草、黄芩清热解毒；全瓜蒌荡热涤痰，润燥开结。六药以生大黄推荡壅滞为先，共为主药，合用使头目实热之邪下泄而热清脓消。防风疏散外邪；天花粉清热除烦，生津存阴；生石膏清火止渴除烦，兼有收敛疮疡作用；赤石脂酸涩，有利溃疡愈合；同为辅助主药之品。本方是韦玉英主任医师在继承韦文贵经验方"眼球灌脓方"的基础上，化裁加减而组成，仍取釜底抽薪之法。虽药力较前方稍缓，但应中病即止，不宜久服，老幼体弱、妊娠、产妇则当禁用。

29. 化裁四物五子汤

组成：生地黄 12g，川芎 6g，当归、白芍、菟丝子、枸杞子、覆盆子、女贞子、茺蔚子、陈皮各 10g。

功用：养血活血，补益肝肾。

主治：肝血不足，肾精亏损之各类眼底病，如视神经萎缩，视网膜色素变性，各种黄斑变性。

方义：生地黄、川芎、当归、白芍养血活血；枸杞子、女贞子滋补肝肾明目，均为主药。菟丝子、覆盆子补阳益阴，固精明目，阳中求阴，刚柔相济，辅助主药发挥药效；茺蔚子活血化瘀，又能凉肝明目；陈皮理气调中，共为佐药，既可以通助补，又防补药滋腻。本方应用日久，若腹胀纳呆，可加枳壳、鸡内金等以行气宽中除胀，消食以助脾运。

30. 夜视复明汤

组成：黄芪、党参各 15g，升麻、柴胡各 6g，葛根、鸡血藤、白芍、菟丝子、覆盆子、紫河车各 10g，石决明 10g（先下），夜明砂 10g（包煎）。

功用：益气升阳，健脾补肾，通络明目。

主治：视网膜色素变性，以脾胃虚弱，清阳不升，兼有肾阳不足的更适宜。

方义：黄芪、党参补中益气，健脾养血；菟丝子、覆盆子温补肾阳，固精明目，共起脾肾双补之效，同为主药。升麻、柴胡升阳举陷，疏肝理气；葛根升发清阳，鼓舞脾胃清阳之气上行而奏效；紫河车为血肉有情之品，补精髓、滋肝肾、益气血；夜明砂味甘性温升阳，主夜明，均为辅药。佐以鸡血藤养血活血，通补结合；白芍、石决明养血柔肝，平抑肝阳，其敛阴潜阳功能可防益气补阳药升发太过。全方以升补为重，除视网膜色素变性外，凡以脾肾阳虚为主的视网膜脱离手术后恢复期，老年性黄斑变性及高度近视眼，均可适用。对脾虚有湿者，可加炒白术、茯苓、车前子等健脾燥湿、淡渗利水之品。

31. 疏风祛痒饮

组成：白蒺藜 10g，荆芥 10g，野菊花 10g，金银花 10g，浮萍 10g，地肤子 10g，丹皮 10g。

功用：疏风止痒，清热凉血。

主治：春季卡他性结膜炎，过敏性结膜炎及外感风热，目赤目痒的浅表眼病。

方义：方中以辛温之荆芥、白蒺藜，与寒凉之金银花、野菊花合用，疏散头目风热而止痒，共为主药；且荆芥、蒺藜、银花兼入血分，与辅药丹皮共奏凉血活血之效，正所谓"治风先治血，血行风自灭"；浮萍与地肤子除疏散风热外，皆有消肿止痒之功，共为辅药。全方温凉并用，疏风而不助热，解毒安血而无凉遏之弊。

32. 散结丸

组成：夏枯草 15g，连翘 15g，生牡蛎 30g，玄参 15g，浙贝母 15g，陈皮 10g，赤茯苓 15g，赤芍 10g。

功用：清热散结，消肿止痛。

主治：巩膜炎、泡性角结膜炎、眼眶炎性假瘤及甲状腺相关眼病。

方义：夏枯草与连翘皆为清热解毒、散结消肿之主药，生牡蛎、浙贝母为辅，共助软坚散结之功；陈皮合赤茯苓行气化痰利湿，赤芍凉血散瘀，使气血畅行，病邪消散；玄参清热解毒兼以滋阴，以防诸苦寒药祛邪的同时有伤阴之弊。

33. 退翳汤

组成：生黄芪30g，生地黄15g，木贼草10g，密蒙花10g，石菖蒲10g，青葙子10g，白蒺藜10g，天花粉15g，柴胡10g，蝉蜕6g。

功用：益气滋阴，退翳明目。

主治：反复发作或久病迁延，正虚邪留的不同病因角膜炎，角膜溃疡恢复期及早期角膜白斑，云翳。

方义：久病耗气伤阴，本方以益气之黄芪、滋阴之生地黄，与明目退翳之木贼草、密蒙花、蝉蜕合用扶正祛邪，且黄芪有托邪外出之功；天花粉助生地黄滋阴清热。黑睛角膜在脏属肝，故辅以清肝、平肝、疏肝之青葙子、蒺藜、柴胡，且柴胡兼有疏散外邪之效；再以石菖蒲为佐助，开窍明目。全方共奏益气滋阴、退翳明目之效。

34. 青盲一号方

组成：柴胡10g，当归10g，白芍10g，党参15g，白术10g，菊花10g，枸杞子10g，石菖蒲10g。

功用：益气养血，补肾明目。

主治：用于治疗原发病已去除或病因不明，病程迁延而导致精血不足、情志不畅、脉络不通的"肝郁血虚型"视神经萎缩患者。

方义：本方是以疏肝养血之逍遥散为基础，方中柴胡疏肝解郁，当归、白芍养血柔肝和脾，三药合用补肝体而助肝用，为主药；党参、白术等补中健脾，枸杞子等补益肝肾，均为臣药；石菖蒲、菊花为佐使药，开窍明目，并有引经之用，使药力上达目窍。诸药合用，则肝郁得解、精血得补、脾虚得健、脉络得通、目系得养而神光复明。

35．目舒丸

组成：熟地黄 15g，当归 10g，川芎 6g，白芍 10g，防风 10g，白芷 10g，木瓜 10g，全蝎 3g。

功用：养血活血，祛风通络。

主治：血虚血瘀性目痛目胀，久视书本、电脑后目痛不适，视疲劳者及眼睑痉挛者，对排除了器质性眼病或病因不明的眼痛也可服用。

方义：凡疼痛性疾病无外乎"不通则痛"与"不荣则痛"，本方以四物汤养血活血，使瘀者通、虚者荣；再以防风、白芷疏风止痛，其中白芷入阳明经，善治前额眉棱骨痛；虫类药全蝎搜剔经络中之风邪、瘀血，木瓜舒筋活络，且木瓜味酸，与甘味药合用酸甘化阴，与"风药中之润剂"防风皆有虽疏散走窜而不伤阴血之特性。诸药合用，则外邪祛，脉络畅，目珠得养，病自除。

36．目络通

组成：黄芪 30g，太子参 20g，生地黄 15g，当归 10g，川芎 10g，鸡血藤 10g，丝瓜络 10g，丹参 10g，路路通 10g，枳壳 10g，红花 10g，桔梗 10g。

功用：益气养血。

主治：气虚血瘀或气血偏亏的缺血性视神经病变、视神经萎缩、青光眼视神经病变、外伤性视神经病变及高度近视眼底病变。

方义："气为血帅"，气行则血行，本方以益气之黄芪、太子参为君，以四物减白芍之收敛，养血活血为臣；鸡血藤、丹参皆助养血通络之效，丹参更有"一味丹参饮，功同四物汤"

之称；丝瓜络、路路通、红花为佐，加强化瘀之力；枳壳、桔梗一升一降，使气机通畅，气血通行，目系得养，且桔梗为佐使药，兼有引诸药力上达目窍之功。

37. 参芪苓桂术甘四子丸

组成：生黄芪 30g，党参 15g，炒白术 15g，茯苓 10g，桂枝 6g，甘草 6g，当归 10g，木香 10g，车前子 15g，枸杞子 10g，菟丝子 10g，楮实子 10g。

功用：健脾利湿消肿，补肾开窍明目。

主治：视网膜脱离手术前后，玻璃体切割或视网膜光凝术后，以及多种眼底血管性或炎性疾病伴有黄斑水肿者。

方义：脾胃为后天之本，运化之枢，方中以黄芪益气利水消肿，参、苓、术、草益气健脾，合桂枝温经通脉，助阳化气，则中焦健运，水液畅行，湿利肿消；当归养血活血，木香行气；枸杞子、菟丝子、楮实子、车前子四子明目并滋补肝肾阴阳，车前子助前诸药利水渗湿。全方先后天并补、阴阳同治、气血双行，则邪祛正安目自明。

38. 消肿散结丸

组成：金银花 10g，连翘 10g，玄参 10g，生牡蛎 15g，浙贝母 10g，牛蒡子 10g，神曲 10g，鸡内金 10g，生甘草 6g。

功用：清热消肿，健脾化痰。

主治：睑腺炎。

方义：本方以金银花、连翘清热解毒，消痈散结为主药；玄参味苦咸，性寒，可解毒，疗瘰疬、疮毒而消肿；牛蒡子辛散苦降，可宣肺祛痰，解毒消肿，共为辅药；浙贝母、牡蛎、鸡内金化痰散结软坚，且鸡内金与神曲、甘草合用可健运中焦，以防诸寒凉药祛邪的同时又伤后天之本；生甘草更有解毒、调和诸药之佐使之功。诸药合用，既祛邪为重，又注意顾护脾胃之本。

39. 桑菊增液汤

组成：桑叶 15g，菊花 10g，丹皮 10g，生地黄 20g，麦冬 15g，玄参 10g，石斛 10g，枸杞子 10g，薄荷 8g。

功用：养阴增液，清肝明目。

主治：睑板腺功能障碍，尤其是伴有蒸发过强型干眼的患者，干眼。

方义：主药生地黄、麦冬、玄参三味组成的增液汤来自《温病条辨》，原方药量大，又均属质润多汁偏寒之品，重用意在攻下润燥通便，然本例旨在补液"增水行舟"，又加石斛、枸杞子滋肺、胃、肝、肾诸脏之阴精，濡养目珠，共为辅药。方中桑叶、菊花归肺、肝、肾三经，可清肝明目，清肺润燥，且桑、菊味甘苦疏散，轻清上扬，既制诸阴药之滋腻凉遏，又引诸凉药上达目窍、眼表；丹皮清热凉血，活血散瘀，络脉通、津血行，目睛才得以滋养；加上薄荷辛凉发散清热，芳香通窍透疹，兼能祛眼睑皮肤瘙痒。故该四味药同为引经报使的佐使药，又有一定的辅药作用。

说明：内服或熏蒸均可。

40. 杞菊甘露方

组成：枸杞子 10g，菊花 10g，石斛 10g，北沙参 10g，玉竹 10g，麦冬 10g，桑叶 10g，薄荷 10g。

功用：补肝肾之阴，生津润目。

主治：干眼，干燥综合征，伴有蒸发过强型干眼的睑板腺功能障碍。

方义：枸杞子甘平质润，补肾益精，养肝明目；菊花甘寒清凉，散风热，清肝明目；两药合用，共为君药。石斛味甘，性微寒，养胃阴，生津液，滋肾阴兼除虚热；北沙参味甘淡，性微寒，清肺热，养肺阴，又能养胃阴，生津液；麦冬清养肺胃之阴而润燥生津；玉竹补阴润燥，生津止渴；四药合用可养肺胃、肝肾之阴，润肺胃、肝肾之燥，同为臣药。桑叶轻清疏散，又甘寒清润，既善祛风热之邪，又清肺润燥；薄荷味辛性凉，轻浮上升，功擅疏散上焦风热；该两药既辅助君臣药，又可引诸药上行直达病所。

说明：熏蒸为主，也可内服。

41. 黄斑水肿方

组成：防己 30g，黄芪 30g，白术 20g，炙甘草 10g，青风藤 15g，茯苓 15g，生姜 6g，大枣 6g。

功用：益气祛风，健脾利水。

主治：各种眼底血管性或炎性疾病伴有黄斑水肿者，葡萄膜炎伴发黄斑水肿及中心性浆液性脉络膜视网膜病变等。

方义：防己入膀胱、肺、脾、肾四经，可祛湿利水消肿，配黄芪补气固表，行水消肿，二药辛甘发散为阳，既可益气扶正，又可祛邪利水，标本兼顾，补泻兼施，同为主药。青风藤入肝、脾二经，通经入络，善治一切风疾，以风气通于肝，风能胜湿，湿气又通于脾，故有祛风胜湿之功；白术健脾燥湿，茯苓健脾渗湿，三味药均为辅药。生姜健脾化湿，大枣健脾，固水之上源，共为佐药。炙甘草健脾益气，调和诸药，为使药。

42. 桑明液洗剂

组成：霜桑叶 10g，元明粉 5g。

用法：煮沸 5 分钟后，去渣，澄清过滤，取汁备用，洗眼，每日 2 次。

功用：消炎止痒。

主治：常用于沙眼、滤泡性结膜炎所致的眼痒及分泌物较多者。亦可用于春季卡他性结膜炎所致之眼痒。

三、行经目痛辨析

行经目痛是指妇女在行经之际，双眼或一眼隐痛、涩痛，甚则肿涩难睁，黑睛生翳的症状而言。

本症在《银海精微》称"血室涩痛症"，《眼科金镜》称"经脉目病"，《医宗金鉴·眼科心法要诀·补遗篇》则称"行经目痛"。若睛珠隐痛，伴有头晕眼花、面色苍白、心悸失眠、唇舌色淡、脉沉细，则为肝虚血亏行经目痛，多由妇女素禀虚弱，行经血去过多，营血不足，清窍失养所致。治宜补血养营，方选四物汤加减；但血虚常伴气虚，如兼见气短神疲者，酌加黄芪、党参。若睛珠疼痛、眉眶酸痛和偏侧头痛，伴有面色苍白、舌质淡、脉弦细，则为血虚受风行经目痛。多由经量过多，血损体虚，营养不能上充，风邪乘虚外侵所致。治宜养血疏风，方用当归养荣汤加荆芥、蔓荆子，其效尤佳。若白睛红赤、头目疼痛、羞明流泪，伴有涩痛难睁、黑睛星翳或凝脂，舌质较红、苔薄白或薄黄、脉弦细而数，则为肝热受风行经目痛。多由肝有积热，外受风邪，风热相搏，上攻于目所致。治宜祛风清热，滋阴活血，退翳明目，方用红肿翳障经验方。若行经量多，邪气方盛，正气不足，睛珠涩痛加剧，治宜清肝和营，祛风清翳，方用当归补血散或当归补血汤。若黑睛斑翳脆嫩，睛珠胀痛，行经加重，舌质淡红，脉细而缓，则为血凝翳留行经目痛。多由目疾久服寒凉和祛风之剂所致。血遇寒则凝，风药性燥每易伤阴化热，翳自热生，病在黑睛，故翳凝难退。治宜滋阴活血，退翳明目，方用四物退翳汤。

四、针刺眼病经验

目者，宗脉之所聚也。"十二经脉，三百六十五络，其血气皆上于面而走空窍，其精阳气上走于目而为睛。"正是依靠这些经络为之贯通和运输气血，才能保证眼与脏腑在物质上和功能上密切联系。一旦经脉失调，就会引起眼部病证。利用针刺通其经脉，调其血气，营其逆顺出入之会，疏通其壅蔽，流畅其气血精津出入之路，既可开导以宣泄余热实邪，克伐郁瘀阻结，又可开导之后投药之，提高药效，以达药力不及之目的。韦玉英老中医对部分眼病，提倡针药并治，特别对视神经疾患。从经络角度认识，视神经、视网膜同属目系范围。足厥阴、手少阴及足三阳经的本经或支脉或别出之正经均和目系相连，故目系为病，针刺疗法常可奏效。

针刺选穴，常以局部为主，配合全身辨证循经取穴，眼肌麻痹所致口眼㖞斜，常选外睛明、瞳子髎、太阳、颊车、合谷、地仓等；能近怯远以攒竹、瞳子髎、四白、阳白、大椎、肾俞为主，配合光明、足三里等穴；视神经萎缩多选风池、内睛明、上明、承泣、太阳、光明、足三里、三阴交、肝俞、肾俞、脾俞等穴；一些原因不明的功能性疾患，如头风目眩，取百会、上明、合谷；偏正头痛用丝竹空、攒竹、印堂等。韦企平多年实践，眼病针刺多采取以下五法。喜用眼四周经外奇穴，如上明、球后、鱼腰、太阳穴及属于足太阳膀胱经的睛明穴。顽症、重症，如视神经疾病以深刺取效。眼球四周针刺要达一定深度，但避免提插以求针感，可轻度捻转或留针后定时轻弹针柄，以诱导和加强刺激，保持针感。常用透穴，如四白透下睛明，鱼腰透攒竹，太阳透瞳子髎。借用药物穴位注射，加强刺激，提高疗效，多用维生素 B_1、维生素 B_{12}、硝酸士的宁及葛根素、丹参注射液等行太阳穴、风池穴注射。因病制定疗程，疗程长者采用眼区上下内外轮流取穴，辅助全身，尤其是四肢、背部循经配穴。如治疗一例苏联驻华商务处外交官的女儿，14 岁，诊断为双眼原发性视神经萎缩。曾在莫斯科及北京几所医院治疗，久不奏效。1986 年 1 月来院初诊视力双眼 0.1，不能矫正，先以中药治疗，视力无明显改善，后配合针灸，以睛明、太阳、风池、光明等穴为主，加神经兴奋剂硝酸士的宁穴位注射，经针药并用，视力提高至 0.4。韦玉英老中医认为针刺治疗眼病疗效的关键主要有 3 点：①辨证论治，配穴合理。②取穴准确，刺激适当。重要交会之穴应定经定穴准确无误，行针候气、得气、引气、守气，循序渐进。手法或补或泻，或深或浅，应据症权变，并力争做到古人所言"气至而有效"。一旦得气，则应"慎守勿失"。③坚持治疗。根据实践经验，一些眼科慢性顽症，常配合针刺，但往往要 2～3 个疗程后开始有效，故应坚持始终。应该强调的是，目前大多医家多趋向局部取穴为主治疗眼病。眼为娇脏，其四周穴位下分布有丰富的血管、神经、肌肉，痛觉敏感，易出血。眼眶四壁孔裂又直通颅内或毗邻副鼻窦，故眼病针刺虽经济简便、有效，但操作者必先苦习基本功，熟练针刺手法，更要十分了解眼部解剖特点，严格掌握针刺方向、深浅，手法应轻巧无痛，选穴宜少而精，每次可上下内外穴位定期轮换，并可和患者适当交谈以分散注意力。只有注意了这些基本原则，才能真正做到针刺有效，并可减少患者恐针感和疼痛感，杜绝意外。

五、眼病养生不可轻视

眼病治疗固然重要，平日保健养生对防病治病和眼病恢复也很必要，不可不知。

（一）七情调和

古人强调对内在精神的调摄，《素问·上古天真论》说："恬惔虚无，真气从之，精神内守，病安从来。"只有心情舒畅，性格开朗乐观，才能气机调畅，气血和平有利健康。反之，心神过劳，思虑太过，精气耗散，易致目病。若遇到不如意的事，要制怒，以养肝气，否则暴怒伤肝，肝伤则血不和，肝阳上亢而致目病，重则肝火上逆，出现暴盲等，眼科临床常见到生气着急或大怒后造成青光眼急性发作，视网膜中央动脉阻塞失明的病例。明代胡文焕在《养生要诀》中说："戒暴怒以养其性，少思虑以养其神，省言语以养其气，绝私念以养其心。"《原机启微》等眼科专著也有因七情变化引起眼病的讨论。如《医宗金鉴·眼科心法要诀》曰："内障之病皆因七情过伤，过喜伤心，过怒伤肝，过忧伤肺，过思伤脾，过悲伤心，过恐伤肾，过惊伤胆，脏腑内损，精气不上注于目。"严重的悲哀可使人心神摇动，悲伤心，心伤则血损，心主血，目受血而能视，血伤则目昏不明。应该像《目经大成》中所记载的："七情之来耶，薄以待之，其去也速，则九窍俱生。"这样才有利于眼病的恢复。

（二）劳逸适度

适当的运动或劳动不仅促进血脉流通，关节疏利，气机调畅，增强机体抗病力，同时也可治疗某些疾病。但若过劳则可损气亏血，伤精耗神，双目诸病由生，如暗光下常读细书，描刺雕刻目不转睛，久则伤血耗精，可能得视近怯远症。房劳过度，肾精耗损，真元亏虚，对许多先天禀赋不足，肾阴、肾阳术已偏虚的眼病，如视网膜色素变性、先天性黄斑变性、视神经萎缩等的治疗十分不利。相反，长期好逸恶劳，可使人懈怠安惰，纳谷不香，饮食难消，加之气血周流缓滞，久则目失后天所养，眼病随生。正如古代自创"五禽戏"锻炼身体的著名医家华佗所言："人体欲得劳动，但不当使极耳。动摇则谷气得消，血脉流通，病不得生，譬犹户枢，终不朽也。"说明动静结合，适度劳逸对人体四肢百骸，经脉五官都有益处。

六、不要忽视临床最常见的屈光问题

韦企平 8 年前见到安徽来京的某服装公司经理刘某，52 岁，男性。因双眼看文件、看电视均模糊，且稍久即感到头痛、眼酸胀不适，无法坚持工作。在当地两所医院和先后两次来京就诊某大医院，仅路费、住宿费和各项检查（包括显然验光、视野、电生理及 MRI 等）已花费 1.7 万余元，其中还找中医服了近 3 个月中药，仍未确认诊断和解决"眼病"问题。韦企平耐心倾听病史，看了基本眼科检查结果后，高度怀疑是屈光不正，并劝其用快速散瞳药多点几次使瞳孔充分散大，睫状肌部分麻痹后，采用电脑结合人工验光，结果患者是双眼均为垂直偏倾斜的 +4.75 度远视散光，试戴镜后患者顿感视物清晰，阅读轻松，不再疲劳。刘某十分感谢，当时连配两副眼镜。回安徽后专门发来感谢信。韦企平认为，尽管眼病种类广泛，也有部分复杂的或隐匿的，临床难以很快确诊，甚或诊断难清的病例，但毕竟日常接诊最多见的是常见眼病和多发眼病。其中视光领域的屈光不正是最常见的导致视力障碍或视觉不适的"眼病"，而且无论是明确或排除屈光不正，都不必花费太多钱和时间。因此，临床每次遇到和视物或阅读有关的视觉症状或头痛不适等，首先应排除屈光不正。

七、中药参与或部分取代激素治疗的理论基础和临床应用

曾有学者尝试用中医药理论来分析归纳激素的适应证、禁忌证、副作用，并提出中药的防治对策。他们认为激素性大热，味甘，归肾、脾、肝、胆、心经。可大补元气，温阳固脱，开窍醒脑；并可疏肝利胆，纳气平喘，祛风止痒等。故应属"纯阳"之品。近些年对补益中药复方的基础研究证实，具有滋阴补肾功效的左归丸能有效参与下丘脑的调节，使左旋谷氨酸单钠（MSG）–大鼠下丘脑多巴胺等含量升高，改善大鼠下丘脑–垂体–肾上腺轴功能亢奋状态。温肾填精的代表方右归饮能有效改善"阳虚"模型动物下丘脑–垂体–肾上腺–胸腺轴（HPAT）的功能，可调整激素对 HPAT 轴的抑制，使血浆促肾上腺皮质激素（ACTH）含量升高。而集补气养血、滋阴温阳的理血通经名方乌鸡白凤丸可作用于垂体前叶，引起 ACTH 释放，导致肾上腺皮质功能增强。概括这些复方，以补益气血、温阳滋阴类中药为主，更以补益肾阴肾阳药为重。早年有关"肾"本质研究中发现肾阳虚患者有垂体–肾上腺皮质兴奋性低下现象，温补肾阳有类激素样作用。眼科名老中医庄曾渊用朱丹溪"相火论"学说解释激素不良反应并加以临床应用和验证。认为大剂量激素应用的不良反应属相火妄动，应滋

阴降火抑制；长期激素治疗可使HPA轴系统反馈抑制，激素分泌不足导致激素依赖，宜温补肾阳；由于"火内阴而外阳"，本《黄帝内经》"阳胜则阴病""壮火食气"及丹溪告诫的"阴虚则病，阴绝则死"等先贤经验，庄老提出，无论滋阴、补阳都应注意阴阳互根，用药兼顾阴中求阳，阳中求阴，以达到阴阳平衡，有助病情稳定和恢复。庄老以上述中医理论治疗以白塞综合征为主的疑难葡萄膜炎取得良好疗效。韦企平对部分需要激素治疗的眼病常加用中药辅助治疗。早期或短期大量用激素，应配合滋阴降火或扶阴抑阳兼祛湿法。①在减药过程中，常出现阴阳两虚证，要注意阴阳转化时，及时调整滋阴药或温阳药的比例。②当激素减至维持量或完全停药后，多变成以阳虚证为主，可兼有气虚或阴虚血瘀，在重视补肾助阳治则的同时，要适当配伍益气、养阴、活血药。③有痰证或热证时慎用激素。④适用于用中药参与或部分取代激素治疗的眼病有：对激素不敏感的慢性葡萄膜炎，反复发作的视神经炎，白塞综合征，缺血性视神经病变，巩膜炎，进行性痛性眼肌麻痹等。

八、诊断眼肌麻痹后应追根溯源

眼肌麻痹的诊断并不困难，但确认眼肌麻痹的原因则需要在全面了解发病过程和全身情况的基础上，还要有仔细的临床检查、缜密的逻辑思维和一定的神经系统解剖知识的储备。

脑神经有十二对，其功能各异。支配6条眼外肌的是动眼神经、展神经和滑车神经。但不同的眼肌麻痹其临床意义不一样，如展神经支配的外直肌麻痹，其病因涉及外直肌本身（外伤、肌肉本身或眶内组织炎症或肿瘤压迫）、神经肌肉接头病变（重症肌无力）、颅内病变（核性、核上性及核下性）及全身疾病如糖尿病、高血压等。其中颅内病变病因复杂，脑桥占位（如胶质瘤、脑膜瘤）、出血性卒中、血管畸形、多发性硬化、基底动脉分支梗死、外伤和炎症均可能不同程度累及展神经。又如高颅压也可能导致两侧或单侧展神经麻痹，而单侧孤立的展神经麻痹还应注意排除糖尿病性神经病变。可见涉及神经系统疾病病因的复杂性。现以神经支配更复杂的动眼神经为例，将其有一定规律性的神经支配和临床指向简单概述如下。

　　动眼神经的躯体传出纤维（源自中脑动眼神经核）支配上直肌、下直肌、内直肌、下斜肌和提上睑肌，内脏传出神经支配瞳孔括约肌和睫状肌。支配瞳孔括约肌的纤维多分布于动眼神经束的外周，而支配眼外肌的纤维则主要在神经束的内部。因此，压迫性病变（如动脉瘤、脑膜瘤或其他占位性病变）极易引起瞳孔括约肌麻痹而造成瞳孔散大，而动眼神经本身的病变（如糖尿病等）则极易引起眼外肌的麻痹。在临床上碰到伴有瞳孔散大的动眼神经麻痹患者应高度警惕占位性病变，首先需证实有无威胁生命的动脉瘤存在。由此可见，眼肌麻痹患者虽然第一时间可能就诊于眼科医师，但在评价和确认哪条麻痹肌及麻痹程度的同时，更重要的是追根溯源，千方百计探查病因，尤其是颅内病变。当然，和颅内相关的眼肌麻痹也应及时请神经内科会诊，协助诊断和治疗。在病因查明并对因治疗后，仍存在的眼肌麻痹采用中药加针灸治疗有助于病情缓解并恢复。

第四节　名家医案

医案一：韦企平验案

刘某，女，52岁。初诊日期：2013年3月26日。

主诉：双眼视力下降 3 年余，加重 3 天。

病史：患者 3 年前无明显诱因突然出现双眼视力下降，左眼较重，伴左眼鼻侧视物遮挡，不伴眼红、疼痛、呕吐，不伴眼前闪光感、视物变形等，就诊于我院，诊断为"双眼缺血性视神经病变"，予改善循环、营养视神经治疗，视力及视野略有改善。3 天前患者再次出现视物遮挡加重，为进一步治疗遂来我院。腔隙性脑梗死病史 3 年。否认高血压、糖尿病、冠心病史。对甲硝唑、芦荟、羽毛过敏。

检查：视力右眼 0.6，矫正 1.0，左眼 0.5，矫正 1.0；眼压：右眼 15mmHg，左眼 15mmHg。瞳孔对光反射存在，眼前节（−）。眼底：右视乳头淡红，左乳头颞侧淡白，C/D=0.3，边清，视网膜血管较细，A：V=1：2，双黄斑中心凹反光不清，双视网膜未见出血及渗出。2010 年 5 月 18 日视野检查见右眼颞下象限视野缺损，左眼不规则视野缺损。2013 年 3 月 20 日 OCT 提示视网膜神经纤维层（RNFL）平均厚度右眼大致正常，左眼薄变。FFA 示右眼视网膜下方周边部可见斑块状高荧光。视觉诱发电位（VEP）示右眼 P100 峰潜时及振幅大致正常，左眼 P100 峰潜时延迟，振幅大致正常。双侧颈部血管彩超见轻度硬化伴斑块形成。舌暗红，少苔，脉细。

诊断：双目系暴盲（双缺血性视神经病变）。

辨证：气虚血瘀。

治法：益气养血，活血通络。

方药：太子参 30g，枳壳 10g，葛根 30g，熟地黄 20g，鸡血藤 15g，桔梗 6g，丝瓜络 10g，全蝎 3g，木瓜 15g，丹参 15g，赤芍 20g，路路通 10g，红花 6g，川芎 10g，当归 15g，夜交藤 20g。14 剂，水煎服，每日 2 次。

二诊：2013 年 4 月 11 日。视力右眼 0.6，矫正 1.0，左眼 0.5，矫正 1.0；眼压右眼 17mmHg，左眼 18mmHg。眼底：右视乳头淡红，左乳头颞侧淡白。复查视野有改善，原缺损减小。舌暗红，苔薄，脉细。

方药：太子参 30g，葛根 30g，当归 10g，川芎 10g，红花 10g，路路通 10g，丝瓜络 10g，桔梗 10g，枳壳 10g，生黄芪 30g，远志 10g。14 剂，颗粒剂冲服，每日 2 次。灯盏生脉胶囊 2 粒，每日 3 次，与汤药交替服用。巩固病情。

医案二：韦企平验案

朱某，女，56 岁。初诊日期：2012 年 3 月 22 日。

主诉：左眼突然视力下降，视物遮挡 10 天。

病史：10 天前患者晨起感觉左眼雾视感，无眼痛及视物变形，在宣武医院就诊，诊为"左眼视盘血管炎"，眼底彩照示左眼视盘水肿，视野左眼下方缺损。给予营养神经、改善循环等治疗，未见明显好转。为进一步中医治疗，遂来就诊。刻下症：左眼视物不清，眠可，纳可，二便调。既往高血压病史 13 年，高血脂病史 12 年。

检查：视力右眼 1.0，左眼 0.8，矫正不提高，眼压右眼 18.9mmHg，左眼 16mmHg；左相对性传入性瞳孔障碍（RAPD）（＋）。眼底：左视盘水肿，盘缘线状出血，动脉细。左眼视野下方半盲性缺损。OCT 示左 RNFL 平均厚度增厚。舌暗淡，苔薄白，脉弦细。

诊断：左目系暴盲（左缺血性视神经病变）。

辨证：气虚血瘀。

治法：益气活血通络。

方药：生黄芪 30g，白术 30g，茯苓 15g，当归 15g，川芎

10g，地龙 10g，路路通 10g，枳壳 10g，牛膝 15g。14 剂，水煎服，每日 2 次。

二诊：2012 年 4 月 5 日。视力无好转，遂入院治疗。检查：视力右眼 1.0，左眼 0.02；眼压右眼 19.2mmHg，左眼 17.3mmHg。左 RAPD（＋），左视盘水肿，边界不清，乳头颞侧及上方均苍白，鼻侧淡白，黄斑中心凹反光不清。左眼视野下方半盲性缺损。OCT 示左 RNFL 平均厚度增厚。舌淡紫苔薄白，脉弦细。辨证为气虚血瘀，治以益气活血通络。方药：生黄芪 30g，炙黄芪 30g，党参 20g，生白术 20g，生薏仁 20g，当归 10g，川芎 10g，丹参 10g，地龙 10g，水蛭 3g，牛膝 15g，钩藤 15g，车前子 15g，茯苓 15g，桂枝 10g。14 剂，水煎服，每日 2 次。甲泼尼龙 0.5g 静脉冲击 3 天，口服强的松 30mg，逐渐减量。并用营养神经、改善循环输液治疗。

三诊：2012 年 4 月 17 日。视力提高，左眼 0.3，左视盘水肿，边界不清，乳头颞侧及上方均苍白，鼻侧淡白，黄斑中心凹反光不清。FFA 示左视乳头边界欠清，其沿血管旁可见低荧光，后期视乳头荧光渗漏。上方改炙黄芪 40g，加葛根 60g。口服强的松逐渐减量。

四诊：2012 年 5 月 16 日。自觉仍有视物遮挡感。视力左眼 0.5。眼底：左视乳头淡白，边界清。左眼视野大面积缺损。方用天麻 10g，钩藤 15g，生黄芪 30g，白芍 10g，枳壳 10g，桔梗 10g，地龙 10g，路路通 10g，生地黄 15g，石斛 15g，7 剂，水煎服，每日 2 次。灯盏生脉胶囊 2 粒，每日 3 次。强的松 5mg 口服。

五诊：2012 年 5 月 24 日。视力提高，右眼 1.0，左眼 0.5。左视乳头颞侧及上方均苍白，鼻侧淡白，边界清，黄斑中心凹反光不清。方改为太子参 40g，西洋参 10g，槐花 10g，生山楂 30g，牛膝 15g，钩藤 15g，当归 15g，红花 10g，丹参 15g，五味子 15g，女贞子 15g，枸杞子 15g，枳壳 15g，陈皮 10g，路路通 15g，14 剂，水煎服，每日 2 次。中成药、激素同前。

六诊：2012 年 6 月 6 日。已停激素，视力提高，右眼 1.0，左眼 0.6。眼底：左眼底乳头淡白。方用天麻 10g，钩藤 15g，黄芪 30g，党参 15g，当归 15g，川芎 10g，红花 10g，丹参 10g，枳壳 10g，陈皮 10g，生山楂 30g，槐花 10g，30 剂，水煎服，每日 2 次。中成药同前。

七诊：2012 年 8 月 15 日。患者上方自行加用 1 个月，视力右眼 1.0，左眼 0.6，余同前。效不更方，与中成药灯盏生脉胶囊交替服用，巩固疗效。

此后患者定期复查，视力稳定在 0.6。

医案三：韦企平验案

冯某，男，13 岁。初诊日期：2004 年 2 月 2 日。

主诉：双眼视力下降 1 个月。

病史：患者 1 个月前感冒后（无发热）出现双眼视力下降，无眼胀、眼痛，无眼球运动痛。当地某医院诊断为"双眼球后视神经炎"，予强的松、肌苷、杏丁注射剂、地塞米松等药物治疗，双眼视力提高至 0.25 ～ 0.3，现为进一步诊治就诊我院。否认家族史。

检查：视力右眼 0.2，左眼 0.2，矫正不提高；眼压双眼 20mmHg。双眼瞳孔对光反射迟钝。眼底：双眼视盘界清，颞侧淡红，鼻侧润红，右眼明显，盘缘血管无明显扩张，血管走行比例大致正常，黄斑中心凹反光不见。双眼视野不典型缺损。VEP 提示右眼 P100 潜伏期正常，振幅降低；左眼 P100 潜伏期延迟，振幅降低。头部及眼部 CT 未见异常。线粒体 DNA（mtDNA）检测：11778（＋）。舌质红，苔薄黄，脉弦。

诊断：双青盲（双 Leber 遗传性视神经病变）。

辨证：肝郁气滞，郁久化火。

治法：疏肝解郁，清热凉血。

方药：逍遥散验方加减。当归 15g，赤芍 10g，白芍 10g，茯苓 15g，白术 15g，甘草 6g，牡丹皮 15g，栀子 10g，枸杞子 10g，菊花 10g，柴胡 10g，郁金 10g。30 剂，水煎服，每日 2 次。

二诊：2004 年 3 月 16 日。患者视力右眼 0.25，左眼 0.4。眼底：视盘色略淡，颞侧明显。视野检查示双眼中央相对暗点，周边部不规则缺损，敏感度较前提高。调整中药汤剂，改用柴胡参术汤。治法：疏肝解郁，补肾明目。方药：生地黄 10g，熟地黄 10g，当归 10g，川芎 10g，白芍 10g，炒白术 10g，炙甘草 10g，党参 10g，柴胡 10g，青皮 10g，枸杞子 10g。30 剂，水煎服，每日 2 次。患者服药期间自觉视力逐渐上升，自行继服上方 60 剂。

三诊：2004 年 6 月 19 日。视力右眼 0.8，左眼 1.0。眼底：视盘色淡，颞侧苍白，血管走行比例大致正常，黄斑中心光不见。视野检查示中央相对暗点消失，周边部仍有不规则缺损，敏感度较前明显好转。根据眼底出现视神经萎缩征象，改用明目地黄汤加减。方药：柴胡 10g，当归 10g，五味子 10g，地黄 10g，山药 10g，山茱萸 10g，丹皮 10g，泽泻 10g，茯苓 10g，楮实子 10g，枸杞子 10g，太子参 20g，石菖蒲 10g。14 剂，水煎服，每日 2 次。

四诊：2005 年 3 月 1 日。患者视力双 1.0。眼底：视盘色苍白，边界清，血管走行大致正常。视野示仅周边部少量不规则缺损。嘱患者交替服用明目地黄水蜜丸及杞菊地黄丸浓缩丸，以巩固疗效。

医案四：韦企平验案

张某，男，15岁。初诊日期：2006年5月12日。

主诉：双眼渐进性视力下降7个月。

病史：患者7个月前无明显诱因出现右眼视力渐进性下降，逐渐降至0.1以下，不伴眼胀、眼痛、光幻觉等症状，无头痛、恶心，之后4个月左眼视力出现类似症状，视力逐渐下降至仅能辨认眼前物体大致轮廓，曾于某医院诊为"双眼视神经炎"，给予激素治疗，视力无明显改善。做过MRI等检查未发现颅内病变。家族中有一舅舅双眼视神经萎缩，但未诊治，视力等不详。

检查：视力右眼0.03，左眼0.05，矫正不提高；眼压右眼16mmHg，左眼18mmHg。双眼瞳孔对光反射略迟钝。眼底：视盘色淡白，右眼明显，C/D=0.3，血管略细，黄斑中心凹反光欠清。mtDNA检测：14484（＋）。舌淡，苔薄白，脉弦细。

诊断：双青盲（双Leber遗传性视神经病变）。

辨证：肝肾阴虚。

治法：滋补肝肾，开窍明目。

方药：熟地黄10g，山药10g，山茱萸10g，丹皮10g，泽泻10g，茯苓10g，当归10g，五味子10g，柴胡10g，太子参30g，丹参10g，枸杞子10g，石菖蒲10g。14剂，水煎服，每日2次。

二诊：2006年5月30日。患者视力无改善，时有失眠症状，仍遵补益肝肾治法。调整方药：生地黄20g，熟地黄20g，白芍10g，当归身15g，麦冬10g，五味子10g，茯神15g，甘草6g，太子参20g，木香10g，15剂。同时加用复方樟柳碱注射液 4mL（各半），双侧太阳穴注射，每日 1 次，共 15 次。配合口服甲钴胺、银杏叶片、复合维生素 B 等药物。

三诊：2006 年 6 月 17 日。患者视力略有改善，双矫正视力均提高至 0.05，续服前方。

四至九诊：患者视力逐渐提高。均守前方续服并随证加减。2008 年 5 月 16 日，患者矫正视力右眼 0.2，左眼 0.4。眼底：双眼视盘边界清，色苍白，血管略细，走行比例大致正常，黄斑中心光欠清。视野提示双眼中心暗点，右眼明显。上方剂量乘 10 倍，水泛为丸，如梧桐子大，每次 6g，每日 2 次。继续口服甲钴胺片。

末诊：2009 年 7 月 29 日。矫正视力右眼 0.4，左眼 0.6，眼底可见视盘色苍白。视野仍有中心暗点。改服中药汤剂：生地黄 20g，熟地黄 20g，当归 15g，川芎 10g，赤芍 10g，枸杞子 15g，女贞子 15g，菟丝子 15g，楮实子 10g，石菖蒲 15g，党参 15g，丹参 10g，木香 10g。30 剂，水煎服，每日 2 次。

医案五：韦企平验案

谢某，男，18 岁。初诊日期：2012 年 11 月 15 日。

主诉：双眼视力下降 4 年。

病史：4 年前无任何原因突然双眼视物模糊，无眼痛，查视力右眼 0.1，左眼 0.25，当地诊断为"视神经萎缩"，经治疗无改善。2011 年曾来我院由某医生诊疗，视力右眼 0.15，左眼 0.25，经查 mtDNA11778（＋），诊断为"Leber"。予补肾明目膏方口服，视力稳定，为进一步治疗，又来我院。患者姐姐亦为 mtDNA11778（＋）。

检查：视力右眼 0.15，左眼 0.25，矫正无提高；眼压右眼 15.2mmHg，左眼 15mmHg。眼前节（－）。眼底：双视盘色淡红，颞侧苍白，边界清，血管走行比例正常，黄斑中心凹反光存在，视网膜未见出血及渗出。视野示双眼巨大中心暗点。舌淡红，苔薄，脉弦细。

诊断：双青盲（双 Leber 遗传性视神经病变）。

辨证：肝郁血虚。

治法：疏肝解郁，养血明目。

方药：白术 15g，柴胡 10g，白芍 10g，茯苓 10g，党参 15g，枸杞子 10g，菊花 10g，枳壳 10g，石菖蒲 10g，炙甘草 6g，女贞子 10g，当归 10g。90 剂，颗粒剂冲服，每日 2 次。西药口服辅酶 Q10 每次 1 片，每日 3 次。

二诊：2013 年 3 月 7 日。视力右眼 0.6，左眼 0.6；眼压右眼 19.6mmHg，左眼 16mmHg。眼底：双眼视乳头淡红，颞侧苍白，余同前。视野好转，中心开窗。方药同前，加灯盏生脉胶囊 2 粒，每日 3 次，隔日交替口服。

三诊：2013 年 7 月 4 日。视力右眼 0.5，左眼 0.4；眼压右眼 14.3mmHg，左眼 13.7mmHg。眼底同前。方药：原方加炒谷芽 15g，决明子 10g，生黄苗 20g，与灯盏生脉胶囊隔日交替口服。

四诊：2013 年 10 月 31 日。视力右眼 0.8+，左眼 0.6；眼压右眼 14mmHg，左眼 14mmHg。眼底同前。方药：上方去炒谷芽，加楮实子 10g，与灯盏生脉胶囊交替服用。

医案六：韦企平验案

李某，男，36 岁。初诊日期：2014 年 9 月 17 日。

主诉：双眼无痛性明显视力下降 2 个月。

病史：2 个月前无明显诱因自感双眼视力明显模糊。曾先后诊断"屈光不正、视神经炎及视神经萎缩"。近日在外院根据其母亲和母系表弟有类似视神经萎缩，检查 mtDNA，为 14484

（+），确诊为 Leber 遗传性视神经病变，遂介绍来我科治疗。全身无不适，心情急躁。

检查：视力右眼 0.06，左眼 0.04，矫正不提高。眼压右眼 16.7mmHg，左眼 15.1mmHg。双眼前节正常，瞳孔对光反应稍迟缓，双眼底视盘颞侧均淡些，无病理凹陷，黄斑中心凹反光消失。视野双眼中心区为主包绕视乳头的盲中心暗点。舌质偏淡红，苔薄白，脉弦。

诊断：双青盲（双 Leber 家族遗传性视神经萎缩）。

辨证：肝郁血虚。

治法：疏肝解郁，养血明目。

治疗：当归 10g，柴胡 10g，茯苓 10g，白术 15g，白芍 10g，党参 15g，枸杞子 10g，菊花 10g，枳壳 10g，石菖蒲 10g，炙甘草 6g，女贞子 10g，黄芪 20g，菟丝子 10g。30 剂，颗粒剂冲服，每日 2 次。并建议在某医院眼科针刺治疗，告诫戒烟慎酒，生活规律。

二诊：2014 年 10 月 15 日。视力右眼 0.04，左眼 0.05。服中药无不适，但视力无变化。全身无特殊证候，舌脉如常。继续服原中药 30 剂，配合针刺治疗。

三诊：2014 年 11 月 9 日。自觉视力清晰些，提前就诊，要求加强用药治疗。查双视力 0.08，眼底双视盘颞侧近苍白。除心情有些焦虑外，无其他不适。脉弦细，舌淡红。改用柴胡参术汤加生黄芪 30g，枸杞子 10g，楮实子 10g，枳壳 10g，在加强疏肝理气、补益气血基础上，平补肝肾明目。因眼病恢复有较长过程，开方 45 剂，嘱其隔日服 1 剂，疗程 3 个月。继续针刺治疗。

四至八诊：自 2015 年 1 月 14 日至 8 月 19 日，自述视力明显改善，呈逐渐上升过程。如 6 月 17 日视力右眼 0.4，左眼 0.1；8 月 19 日右眼 0.6，左眼仍 0.1。四诊全身无特殊，中药治法以疏肝养血、补肾开窍明目为重，嘱每周服 3 剂，隔日服，连服 2 个月后，每周仅服 2 剂。

末诊：2017 年 3 月 16 日。自觉视力已正常，并继续上班开出租车。检查视力右眼 1.0，左眼 0.8；视野中心暗点消失（右眼）和明显缩小，仅左眼残存 2°～3° 旁中心暗点。但 OCT 检查 RNFL 均已变薄。患者要求继续服药巩固，仅予补益肝肾为主的复明胶囊及改善循环、益气养阴的灯盏生脉胶囊口服。

医案七：韦企平验案

白某，男，16 岁。初诊日期：2015 年 2 月 11 日。

主诉：双眼视力无痛性下降 6 月余。

病史：6 个月前发现双眼视力均低下，当时眼部无不适症状，当地查视力仅 0.1～0.2，验光视力无改善。曾按视神经炎及视神经萎缩治疗无效，CT 及 MRI 检查无颅内病灶。9 天前到北京某医院眼科就诊，怀疑遗传性眼病，并做 mtDNA 基因检查，结果为 14484（+），诊断为 Leber 遗传性视神经病变，遂介绍来我科。6 岁时患过黄疸性肝炎。否认眼病家族史及外伤史。情绪易激动，纳可，眠佳，二便调。

检查：视力双 0.1，矫正不提高。眼压右 21.5mmHg，左 20.7mmHg。眼底：右视乳头颞侧淡白、鼻侧淡红，左视乳头淡红，A∶V=2∶3，双黄斑中心凹反光不清，双视网膜未见出血及渗出。视野：双眼巨大中心暗点。舌红，苔薄白，脉弦。

诊断：双青盲（双 Leber 家族遗传性视神经萎缩）。

辨证：肝郁气滞。

治法：疏肝解郁，开窍明目。

方药：当归10g，柴胡10g，茯苓10g，白术15g，白芍10g，党参15g，枸杞子10g，菊花10g，枳壳10g，石菖蒲10g，炙甘草6g，女贞子10g，黄精20g，炒谷芽15g。15剂，颗粒剂冲服，每日2次。复明胶囊4粒，每日3次。交替服用。

一诊：2015年3月11日。自觉服中药后心情舒畅，视力稳定，右眼0.1，左眼0.12，矫正不提高，眼压正常，余同前。原方去黄精，加子类明目药桑椹10g，决明子15g，因患者在外地，就诊不便，希望长期服药，故颗粒剂72剂冲服，隔日服；红芪10g，三七花6g，菊花6g，枸杞子10g，代茶饮，和颗粒剂交替服用。半年后复诊。

三诊：2015年9月23日。近日易上火，视力较前提高，右眼0.4，左眼0.3，眼压正常，余同前。方药：前方去桑椹，颗粒剂冲服，每日2次；红芪10g，金银花10g，菊花6g，枸杞子10g，玫瑰花10g，代茶饮。交替服用。

末诊：2016年2月17日。视力明显提高，右眼1.0，左眼0.8，眼压正常。眼底：双视乳头鼻侧淡红、颞侧淡白。视野：双眼中心暗点较前明显缩小。方药：当归15g，柴胡15g，茯苓15g，白术20g，白芍15g，党参20g，枸杞子15g，菊花15g，枳壳15g，石菖蒲15g，炙甘草10g，女贞子15g，炒谷芽15g，颗粒剂冲服，每日2次；红芪10g，菊花6g，枸杞子10g，玫瑰花10g，代茶饮。交替服用。

医案八：韦文贵验案（《中国百年百名中医临床家丛书·韦文贵韦玉英》）

袁某，女，25岁。初诊日期：1964年2月26日。

主诉：右眼胀痛两年半。

病史：两年半前右眼胀痛，经检查为"青光眼"，曾做抗青光眼手术，术后眼压尚稳定。近半年来眼压又波动，伴虹视、头痛、眼胀、恶心，疲劳后加重，视野亦有改变。左眼亦有类似症状，虹视明显。经某医院检查，确诊为"慢性单纯性青光眼"，目前用1%匹罗卡品眼药水点右眼，每日6次，左眼每日2次。晚上均用2%匹罗卡品眼膏涂眼。近来时有偏头痛，性情急躁，平时大便干结，4～5日一行，月经量多，约40天一次。

检查：视力右眼0.3，矫正0.8-2，左眼1.0，矫正1.2，近视力右眼Jr1，左眼Jr1；眼压右眼7.5/3=35.76mmHg，左眼7.5/5=25.81mmHg。右眼无滤泡，虹膜于11～12点根部缺损，双眼瞳孔药物性缩小。眼底：右眼视乳头有病理性凹陷扩大，其他正常，左眼底大致正常。右眼鼻侧视野缩小25°～30°，颞侧在60°。舌稍红，苔薄色黄，脉弦细。

诊断：双青风内障（双原发性开角型青光眼）。

辨证：阴虚肝旺，外风夹内风，上犯空窍。

治法：滋阴平肝，祛风止痛。

方药：青光眼三方：石决明24g，白蒺藜10g，决明子15g，防风6g，羌活6g，蝉蜕6g，密蒙花6g，白术10g，白芷6g，细辛3g，生地黄20g。14剂，水煎服，每日2次。石斛夜光丸，每日1丸。

二诊：1964年3月23日。药后眼胀头痛减轻，虹视已基本消失，昨夜看电影后又出现虹视，2天来食欲不佳，夜寐不安。舌苔薄，脉细弦。检查：眼压右5.5/3.5=22.38mmHg，左5.5/4.5=18.86mmHg。原方加炒谷芽25g，车前子10g（包煎）。石斛夜光丸，每日1丸。右眼每日点匹罗卡品眼药水4次，左眼每日点2次。

三诊：1964年6月5日。上药又服30剂后，自感眼胀已少，虹视偶尔出现，有时头沉，胃纳进步，舌质略红，脉弦细。证属风邪未尽，肝阴不足，治宜祛风止痛，滋阴平肝。方药：牛地黄 22g，白术 6g，白芷 6g，防风 6g，白蒺藜 10g，蝉蜕 3g，密蒙花 10g，羌独活（各）5g，决明子 12g，生石决明 25g（先煎），细辛 3g，黄芩 6g，车前子 12g（包煎），杜仲 10g，丹皮 12g，隔日 1 剂。明目地黄丸早晚各 1 丸，与汤药交替服。

四诊：1964 年 7 月 17 日。上药 20 剂后，视力增进，眼压亦降，头痛眼胀已消，虹视亦消失，匹罗卡品眼药水左眼已停用，右眼每日 2 次。纳可，二便畅调。舌稍红，苔薄，脉细。检查：视力右矫正 1.0，近视力 Jrl，左矫正 1.2，近视力 Jrl；眼压双 5.5/5=17.30mmHg。眼压已正常，停药观察。

医案九：韦文贵验案（《中国百年百名中医临床家丛书·韦文贵韦玉英》）

程某，女，36 岁。初诊日期：1964 年 4 月 8 日。

主诉：双眼发胀，头痛，虹视，伴有眼前黑花飞舞。右眼发病半年，左眼 2 个月。

病史：半年前开始左眼发胀，眼眶酸痛，近来偏头痛，看书后加重，劳累或熬夜后更甚，伴有虹视及眼前黑花飞舞，午夜头部灼热感，月经来潮时症状加重，经某医院诊断为"青光眼"，现每日点 1% 匹罗卡品 2 次，平时易激动，大便较干。

检查：视力右眼 0.8-2，矫正 1.2，左眼 0.8+2，矫正 1.2，近视力双眼 Jrl；眼压双眼 30mmHg。舌红苔微黄，脉弦细。

诊断：双青风内障（双原发性开角型青光眼）。

辨证：阴虚火旺，外风引动内风，上扰清窍。

治法：滋阴平肝，祛风止痛。

方药：青光眼三方加黄芩 5g，柴胡 6g，五味子 6g，30 剂，水煎服，隔日 1 剂。

二诊：1964 年 6 月 29 日。药后视力进步，视物较前清楚，夜间仍有虹视，眼胀头痛已减，时有恶心。每日仍滴 1% 匹罗卡品眼药水 2 次。检查：矫正视力右眼 1.2，左眼 1.0，双近视力 Jrl；眼压双眼 5.5/5=17.30mmHg。苔薄腻，脉弦细。仍按前法，稍加和胃之品。原方加厚朴 5g，砂仁 3g（后下），30 剂，水煎服，每日 2 次。

三诊：1964 年 9 月 12 日。近来经常恶心，虹视头痛已减，胸腹胀满。每日仍滴 1% 匹罗卡品眼药水 2 次。舌质稍淡、苔薄腻，脉弦细而滑。证属肝胃不和，痰湿中阻，治宜化痰除湿，清肝和胃。方药：胆南星 3g，姜半夏 10g，黄芩 5g，厚朴 5g，淡豆豉 15g，砂仁 3 个（后下），防风 6g，羌活 6g，川芎 6g，细辛 3g，杭菊 10g，黑芝麻 15g，冬桑叶 10g，决明子 15g，生甘草 5g。14 剂，水煎服，每日 2 次。

四诊：1964 年 10 月 9 日。药后恶心已减，其他症状同前，有时偏头痛，月经量多，舌质稍淡，脉细。前房角镜检查双眼均为宽角。证属营血不足，血不养肝，治宜养血祛风，清肝和胃。方药：当归 10g，白芍 10g，川芎 6g，防风 6g，羌活 6g，细辛 3g，生蔓荆子 10g，荆芥 5g，黄芩 6g，姜半夏 10g，熟地黄 20g，甘草 3g。30 剂，水煎服，隔日 1 剂。

五诊：1964 年 12 月 13 日。偏头痛及虹视已消，有时头晕泛恶。匹罗卡品眼药水已停点。检查：眼压右 5.5/4.5=18.86mmHg，左 7.5/7=18.52mmHg。舌质稍红，苔腻，脉弦细。证属肝胃不和，湿热内蕴。治宜清肝明目，和胃化湿。方药：加味和胃止呕方。黄芩 6g，柴胡 6g，厚朴 5g，淡豆豉 12g，姜半夏 10g，砂仁 5g（后下），炙远志 6g，决明子 15g，川芎 6g。水煎服，每日 2 次。

末诊：1965 年 1 月 23 日。头痛绵绵，兼有头顶痛，神烦。检查：双眼矫正视力 1.2，近视力 Jr1；眼压右 5.5/4.5=18.86mmHg，左 7.5/7=18.52mmHg。舌苔薄腻，脉弦细。证属肝肾阴亏，风邪上扰。治宜补益肝肾，清热泻火，祛风止痛。方药：熟地黄 30g，玄参 12g，炒栀子 10g，桑寄生 15g，决明子 15g，白芷 6g，藁本 10g。后眼压稳定，停药观察。

医案十：韦企平验案

丁某，男，58 岁。2013 年 8 月 29 日初诊。

主诉：双视物不清 5 年。

病史：患者 5 年前视物不清，经外院诊断为"开角性青光眼"，因点抗青光眼药不规律，视野逐渐缩小。外院建议做双小梁切除手术，患者有顾虑，一直未接受手术。现用贝美前列素滴眼液和溴莫尼定滴眼液点眼控制眼压，为进一步治疗，遂来我院。刻下症：双视物不清，易怒，纳可，眠佳，二便调。既往糖尿病史 8 年。

检查：矫正视力右眼 1.0，左眼 0.6；眼压右眼 11.2mmHg，左眼 12mmHg。眼前节（－）。眼底：双视乳头苍白，边清，C/D=0.9～0.95，A：V=1：2，双黄斑中心凹反光存在，双视网膜未见出血及渗出。视野示管状。中央角膜厚度为右眼 533μm，左眼 537μm。舌暗红，苔薄，脉弦细。

诊断：双青风内障（双原发性开角型青光眼）。

辨证：肝肾不足。

治法：益气养血，滋补肝肾。

方药：女贞子 10g，枸杞子 10g，五味子 10g，车前子 15g，楮实子 10g，陈皮 10g，枳壳 10g，太子参 30g，当归 10g，菊花 10g。30 剂，颗粒剂冲服，每日 2 次。贝美前列素滴眼液和溴莫尼定滴眼液点眼控制眼压，观察眼压，必要时择期手术。

二诊：2013 年 9 月 26 日。视力稳定，自觉视野好转。矫正视力右眼 1.2，左眼 0.8；眼压右眼 11.6mmHg，左眼 10.7mmHg。视野仍为管状。上方减菊花，加桑椹 10g，颗粒剂冲服，每日 2 次。与复明胶囊 4 粒，每日 3 次，交替服用。滴眼液同前。

三诊：2013 年 10 月 24 日。视力稳定，视野好转。矫正视力右眼 1.0，左眼 1.0；眼压右眼 16.3mmHg，左眼 15.7mmHg。上方减桑椹 10g，加桔梗 10g，颗粒剂冲服，每日 2 次。与复明胶囊 4 粒，每日 3 次，交替服用。滴眼液同前。

四诊：2013 年 11 月 14 日。视力稳定，纳可、眠佳，二便调。矫正视力右眼 1.5，左眼 1.0；眼压右眼 9.5mmHg，左眼 9.0mmHg。双晶状体皮质轻度浑浊。双眼视乳头苍白，C/D=0.95～0.97。双眼视野均为管状，和前三次比较，视野缺损未再加重。守方，巩固治疗；定期检测眼压并关注视功能损害情况。

评析：韦企平认为，青光眼发病与邪和正两方面因素有关。外邪以风、火、痰、湿为主，正气不足以肝肾阴虚或脾虚气弱多见。阴虚者多火，气虚者多痰。其发病机制为：①暴怒伤肝，肝胆风火上扰；或肝经有热，风邪外侵，风热相助，上扰清窍，阻遏清阳，脉络受阻，瞳神失养，房水瘀滞，眼压增高，瞳神散大，目晕。②神劳过度，真阴耗损，阴虚火旺，虚火上越，阻遏清阳，房水瘀滞，眼压增高，瞳神散大。③脾虚气弱，运化失健，湿热内阻，升降失序，上泛清窍；或脾胃虚寒，痰湿内阻，气机不畅，升降失序，浊阴上逆，而致脉络受阻，瞳神失养，房水瘀滞，眼压增高，瞳神散大。

本病的治疗首先要分缓急、明虚实。发病急速，病情严重多属实证；发病迟缓，病情较轻多为虚证。无论虚、实、缓、急，若眼压明显增高，应该在用西药局部滴眼或加全身应用的基础上，依据以下证型用中药调理。实证，一为肝经风热而发，症以偏头痛或全头痛为主，眼压偏高，脉弦数，舌苔薄白，治宜祛风止痛，以偏正头痛方为主，如热邪偏盛者，可选用风热头痛方。二为肝经郁火上冲而起，起病急剧，头如斧劈，目若锥钻，或眼胀欲脱，按之如石，心烦善怒，口苦舌干，夜卧不安，瞳神散大，气色淡绿，虹视，视力急剧下降，甚至近于失明，眼压甚高，脉洪大或弦数有力，舌苔黄腻。治宜清肝利湿，滋阴降火，方用龙胆泻肝汤（或丸），大便干结加大黄、芒硝，恶心呕吐者加半夏、淡豆豉、厚朴、竹茹。头痛者，治宜疏风清热，泻火利湿为主，方用防风通圣散（或丸）。虚证多由肝肾不足，阴虚火旺所致，症见偏头痛或眉棱骨痛，眼胀，瞳神散大，目晕，视物稍模糊，口干神烦，头晕耳鸣，时轻时重，时发时止，脉细数或弦细，舌红苔微黄或白腻。治宜平肝清肝，滋阴明目，祛风止痛，方用青光眼三方，肝肾阴虚者用杞菊地黄汤加味。服汤药不便者可服犀角地黄丸或芎菊上清丸。脾虚气弱者，症见头晕眼胀，虹视，视力疲劳，消化不良，时有泛恶、晨起尤甚，腹胀，脉细，舌质色淡，治宜调中益气化湿，方用调中益气汤，兼有偏头痛者加细辛3g；如痰湿内阻，时有泛恶，甚至呕吐涎沫，脘满肢冷，脉沉细，舌淡，治宜温中散寒，方用吴茱萸汤。

（杨玥整理，韦企平审阅）